sem pânico

DRA. NICOLE CAIN

sem pânico

A NOVA SOLUÇÃO HOLÍSTICA PARA DAR UM FIM DEFINITIVO À ANSIEDADE

Tradução

Sandra Martha Dolinsky
Thaíssa Tavares

1ª edição

BestSeller

Rio de Janeiro | 2025

TÍTULO ORIGINAL
Panic Proof: The New Holistic Solution to End Your Anxiety Forever

TRADUÇÃO
Thaíssa Tavares
Sandra Martha Dolinsky

CIP-BRASIL. CATALOGAÇÃO NA PUBLICAÇÃO
SINDICATO NACIONAL DOS EDITORES DE LIVROS, RJ

C136s Cain, Nicole
Sem pânico : a nova solução holística para dar um fim definitivo à ansiedade / Nicole Cain ; tradução Thaíssa dos Santos Tavares de Souza, Sandra Martha Dolinsky. - 1. ed. - Rio de Janeiro : BestSeller, 2025.

Tradução de: Panic proof : the new holistic solution to end your anxiety forever
ISBN 978-65-5712-547-2

1. Ataques de pânico - Tratamento alternativo. 2. Transtornos da ansiedade - Tratamento alternativo. 3. Saúde holística. I. Souza, Thaíssa dos Santos Tavares de. II. Dolinsky, Sandra Martha. III. Título.

25-99088.0 CDD: 616.8522306
CDU: 616.89-008.441

Meri Gleice Rodrigues de Souza - Bibliotecária - CRB-7/6439

Texto revisado segundo o novo Acordo Ortográfico da Língua Portuguesa.

Esta obra é comercializada sob o entendimento de que os autores e a editora não estão envolvidos na prestação de serviços médicos, de saúde ou de qualquer outro tipo de serviço profissional personalizado. Alguns medicamentos e tratamentos aqui retratados não estão disponíveis no Brasil. Busque se informar com seu médico a respeito dos tratamentos disponíveis no seu país. Antes de adotar quaisquer sugestões deste livro ou de fazer inferências a partir de seu conteúdo, o leitor deve consultar um médico, profissional de saúde ou outro profissional capacitado. A editora e autores não se responsabilizam pelo uso indevido ou autoadministrado dos medicamentos mencionados na obra, bem como por eventuais consequências decorrentes da adoção de quaisquer remédios descritos. O conteúdo literário é de caráter meramente explicativo e não substitui a orientação de um profissional da área da saúde ou outro profissional capacitado.

Direitos exclusivos de publicação em língua portuguesa para o Brasil
adquiridos pela
Editora Best Seller Ltda.
Rua Argentina, 171, parte, São Cristóvão
Rio de Janeiro, RJ – 20921-380
que se reserva a propriedade literária desta tradução.

Impresso no Brasil

ISBN 978-65-5712-547-2
Seja um leitor preferencial Record.
Cadastre-se e receba informações sobre nossos lançamentos e nossas promoções.

Atendimento e venda direta ao leitor:
sac@record.com.br

Para cada Charlotte, Aria, Matthew, Esme, Jenny e David.
Suas histórias são impactantes e importantes.
Dedico este livro a vocês.

SUMÁRIO

PARTE III

Como ser à prova de pânico

INTRODUÇÃO

A VERDADE SOBRE O PÂNICO E AS MENTIRAS QUE CONTARAM PARA VOCÊ

Se você está lendo este livro, é provável que esteja sofrendo com crises de pânico. Talvez tenha acabado de ser diagnosticado com algum dos transtornos de ansiedade, ou venha lutando contra isso há anos. Qualquer que seja o caso, sei que, neste momento, pode ser difícil até mesmo imaginar um cenário no qual a ansiedade não esteja comandando sua vida.

Talvez você já tenha escutado de alguém que sentir-se ansioso é bastante comum (o que é verdade) e que a ansiedade só pode ser controlada e não curada (o que é mentira).

Pode ser que você esteja no início da recuperação, ou já venha enfrentando algumas crises e se sinta aprisionado. Não importa se você é um iniciante no enfrentamento ao pânico ou alguém que já tentou todas as estratégias existentes para acabar com ele, quero que saiba três coisas:

1. Já passei por isso.
2. Conte comigo.
3. A ansiedade e o pânico *têm cura*!

Mas antes de continuarmos, sei que é provável que tenham contado para você duas grandes mentiras, então quero falar sobre elas primeiro:

Mentira 1: Os sintomas são terríveis; estamos aqui para acabar com eles.

Mentira 2: Os especialistas sabem mais sobre o seu cérebro e o seu corpo do que você.

Vamos nos aprofundar em cada uma delas por um instante.

MENTIRA 1: OS SINTOMAS SÃO TERRÍVEIS; ESTAMOS AQUI PARA ACABAR COM ELES

Esse poderia ser o *slogan* da medicina. Nós procuramos um profissional quando sentimos algum tipo de dor, e o médico quer nos ajudar a aliviá-la. Os sintomas são vistos como problemas a serem resolvidos.

Mas e se, na verdade, alguns deles estiverem tentando nos enviar uma mensagem? E se não forem o problema, mas a solução?

Digamos que você queira comprar um carro. Na concessionária, você escolhe o de que mais gosta e entra nele para um teste-drive. Ao fechar a porta, o ambiente é tomado pelo odor intenso de um aromatizador em formato de árvore pendurado no retrovisor interno. Apesar disso, o carro é ótimo, então você efetua a compra. Uma semana depois, a fragrância do aromatizador já está muito fraca, então você percebe um cheiro diferente e muito desagradável no carro.

Cenário 1: Você compra um novo aromatizador, sem investigar a causa do cheiro ruim.

Cenário 2: Você procura saber *por que* o carro está fedido e, depois de uma busca minuciosa, encontra restos de um *burrito* apodrecido no porta-luvas.

No Cenário 1, você apenas disfarçou o sintoma. O problema persiste, mas deixa de ser tão perceptível.

No Cenário 2, você foi até a raiz do problema. A situação, portanto, foi de fato resolvida, e você ainda fez uma melhoria significativa no seu carro.

A mesma lógica se aplica ao nosso corpo. Os sintomas muitas vezes apontam para soluções. São sinais físicos de que algo não vai bem e precisa ser mudado.

Se ignorarmos os sinais, só pioraremos o quadro. É como comprar um novo aromatizador em vez de jogar o *burrito* podre fora.

A HISTÓRIA É A MESMA se você vem sofrendo com ataques de pânico. A crise é um sintoma, e você pode tentar contorná-la (com medicações, vitaminas, meditações etc.). Dará certo por um tempo, mas se essas estratégias não se mostrarem sustentáveis, mesmo que por um curto período (e, sejamos realistas, é impossível estar a par de todas elas o tempo todo), o pânico volta.

Do mesmo modo que seria feito com o *burrito* podre, você pode investigar a *causa* do problema. Seja um cheiro desagradável, seja um sentimento de pânico, o sintoma é sempre um sinal que pode nos direcionar para uma questão mais profunda. Ele não é o problema, e sim parte da *solução*. Perceber e compreender que algo está errado é o que nos possibilita curar não só o pânico, mas também nossa energia e saúde mais profundamente.

Vitalidade significa energia, vida e saúde. *Resiliência*, por sua vez, descreve a capacidade de suportar adversidades e se recuperar dos desafios. Juntas, essas palavras caracterizam um estado no qual nos sentimos plenamente vivos e dispostos a resistir ao estresse. O corpo humano é um organismo programado para ter vitalidade e resiliência; se algo para de funcionar, ele apresenta sintomas que indicam o que precisa ser curado e como.

MENTIRA 2: OS ESPECIALISTAS SABEM MAIS SOBRE O SEU CÉREBRO E O SEU CORPO DO QUE VOCÊ

Essa é outra inverdade comum. Ouvimos em todo lugar que médicos e terapeutas são especialistas e, portanto, deveríamos considerar exclusivamente as opiniões deles.

Contudo, a verdade é que conhecemos o nosso corpo melhor do que qualquer outra pessoa. Sabemos o que nos parece certo ou errado; o que nos faz sentir melhor ou pior.

Não permita que nenhuma pessoa lhe diga que você sabe menos sobre si mesmo do que ela. (Essa, inclusive, é uma das coisas que define *gaslighting*.) Meu objetivo com este livro é que você aprenda a confiar em si mesmo de tal maneira que se torne o melhor e mais forte defensor dos próprios interesses. Os médicos são especialistas em suas respectivas áreas, mas só você sabe de verdade como seu corpo e sua mente funcionam todos os dias; por isso também é tão difícil quando ambos parecem estar em guerra.

Esta não é uma autobiografia. Então não vou falar sobre toda a minha infância, mas quero, sim, compartilhar um pouco do meu passado. É importante que você saiba que já estive nesse inferno tenebroso que o pânico cria.

Não só estive nessa situação, como passei por ela e saí viva.

E você também pode superar isso.

Além de ter me curado, auxiliei milhares de outras vítimas no caminho para a recuperação da própria vida. Ajudar você a se tornar um indivíduo *à prova de pânico* é o que me impulsiona e me motiva, do fundo do coração, e, por isso, consentirei em ser um tanto vulnerável.

MINHA HISTÓRIA COM O PÂNICO

Eram três horas da manhã, e o meu corpo estava pelando. Havia quase seis meses que eu não tinha uma boa noite de sono e, por três noites seguidas, só tinha conseguido dormir por uma hora. Eu só piorava e, conforme os dias iam passando, tinha cada vez mais certeza de que morreria.

O que começara com algumas péssimas noites de sono por conta do estresse culminara em uma crise emocional completa. Meu estômago se revirava e eu não conseguia comer, o que acarretou tanta perda de peso que parei de menstruar. Dia e noite, a adrenalina disparava, fazendo com que meus músculos se contraíssem e meu coração acelerasse muito. O pior sintoma físico era a dor excruciante, como se, o tempo todo, houvesse brasas coladas sob a pele das minhas costas e do meu peito.

"O seu sistema nervoso está preso em um estado de estimulação autonômica", disse meu marido, um psicoterapeuta com experiência clínica. "Você precisa descansar e dar tempo e espaço para o seu corpo reduzir os níveis de adrenalina e se reequilibrar."

Mas eu não podia descansar. Estava amortizando uma dívida de mais de 250 mil dólares em empréstimos estudantis e tinha acabado de abrir uma clínica de saúde mental integrativa com meu sócio. O custo do aluguel somado às despesas gerais eram o dobro do previsto, e eu estava em pânico.

Durante o dia, eu aparentava estar na minha melhor e mais equilibrada versão, e à noite, desmoronava. Olhando para o teto no meio da madrugada, eu revisava as listas do que precisaria me lembrar no dia seguinte e fazia cálculos mentais, tentando estimar quantas horas de trabalho, me dividindo entre dar aulas e atender na clínica, seriam suficientes para pagar minhas contas.

Após inúmeras horas sem conseguir dormir, o sol nascia, sempre iluminando a mesma constatação: *Você não pode continuar assim. Está com sérios problemas financeiros. Tudo está indo por água abaixo.*

A questão é que essas conclusões a que meu cérebro ansioso tinha chegado não eram verdadeiras. Minha clínica particular era bem-sucedida, eu nunca deixei de pagar uma conta e tinha ao meu lado meu querido esposo, que sempre esteve disposto a me apoiar emocional e financeiramente em qualquer situação. Embora eu carregasse comigo um passado marcado pela insegurança financeira e o abandono afetivo, minha realidade daquele momento era de segurança em ambas as áreas.

Mas esse é o problema da ansiedade: quando a parte emocional do cérebro detecta dúvidas, perigos ou sinais que podem remeter a ameaças passadas, ela desliga a parte lógica, isto é, o córtex pré-frontal. Para garantir nossa sobrevivência, a mente tenta a qualquer custo lutar, fugir ou congelar (ou bajular, desmaiar e dissociar), e armazena aquela experiência para referências futuras.

As células têm memória.

Desde o momento em que você nasceu, todas as ideias, sensações, situações e emoções foram filtradas pelo seu cérebro. E à medida que o tempo passa e a vida diária se desenrola, a mente continua, a cada instante, processando, ponderando e conectando as informações por meio de um fenômeno fisiológico conhecido como neuroplasticidade.

O psiquiatra, mestre e ph.D. Bruce Perry ensina que quanto mais um circuito cerebral é ativado, mais automático ele se torna. E quanto mais espontâneo se torna o disparo do neurônio que ativa determinada reação, mais ela parece fazer parte da sua identidade.

Para muitos, a ansiedade começa assim.

A minha começou na infância, mas só reconheci o que era muitos anos depois.

Nasci em 1982, fruto do relacionamento entre duas pessoas jovens e reclusas, cuja estratégia usada para criar os próprios filhos era reciclar a educação que haviam recebido, o que significava muita humilhação e uma boa dose de punições físicas sempre que fazíamos algo que os desagradasse ou enfurecesse.

Sedenta por me sentir segura e amada, eu me tornei, desde muito nova, uma pessoa proativa e pacificadora, além de ter desenvolvido a necessidade de agradar a todos. Ao longo da minha vida, isso se manifestou de inúmeras formas. Adotei as mesmas preferências e ideologias que meus pais tinham, em busca de aceitação e aprovação; passei a me responsabilizar pelas mudanças de humor deles e a testar técnicas para acalmá-los quando estavam tristes ou com raiva; e uma *parte* de mim desenvolveu a habilidade de detectar com precisão os sinais sutis de chateação ou insatisfação no comportamento das pessoas.

Parts Work é uma abordagem terapêutica utilizada por muitos profissionais especializados no tratamento de traumas. Ela ensina que, como resposta a episódios traumáticos, criamos "partes" de nós mesmos que nos protegem de ficarmos vulneráveis a experiências similares no futuro. Uma parte de mim se desenvolveu para me manter alerta e atenta ao humor das pessoas para o meu próprio bem, mas também me tornou mais ansiosa, autocrítica e suscetível ao pânico.

Pesquisas recentes indicam que experiências traumáticas e, portanto, prejudiciais não pertencem apenas ao passado. Esses acontecimentos afetam o equilíbrio do cérebro e do corpo de maneira profunda, pois a mente é programada para — acima de tudo — sobreviver. De maneira inconsciente, adaptamos nossos comportamentos, nossas emoções e nossos padrões de pensamento para permanecermos vivos.

No primário, fiquei muito doente por um período. Tive laringite, bronquite e infecção no trato respiratório superior. Fui levada a um médico que receitou antibiótico e corticoides e, em cerca de um mês, minha saúde melhorou. Mas tive o mesmo quadro no ano seguinte. E no que veio depois desse. Assim, a cada ano — por *vinte anos* —, tornou-se previsível que eu estaria doente durante todo o mês de novembro. Eu ficava impossibilitada de falar, só respirava com o auxílio de broncodilatadores e dependia completamente das prescrições do meu médico.

Depois de anos sofrendo com isso, li uma citação atribuída ao poeta e escritor Robert Bly: "O corpo derrama as lágrimas que os olhos nunca verteram." Foi quando me dei conta de que eu havia aprendido a silenciar as vozes das minhas necessidades, mas algo acontecera, e comecei a perder a minha voz de verdade.

Minha esperança era depositada inteiramente no clínico geral que acompanhava minha família. Ele era a figura de autoridade responsável por me diagnosticar e prescrever remédios, aos quais eu confiava a recuperação da minha saúde. Sempre que tinha dúvidas, recorria ao especialista, e ele me dizia o que fazer. Eu acreditava nessa noção da medicina como detentora de um poder curativo. Para mim, só os médicos eram capazes de socorrer e curar as pessoas. E eu queria ser como eles.

Ao longo dos anos seguintes ao primeiro desses incidentes, enquanto as outras crianças brincavam no pátio durante o intervalo das aulas, eu ficava na biblioteca devorando os manuais de primeiros socorros. Também esquematizei e organizei em uma pochete um kit médico com curativos, pomada antibacteriana e gaze.

O problema é que meus sintomas não sumiam. Logo desenvolvi congestão nasal crônica, para a qual meu médico prescreveu um descongestionante e dois tipos diferentes de *spray* nasal. Então, veio a asma crônica e, com ela, mais dois inaladores e uma dose maior de descongestionante.

Depois, desenvolvi ansiedade e, após uma rápida consulta, comecei a tomar um antidepressivo.

Na época em que entrei na faculdade, eu tomava regularmente mais de seis medicamentos diferentes, mas não me sentia melhor. Pelo contrário, eu me sentia cada vez menos saudável e mais suscetível a doenças. Estava desenvolvendo depressão, comportamentos agressivos, problemas digestivos e dificuldades para dormir.

Desiludida com o sistema tradicional, que parecia incapaz de me ajudar, desisti da faculdade de medicina para, em vez disso, me tornar uma terapeuta especializada em saúde mental. Isso se encaixava na minha missão de vida, que era cuidar da minha família, fazê-la feliz, e ser amada.

VOLTEMOS AO ÁPICE DA minha história. Eram três da manhã, eu estava completamente desperta e em pânico.

Por ser especialista em tratamentos holísticos para a saúde mental, tenho um estoque de remédios e compostos à minha disposição, então estava mais do que equipada para combater a ansiedade e o pânico. Eu era ótima nisso. Já havia ajudado clientes de mais de três continentes a utilizar estratégias holísticas, físicas e mentais para estabilizar o humor e melhorar o bem-estar.

Eu já havia tentado todas as técnicas ao meu alcance para me livrar do pânico e da ansiedade. Fui a alguns dos melhores profissionais em suas respectivas áreas de atuação; gastei milhares de dólares com suplementos, medicamentos fitoterápicos, aminoácidos, remédios homeopáticos, essências florais de Bach, ervas tradicionais chinesas, sedativos e ervas adrenais. Tentei algumas práticas que prometem aumentar a autoconsciência corporal e o equilíbrio mental, como *Qi Gong*, meditação, acupuntura, yoga e massagem. Também tentei hipnoterapia, neurofeedback, biofeedback e quiropraxia; e fui a consultas com um terapeuta e com um psiquiatra que me prescreveu benzodiazepínicos e um antidepressivo.

Não importava o que eu fizesse para conter meu sistema nervoso, distrair meus pensamentos ou controlar meu corpo, os sintomas persistiam.

Embora a medicina convencional tenha revolucionado os serviços de saúde com o desenvolvimento de ferramentas de avaliação diagnóstica, potentes remédios farmacêuticos e avanços cirúrgicos que salvam muitas vidas, ela nos deixou em desvantagem em um aspecto: nos ensinou a contratar os serviços de especialistas ao menor sinal de problema e entregar nosso destino cegamente nas mãos deles.

Desde que me lembro, fui treinada para confiar na sabedoria dos conselhos daqueles que tinham mais conhecimentos que eu. Quando criança, os adultos me ensinaram quando, o que e quanto comer, além de quando dormir e a que horas acordar. Conforme fui crescendo, os médicos me diziam como cuidar do meu corpo e como lidar com sintomas, caso aparecessem. Já adulta, depois de ter obtido o título de mestre em psicologia clínica e, posteriormente, me formar em medicina, passei a ocupar esse lugar de autoridade. Fui treinada para identificar sintomas, fazer testes diagnósticos e criar planos de tratamento integrativo para os meus pacientes.

Antes, eu era especialista em recorrer aos especialistas, mas depois que me formei eu me *tornei* a especialista para outras pessoas.

Em seu famoso livro *O corpo guarda as marcas: cérebro, mente e corpo na cura do trauma*, o doutor em medicina Bessel van der Kolk escreve: "Enquanto você mantiver segredos e suprimir informações, estará fundamentalmente em guerra consigo mesmo. A questão crítica é se permitir saber o que sabe. Isso requer uma enorme dose de coragem."

Você é corajoso por ler este livro. Em um sistema de saúde projetado para eliminar o sofrimento, você é corajoso por estar disposto a confrontar seus sintomas e ouvir as mensagens mais profundas que eles estão enviando.

A mudança que eu precisava veio quando finalmente parei de tentar me distrair, suprimir, ignorar e reagir ao pânico e à ansiedade e comecei a perguntar aos meus sintomas: *O que vocês estão tentando me dizer?*

O processo de cura foi demorado, mas valeu a pena. Ao escrever este capítulo e refletir sobre o meu passado, tudo nele parece drasticamente diferente do meu presente.

Aprendi que os sintomas são nossos mensageiros, que trazem sinais do que precisa ser tratado e de como fazê-lo.

Aprendi que é possível obter uma cura definitiva.

Aprendi que sou plenamente capaz de curar a mim mesma.

Aprendi que meu passado não precisa determinar meu futuro.

Ser curado significa tanto reorganizar anos de circuitos cerebrais programados para desencadear o pânico, como restaurar o equilíbrio e a saúde do intestino, dos hormônios e dos neurotransmissores e construir uma nova relação *consigo*.

Você também pode se curar, e *Sem pânico* lhe mostrará como.

COMO ESTE LIVRO É ORGANIZADO

Ele é dividido em três partes:

1. Desvende o que a ansiedade e o pânico estão tentando lhe dizer.
2. Entenda o pânico como um mecanismo de defesa.
3. Torne-se um agente do próprio resgate.

Os três capítulos da Parte I ajudarão você a compreender de vez qual é o papel do pânico na sua vida. O Capítulo 1 o auxiliará a mudar o seu ponto de partida, abandonando a noção de "Qual é o meu problema?" para adotar uma abordagem consciente dos traumas e que, portanto, pergunta: "Como posso me adaptar ao que aconteceu comigo?" No Capítulo 2, explico como a incompatibilidade entre a gravidade dos sintomas e os tratamentos recomendados, no que diz respeito ao pânico, muitas vezes culminam no prolongamento do quadro. O Capítulo 3 analisará os nove tipos de pânico e ansiedade, o que ajudará você a reconstruir sua compreensão do que os seus sintomas estão tentando tratar e como.

Na Parte II, explicarei por que o pânico é um mecanismo de defesa e como saber dessa informação pode lhe ajudar a se libertar dele e alcançar o poder. Cada capítulo explorará um mecanismo diferente usado pelo corpo e pela mente que agem para nos proteger contra os perigos percebidos. O Capítulo 4 será sobre a estrutura do cérebro, explicando as diferenças entre um cérebro calmo e um ansioso. No Capítulo 5, vamos nos aprofundar na relação entre o pânico e os trilhões de micróbios que influenciam o humor (também conhecidos como psicobióticos), os quais compõem o que chamamos de segundo cérebro ou sistema nervoso entérico. Você aprenderá que cuidar do seu intestino pode curar sua mente.

No Capítulo 6, revelarei os maiores mitos da relação entre o pânico e os neurotransmissores — as substâncias químicas minúsculas que o cérebro usa para repassar uma informação por todo o corpo. Você descobrirá que a realidade é bem mais complexa do que a ideia de que "níveis baixos de serotonina causam ansiedade, então aumente-os para se livrar dela". O Capítulo 7 investigará como o sistema endócrino pode ser a raiz do seu pânico e como a alteração de um hormônio pode causar um efeito dominó que afeta a mente e o restante do corpo — incluindo os hormônios sexuais, da tireoide e os adrenais.

Na Parte III, "Como se blindar contra o pânico", é onde a mágica acontece. Você verá como retomar o poder! O Capítulo 8 ensinará você a remover os obstáculos que o impedem de se livrar do pânico. No Capítulo 9, você aprenderá a usar terapias *bottom-up* para recondicionar suas respostas automáticas ao estresse, o que inclui recalibrar o sistema nervoso autônomo para que ele esteja preparado para a serenidade, e não para o pânico. No Capítulo 10, você verá como tomar consciência dos traumas e se tornar o próprio especialista a quem você deve recorrer, equipando-se com ferramentas para investigar as mensagens (*quem*, *o quê*, *como* e *o que fazer agora?*) enviadas pelas partes do seu eu que se sentem ansiosas e em pânico. No Capítulo 11, vamos analisar algumas das pesquisas mais recentes em suplementos holísticos, ervas e psicobióticos para interromper o pânico e induzir a tranquilidade. Você também vai construir um Protocolo Antipânico que atenda às suas necessidades — que incluirá o modelo criado para o programa Zerando o Pânico em 90 dias.

Durante a leitura deste livro, você conhecerá Charlotte, Aria, Matthew, Esme, Jenny e David. Esses seis indivíduos representam as milhares de pessoas com as quais trabalhei nas últimas décadas como médica integrativa. Apesar de eles não existirem, suas histórias de vida, trajetórias e sentimentos são baseados em histórias reais.

Você encontrará também um questionário, alguns exercícios e algumas listas de autoavaliação, além de *links* para leituras adicionais e para vídeos disponíveis no meu website. Por exemplo, você sabia que existem nove tipos de ansiedade, e que identificar com qual você está lidando o ajudará a encontrar os tratamentos mais eficazes? O questionário e as listas são presentes que se multiplicam: a cada vez que você voltar neles para os preencher e estudar os resultados, mais compreensão terá sobre seus sintomas. Marque essas páginas e volte nelas de vez em quando. Ao entender as mensagens enviadas pelos sintomas, você conseguirá suprir as próprias necessidades até alcançar uma cura real e duradoura.

Por último, ao fim de cada capítulo, será possível encontrar uma seção intitulada "ML, NL", que significa "Muito Longo, Não Li". São listas com os principais conceitos abordados no capítulo, os quais você pode salvar no telefone, anotar em um Post-it ou compartilhar com um amigo.

Uma das sobreviventes do pânico que você conhecerá neste livro, Charlotte, amava a técnica de usar um batom para escrever no espelho do banheiro. Sempre que começava a entrar em pânico, ela escrevia a seguinte mensagem, em letra cursiva: "Todas as energias são bem-vindas."

A *sua* energia é bem-vinda aqui. Então, vamos começar!

PARTE I

As mensagens secretas enviadas pela ansiedade e pelo pânico

A HISTÓRIA DA CASA DETERIORADA

IMAGINE UMA CASA QUE ENFRENTOU MUITOS DOS DIFERENTES CLIMAS das estações e presenciou as idas e vindas de muitas pessoas.

Ao longo dos anos, ela passou por uma boa quantidade de tempestades. Algumas foram traumáticas e impetuosas, quebrando as janelas e corroendo os alicerces. Outras, encheram o céu de relâmpagos que foram benéficos para o solo ao redor da casa, estimulando o crescimento de belas flores e árvores. Algumas estações foram tranquilas e agradáveis; outras, solitárias e silenciosas; já outras, foram opressivas e ameaçadoras.

Cada visitante deixa uma marca na casa. Alguns deixam objetos pessoais para trás, como móveis, quadros ou retratos. Outros, mexem na estrutura da casa: quebram paredes ou acrescentam quartos. Alguns são quase invisíveis: passam pelas portas e deixam pegadas que se apagam vagarosamente com o tempo. Uns chegam a chamá-la de lar e transformam o espaço em um reflexo da própria identidade.

Existem muitas casas assim no mundo. Algumas foram construídas por pessoas zelosas que, com cuidado, escolheram um terreno seguro e fizeram questão de proporcionar luz natural ao ambiente, tornando a casa mais forte e bonita. Essas são resilientes, firmes e conseguem suportar até as tempestades mais violentas.

Outras, em contrapartida, foram construídas com dedicação e amor, mas por mãos pouco habilidosas, por isso, têm alicerces frágeis e paredes finas. Elas também são bonitas, porém mais suscetíveis à deterioração e à destruição.

Há aquelas, ainda, que foram erguidas e abandonadas. A negligência as deixou em ruínas.

Cada casa, independentemente de sua história singular, em algum momento sofre ajustes, mudanças e rangidos para se adaptar ao mundo externo e às rotinas que se desenrolam entre suas paredes.

Você não só mora em uma casa, você é a casa

Sua composição física, emocional e mental é feita com materiais herdados dos seus ancestrais, influenciada pelos fatores externos aos quais você foi exposto e constantemente remodelada pelas pessoas que entram e saem da sua vida. *Cada casa é única.*

As pessoas tendem a acreditar que existe um jeito certo, dentro da "norma", de fazer as coisas — como decorar um quarto, reagir a uma situação de estresse ou se relacionar com outros indivíduos. Mas isso simplesmente não é real. Não existe apenas uma maneira correta de existir no mundo, e cada um experimenta a vida de acordo com as próprias particularidades.

A crença inabalável de que há uma forma "normal" e acertada de existência pode ter consequências devastadoras, porque é precisamente o que incentiva o preconceito e a discriminação contra aqueles que têm uma vida dissidente em relação ao que é percebido como comum. Imagine, por exemplo, o impacto avassalador do rótulo "sensível demais" na vida de uma pessoa ansiosa, ou o título de "preguiçosa" na rotina de alguém que vive com depressão. Essas opiniões, justificadas por uma visão limitada de normalidade, não apenas são incorretas, como profundamente nocivas, pois impedem que as pessoas se sintam seguras o suficiente para compartilhar suas experiências e buscar o apoio de que precisam.

A verdade é que por mais que os nossos cérebros tenham a mesma estrutura, cada pessoa pensa de um jeito único e esplêndido. O conceito de "normalidade" é subjetivo e fluido, porque sofre a influência de diversos fatores, como cultura, idade, gênero e experiências pessoais. O que é tido como normal em um contexto pode ser totalmente diferente em outro. Assim, ver a neurotipicidade como norma nos impede de apreciar quão amplo é o espectro da experiência humana.

Assim que abandonamos esse ponto de vista, temos a oportunidade incrível de aprender com os diferentes e fantásticos jeitos de pensar e experienciar a vida. Ao reconhecermos que cada ser humano pensa e sente da própria maneira, abrimo-nos para um mundo de riqueza, compreensão e empatia. Passamos a celebrar a singularidade dos desafios e da força que cada indivíduo traz consigo, promovendo um ambiente mais inclusivo e solidário para todos.

Lembre-se de que sua experiência com a ansiedade e o estresse é profundamente pessoal. Quando buscamos maneiras de lidar com essas emoções, não existe uma abordagem que funcione para todos. Acolha a fluidez do seu ser, explore várias estratégias de enfrentamento e, o mais importante, seja gentil consigo mesmo nessa jornada de autodescoberta. Você não está sozinho, e o seu jeito único de ser é precioso e digno de respeito.

Todas as energias são bem-vindas

Você já sentiu que precisa esconder sua tristeza ou ansiedade por causa da cultura da positividade tóxica, que só permite "boas energias"? Vamos deixar isso de lado! Somos todos maravilhosamente diferentes, vivendo um caleidoscópio de emoções, que é parte do que nos torna humanos.

Em vez de nos apegarmos à positividade tóxica, vamos nos engajar ativamente em conversas esperançosas e honestas a respeito de todas as emoções, não apenas as confortáveis.

Ao aceitar todos os sentimentos, criamos um espaço seguro, no qual as pessoas se sentem apoiadas, independentemente de suas emoções, sejam elas boas ou ruins.

Estamos todos juntos nessa. Vamos nos apoiar e criar um mundo seguro e inclusivo para todas as pessoas.

Como faremos isso? Começaremos com a presença consciente.

O poder da presença

A prática da presença consciente implica estar com a atenção inteiramente voltada ao agora; não remoer o passado nem se preocupar com o futuro. Apenas se colocar no momento presente, importando-se apenas com o que quer que esteja acontecendo no agora.

Essa é uma ferramenta poderosa para a cura. Ela nos habilita a aceitar nossos pensamentos e sentimentos sem julgá-los; nos permite deixar o passado para trás e focar o presente. Nesse estado de consciência, podemos nos conectar com as nossas sabedoria e força interiores e, assim, criar resiliência para enfrentar os desafios.

Quando foi a última vez que você parou e se forçou um pouco a estar verdadeiramente presente na própria casa?

Para muitos, essa ideia é aterrorizante. Pode ser difícil viver o momento e caminhar pelos corredores metafóricos da nossa vida, observando a pintura descascada, os alicerces rachados, ou décadas de memórias escondidas nos cantos e embaixo da cama ou trancadas nos armários.

Do ponto de vista neurobiológico, adentramos o mundo com uma visão binária que divide tudo em bom ou mau, seguro ou perigoso, saudável ou prejudicial. As crianças precisam desse tipo de dualidade para que o ego delas seja formado corretamente. O pensamento concreto enxerga o mundo em preto e branco, sem nuances. As pessoas que adotam esse tipo de pensamento têm dificuldade para compreender conceitos bem elaborados e questões complexas e, geralmente, sofrem para tomar decisões.

Essa perspectiva limitada, enraizada no pensamento concreto, é confrontada aos poucos, à medida que o córtex pré-frontal amadurece. Essa área do cérebro — que é responsável pelo raciocínio complexo, pela tomada de decisões e pela empatia — termina de se desenvolver por volta dos 25 anos e nos torna bem mais conscientes da nossa individualidade e da inevitável finitude do nosso corpo. Esse despertar pode ser libertador e, ao mesmo tempo, aterrorizante. Por um lado, ele nos livra das limitações da infância, concedendo-nos autonomia para explorar o mundo e abraçar o presente com o coração e a mente abertos. Por outro, obriga-nos a confrontar a implacável certeza da nossa mortalidade: um conflito que pode gerar ansiedade profunda.

O medo da morte é universal. Todos nós a tememos em certa medida. Somos assombrados pelo medo de sofrer um acidente de carro ou um desastre aéreo; temos medo de doenças e de perder as pessoas que amamos. Enchemos a vida de distrações e desenvolvemos mecanismos de defesa; fazemos qualquer coisa que nos ajude a afastar da mente o pensamento de que a realidade é esta: nosso corpo envelhece e nós nos machucamos e adoecemos.

A cultura consumista nos encoraja a concentrar nossas ações em promessas futuras, que nos distanciam do agora; somos bombardeados com mensagens sobre juventude, beleza e vida eterna.

No entanto, mesmo que nos esforcemos ao máximo, os sintomas e outros lembretes da nossa mortalidade são inevitáveis e nos forçam a retomar a consciência daquilo que tentamos evitar. Temos a tendência de nutrir preocupações, ideias e vozes internas sobre esse assunto, e muitas vezes coibimo-nos de compartilhá-las por medo do julgamento, como se falar em voz alta fosse de alguma forma transformá-las em realidade.

De acordo com Carl Jung, renomado psicólogo e filósofo, abaixo da superfície da nossa consciência há um mundo escondido — um reino de pensamentos, medos, princípios e símbolos.

Jung afirmou que esses aspectos ocultos, se não analisados, podem manifestar compulsões, ansiedade e até mesmo doenças. Memórias suprimidas de um trauma de infância, um sonho recorrente cheio de imagens enigmáticas, ou uma crença profunda sobre nós mesmos que não conseguimos identificar — tudo isso pode conduzir nossa vida sem qualquer consentimento.

Em outras palavras, quanto mais negamos e reprimimos esse reino interior, mais ele nos controla.

Jung propôs uma nova maneira de abordar o inconsciente. Ele diz que devemos trazê-lo à tona por meio da presença consciente, porque, quando assim fazemos, falando aberta e honestamente sobre nossos medos e pensamentos mais profundos, torna-se óbvio para quais problemas o pânico está apontando em nossa vida.

Para nos fazermos presentes, precisamos adotar um novo paradigma, que nos encoraje a reconhecermos os condicionamentos culturais e os hábitos que estão atrapalhando a presença consciente. Devemos ser radicalmente honestos com nós mesmos e admitir nossa singularidade, nossos sentimentos e pensamentos, mesmo quando estes forem incômodos ou aparentemente sem sentido. Às vezes, o que parece confuso ou inquietante nas sombras se torna nítido e compreensível quando trazido à luz da consciência. É por meio desse processo que nos blindamos contra o pânico e encontramos a paz.

Top-down, Bottom-up

O corpo e a mente podem se curar de maneira natural em alguns cenários, se você prestar atenção aos sinais que eles estão lhe enviando e encontrar soluções adequadas. Neste livro, você aprenderá exatamente como fazer isso. Quando trabalhamos em conjunto com o corpo e a mente, desenvolvemos nossa capacidade de resiliência, que é vital.

Esse processo pode ser dividido em duas partes essenciais: *Top-down* (via descendente), sobre a qual nos debruçaremos na Parte I deste livro, e *Bottom-up* (via ascendente), sobre a qual aprenderemos nas Partes II e III.

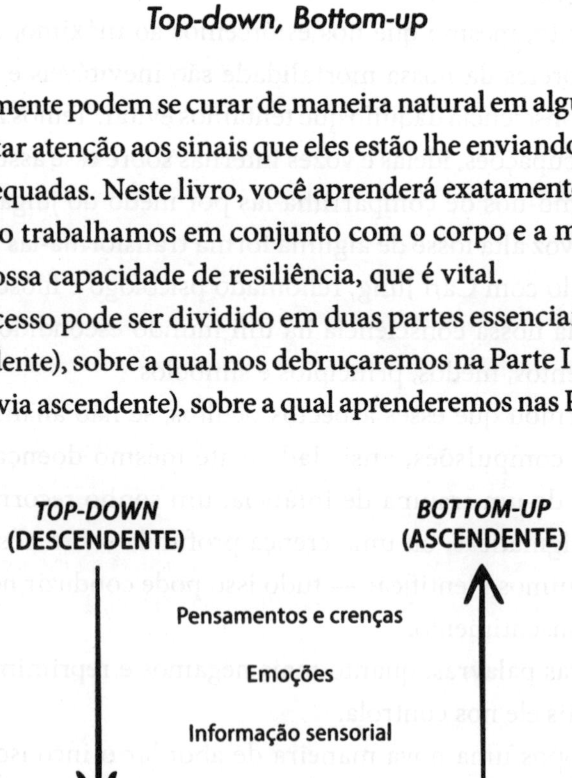

Se você já foi a uma consulta com um psicólogo ou um terapeuta, é provável que já tenha tido contato com a estratégia *top-down* (ou seja, *do topo para a base*). Os tratamentos para a saúde mental, como a Terapia Cognitivo-Comportamental (TCC), costumam começar pelo "topo" do cérebro — ou seja, o córtex, famoso por suas funções analíticas — e "descer" para o corpo. Esse tipo de tratamento visa mudar o modo como o indivíduo *pensa* sobre as próprias experiências para que, então, a maneira como ele se *sente* emocional e fisicamente seja transformada. Costuma ser muito eficaz! Abordagens como a TCC ajudam os pacientes a se sentirem melhor e a cooperarem mais e são comuns no tratamento do pânico e da ansiedade, além de serem uma base importante para uma transformação mais profunda.

Contudo, para algumas pessoas (como eu), a intervenção *top-down* não é suficiente. Às vezes, entramos em pânico ainda que nossos pensamentos sejam ilógicos, e, apesar de nos esforçarmos para mudá-los, o corpo continua liberando os hormônios do estresse em excesso, o que estimula a ansiedade e os ataques de pânico.

Se limitar às estratégias *top-down* é como fechar o registro de água para interromper o vazamento de uma torneira, sem nunca consertar o cano responsável pelo estrago. A água vai parar de pingar por um momento, mas, se o problema principal não for resolvido, é possível que em algum momento ela transborde.

Já a *bottom-up* (ou seja, *da base para o topo*), usada como estratégia regulatória, é uma nova abordagem voltada para os tratamentos psicológicos que entendem a regulação corporal como o caminho para a cura da mente. Estes têm como fundamento a noção de que o corpo e o cérebro estão interconectados e que, portanto, tratando o primeiro, podemos curar o segundo.

As técnicas de terapia *bottom-up*, como a Experiência Somática (SE – *Somatic Experiencing*), o Mindfulness, a Dessensibilização e Reprocessamento por Movimentos Oculares (EMDR – *Eye Movement Desensitization and Reprocessing*) e a Terapia Expressiva, também nos ajudam a:

- Ter mais consciência das nossas sensações corporais;
- Identificar as necessidades dos nossos diferentes sistemas biológicos (os quais exploraremos na Parte II);
- Processar as emoções difíceis que ficam armazenadas no corpo e nas áreas não verbais do cérebro;
- Desenvolver meios mais saudáveis de lidar com o estresse (os quais exploraremos na Parte III).

As terapias *bottom-up* geralmente são mais integrativas. Elas são desenvolvidas para auxiliar as pessoas a compreenderem o próprio corpo como um todo e a se conectarem com a própria sabedoria interior para criar um caminho possível para a cura.

Na Parte I, usaremos as técnicas *top-down* como apoio para *entender* o pânico e estabelecer as bases de como você deseja reorganizar sua experiência pessoal com a doença. Depois, nas Partes II e III, vamos analisar o papel que o corpo desempenha nessa dinâmica e meios de curá-lo e recalibrá-lo para que você possa ter uma vida tranquila e com mais autonomia.

Você está pronto para começar?

Eu estou. Então, vamos nessa.

1

COMO VOCÊ CHEGOU ATÉ AQUI?

ERA UM DIA FRIO DE OUTONO, EM PHOENIX, NO ARIZONA, E O CLIMA estava estranhamente frio. Eu e minha querida amiga Charlotte estávamos conversando, sentadas do lado de fora da casa, enquanto tomávamos chá. Como estou acostumada ao clima quente do Arizona, sinto como se meu sangue estivesse congelado quando a temperatura está abaixo dos 15 °C, então, eu estava usando um colete térmico, luvas e meu chapéu azul-cobalto felpudo favorito. Minha amiga usava um moletom cinza-claro com capuz; por trás do zíper meio aberto, estava visível uma camiseta com a frase ÀS VEZES MOLHO MINHAS PLANTAS.

Charlotte é uma das minhas pessoas preferidas no mundo. Ela é excêntrica, ri com facilidade e tão “natureba” quanto alguém poderia ser: compra *chips* de couve para os filhos, usa roupas de algodão orgânico e ama fazer compostagem. É formada em fisioterapia, teve duas filhas adoráveis há pouco tempo e é casada com o homem dos seus sonhos.

Contudo, nos dois últimos meses, ela estava diferente e percebeu na hora o quanto eu estava preocupada.

— Está tudo bem — garantiu ela enquanto tomava um grande gole de chá de kava-kava. — Só preciso fazer as meninas dormirem mais cedo para ter pelo menos uma hora sozinha no fim do dia, em que eu consiga me deitar no sofá e assistir a um programa que me permita esvaziar a mente.

Ela não me convenceu. Fiz um gesto com a cabeça, apontando para a caneca dela, e perguntei:

— Quantas dessa você já bebeu hoje?

— Está falando sério? Eu sobrevivo comendo e respirando kava — admitiu com um sorriso, mas suas mãos tremiam. — Talvez eu exagere um pouco, mas comigo é tudo ou nada.

Esse chá é feito da raiz de uma planta chamada *Piper methysticum*, e um de seus grandes benefícios é o alívio temporário da ansiedade.

Alarmes soaram na minha cabeça.

— Podemos conversar sobre isso? — perguntei.

— Sei que está preocupada comigo. Mas não é nada demais, só estou um pouco estressada — respondeu, apoiando a caneca na mesa.

— Charlotte, entendo que esteja dizendo isso para cuidar de mim e me tranquilizar. — Eu me estiquei e toquei a mão dela. — Mas posso cuidar de você também?

— É por isso que amo você — Suspirou. — Ok. Pode falar.

Então, compartilhei os motivos da minha preocupação: a súbita perda de peso, a baixa imunidade no frio, a tremedeira nas mãos, a insônia e a necessidade de beber chá calmante o tempo todo.

Ela me ouviu e, quando terminei, apertou minha mão e me assegurou:

— Eu entendo, mas não estou preocupada, então você também não deveria estar. Estou bem.

Mas Charlotte não estava bem.

É IMPOSSÍVEL RESOLVER UM PROBLEMA QUE VOCÊ NÃO ADMITE

"Perceber, nomear e identificar o que está acontecendo com a pessoa é o primeiro passo para a recuperação."

— Dr. Bessel van der Kolk, *O corpo guarda as marcas* (2014)

Vivemos em um mundo no qual somos constantemente bombardeados com distrações. Estamos sempre conectados, antenados e em busca do próximo passatempo ou entretenimento. O estímulo incessante pode atrapalhar nossos esforços para manter o foco no presente e enfrentar nossas questões interiores. Nessa dinâmica, o tempo passa voando sem percebermos, e, quando nos damos conta, estamos coçando a cabeça e nos questionando: "Como vim parar aqui?"

Charlotte era uma vítima da distração e dos mecanismos de fuga. Ela atentava aos sinais do próprio corpo e da própria mente. Estava tão ocupada fazendo "tudo" que ou não percebeu o que estava acontecendo ou preferiu ignorar os sinais de que estava passando por um problema real.

Para curar a ansiedade, precisamos aprender a reduzir o ritmo, estar presentes e ouvir nossa mente e nosso corpo. Porque, sim, se você parar para ouvir, seu corpo lhe dará respostas. Então vamos conversar sobre o próximo passo.

ACEITAÇÃO RADICAL

Essa prática implica reconhecer e respeitar as mensagens que o corpo e a mente enviam, sem julgamento. Quando aceitamos radicalmente nossa ansiedade, aprendemos a linguagem secreta dela e conseguimos aproveitar seu potencial de maneira benéfica para nós.

Aqui está um exemplo de como isso funciona: digamos que você esteja ansioso para fazer uma apresentação no trabalho e perceba alguns sintomas físicos (o coração acelerado, o suor excessivo e o tremor). Em vez de tentar fazer com que os sintomas desapareçam, ou simplesmente ignorá-los, você os aceita, dizendo a si mesmo: "Estou ansioso agora. Meu coração está acelerado e estou suando muito. Essas são reações físicas normais quando se está sob estresse. Vou me permitir sentir essas emoções e me concentrar em fazer o máximo na apresentação."

O objetivo da aceitação radical não é acabar com a ansiedade, e sim transformar sua relação com ela e se permitir escutar o que precisa ser curado e como. Quando isso se torna uma prática, você passa a perceber a ansiedade como uma mensageira em vez de uma inimiga. Ela está tentando comunicar algo, e, se você se permitir escutá-la, vai conseguir seguir em frente e caminhar em direção à cura.

O MEDO DO MEDO

Quando dou início ao processo de aceitação radical com os meus pacientes, muitos deles me dizem que têm medo de sentir medo. Essas pessoas temem as sensações físicas que esse sentimento provoca, como o coração acelerado ou a sensação de dormência no couro cabeludo, e têm receio de que elas possam piorar. Esse medo pode ser paralisante a ponto de impedir que a pessoa faça as coisas de que ela gosta ou, nos piores casos, saia de casa.

Eu conheço bem esse sentimento, pois também convivia com ele. Por quase uma década, depois de uma viagem de avião bem estressante, sofri de aerofobia, e era terrível. Eu ficava tão apavorada com a ideia de me sentir insegura que evitava aviões a todo custo. Mas meu trabalho exigia que eu fizesse viagens aéreas, então, apesar de ficar com medo e de passar mal, não pude deixar de entrar em aviões.

Tentei usar técnicas psicológicas para curar a mim mesma. Assisti às aulas do Capitão Ron, no Phoenix Sky Harbor International Airport, para perder o medo. Entrevistei pilotos e gravei um *podcast* com um engenheiro de aeronaves. Segui o exemplo de Charlotte e passei a beber muito chá de kava-kava. Pratiquei respiração profunda, meditação e oração. Em algum momento, passei a tomar um benzodiazepínico antes do voo e me encolhia em posição fetal tentando não chorar até o avião finalmente aterrissar.

Uma das partes mais frustrantes de toda essa experiência é que ela não fazia o menor sentido.

Eu havia dominado todas as estratégias *top-down*, e meu córtex pré-frontal estava quase todo desenvolvido nessa época. Eu *sabia* que os aviões eram seguros. (Mesmo assim, uma parte de mim ainda não tinha chegado lá e, de vez em quando, ela disparava uma série de pensamentos ansiosos, como: *Está bem, mas, e se...?*)

A grande questão era que meu *corpo* ainda estava tomado pelo medo. Na verdade, eu não tinha medo de avião; era a falta de controle sobre as intensas emoções e sensações físicas que surgiam durante o voo que me deixavam ansiosa: eu tinha medo do medo. Você já se sentiu assim?

Se já, quero que saiba três coisas:

- A ansiedade é uma emoção humana comum. E como todas as outras, ela é temporária.
- As emoções não são perigosas. São manifestações intensas da mente e do corpo, quando eles querem dizer: "Ei! Preste atenção em mim!" A ferramenta mais poderosa ao seu alcance é se sentar e ouvir atentamente ao que os seus sintomas têm a dizer.
- É possível treinar o corpo para que ele entre em um estado de calma quando você quiser (Partes II e III).

Para sair dessa, precisei colocar a cabeça no lugar; um lugar que entende sobre traumas e que honra as mensagens que meu cérebro e meu corpo enviam. Depois de trabalhar muito essa questão (e de incluir a maior parte do trabalho neste livro), marquei outra viagem de avião. E ela foi incrível. Então, marquei outra, e depois outra. Eu sentia como se o mundo tivesse se aberto para mim.

Fico emocionada ao escrever isso, porque o medo de viajar de avião me atrapalhou de tantas formas durante anos e, depois que finalmente consegui me libertar, tive a oportunidade de recuperar grande parte da minha vida. E eu sei, com toda a certeza, que você também consegue.

Vamos explorar como fazer isso de maneira eficaz. Primeiro, começamos estabelecendo uma base, que vai ser formada pelo *top-down*. O restante da Parte I será só sobre isso. Depois, seguiremos para as estratégias *bottom-up*, nas Partes II e III.

COMO OUVIR AS MENSAGENS SECRETAS DA SUA ANSIEDADE

Nesta seção, você vai encontrar três exercícios para aprender a apenas ouvir as mensagens secretas da sua ansiedade. Tente praticar pelo menos um por dia. Quanto mais você praticar, mais fácil e natural se tornará exercer sua capacidade de aceitação radical.

Exercício 1: A arte de acolher versus a de resistir

O primeiro passo é receber sem resistência a informação que a mente e o corpo estão enviando. Acolher, nesse sentido, significa viver o momento plenamente, sem julgamentos ou amarras, e é uma prática que acarreta sentimentos de paz, tranquilidade e aceitação. Em contrapartida, quando resistimos, tentamos rechaçar ou transformar a nossa realidade, o que acaba resultando em maiores sentimentos de frustração e raiva, além de mais ansiedade. (Lembre-se do que Jung disse sobre a importância de enfrentar os medos para conseguir dominá-los.)

SINAIS DE QUE VOCÊ ESTÁ RESISTINDO ÀS MENSAGENS

- Você tenta mudar os próprios pensamentos e sentimentos e ainda tenta se convencer de que não deveria se sentir assim, ou que precisa melhorar instantaneamente;
- Você tenta evitar sua realidade, distraindo-se com atividades ou tentando anestesiar as emoções com substâncias;
- Você tenta controlar sua realidade, forçando o sentimento de felicidade ou bloqueando a tristeza.

Quando resistimos à realidade que estamos vivendo, estamos basicamente declarando que ela é errada ou ruim. Isso acaba nos levando a muito sofrimento desnecessário.

Em vez de resistir, podemos tentar acolher a realidade com compaixão e curiosidade. Isso nos ajuda a entendê-la e a encontrar modos de lidar com ela de maneira saudável.

SINAIS DE QUE VOCÊ ESTÁ ACOLHENDO AS MENSAGENS

- Você reconhece os próprios sentimentos e pensamentos sem julgá-los, dizendo para si mesmo coisas como: "Estou triste agora", ou "Estou achando que não sou bom o suficiente.";
- Você se permite experimentar as emoções plenamente, levando o tempo necessário para pensar sobre a própria tristeza e se permitindo chorar, por exemplo;
- Você busca aprender com a experiência, perguntando a si mesmo: "O que essa experiência está tentando me ensinar?" ou "O que preciso fazer para cuidar de mim mesmo agora?".

Pode ser desafiador passar um tempo pensando nas próprias emoções e as sentindo por completo. Contudo, vale a pena. Quando acolhemos nossa realidade com compaixão e curiosidade, abrimos espaço para o aprendizado e o crescimento pessoal.

RESISTIR x ACOLHER

Resistir	Acolher
• Recusar-se a estar presente. • Desistir do processo. • Distrair-se das sensações desconfortáveis. • Abarrotar a agenda para não ter tempo de refletir sobre o próprio sofrimento. • Querer estar sempre no controle. • Apegar-se às dores. • Tentar remediar o próprio sofrimento. • Apegar-se aos próprios pensamentos.	• Estar presente. • Permanecer presente mesmo quando as emoções se tornam muito intensas. • Abandonar a necessidade de controle. • Dar a si mesmo espaço e tempo para ouvir as mensagens. • Abandonar o impulso de mudar os próprios sentimentos. • Ser empático com a mente e o corpo. • Perceber e deixar ir, perceber e deixar ir… • Lembrar-se de que nossos pensamentos não nos definem.

Exercício 2: Escreva uma autobiografia

Sua atual realidade, em termos de bem-estar emocional e físico, é a soma de todos os momentos da sua existência. Sua biografia, seu testemunho ou a sua narrativa de vida importa. A história das suas origens traz pistas — que incluem tanto suas experiências passadas como o modo como seu corpo se adaptou — de por que você se sente de determinada forma. Investigar essas pistas é dar início ao processo de desestruturação da ansiedade.

Para este exercício, escreva sua autobiografia. Não existe forma certa ou errada de contar a própria história, mas, se você quiser uma orientação, eu posso ajudá-lo.

Voltemos à metáfora da casa.

Passo 1: Descubra como sua casa foi construída

Vamos começar explorando os materiais de construção utilizados para erguer e sustentar sua casa. Esses materiais podem incluir suas heranças ancestrais: o DNA, a alimentação, o estilo de vida, os traumas, os padrões, os pensamentos e os comportamentos. Também incluem o lugar em que você foi criado e se seus pais ou as pessoas que lhe criaram tinham talento para isso ou eram principiantes. Você também pode relatar os retoques, as reformas e os consertos, que representam os tratamentos, as terapias e as técnicas que você já usou ou está usando para sustentar a casa.

Conhecendo esses materiais, é possível começar a entender como o seu "eu" foi formado. Isso lhe ajudará a se tornar mais consciente do que é seu e do que não lhe pertence, a reconhecer suas forças e fraquezas e a identificar as áreas que precisam de cura ou transformação.

Autorreflexão

Aqui estão algumas perguntas que você pode se fazer para investigar os materiais utilizados na construção da sua casa:

- Como era a realidade dos meus pais?
- Quais foram as esperanças e os sonhos deles para mim?
- Que traumas e desafios eles enfrentaram?
- Que opiniões e crenças eles tinham sobre a criação de filhos?
- Como cuidavam de si mesmos?
- Como era o estilo de vida deles?
- Como era a alimentação?

- Onde eles me criaram?
- Eles foram bons pais?
- Eles foram pais carinhosos e atenciosos?
- Ao olhar para a minha casa metafórica, vejo itens que não são meus?
- Que tipos de adaptações feitas na minha casa são consequências do que aconteceu ao meu redor?

Passo 2: Examine as influências externas e internas

Todas as experiências que você já teve moldaram o seu cérebro e o seu corpo. Pense como uma secretária eficaz: seu trabalho é registrar cada evento, fazer associações, chegar a conclusões e armazená-las. Esses registros formam os alicerces de como você vê o mundo.

No Passo 2, sua tarefa é olhar para o seu passado e identificar os padrões climáticos que causaram impactos na sua casa. Nessa metáfora, o clima representa os diferentes tipos de experiências vividas. As chuvas e os trovões acalentadores podem simbolizar os aspectos positivos que lhe auxiliaram a crescer, aprender e se tornar mais forte e resiliente. As tempestades assoladoras simbolizam as experiências negativas que lhe trouxeram dor e sofrimento. Ao identificar os diferentes padrões climáticos que lhe marcaram, você começará a compreender como o seu "eu" foi formado. Isso lhe ajudará a ser mais consciente das próprias forças e fraquezas e a identificar as áreas que precisam de cura e transformação.

Autorreflexão

Aqui estão alguns pontos em que você pode pensar e perguntas que pode se fazer para investigar esses padrões climáticos:

- Reflita sobre as suas experiências de vida. Pense nas coisas mais importantes que já lhe aconteceram, tanto positivas como negativas.
- Como esses acontecimentos afetaram os seus pensamentos, sentimentos e comportamentos?
- De que forma essas experiências moldaram quem você é hoje?
- Atente-se às suas reações físicas. Quando você passa por certas situações ou encontra determinadas pessoas, percebe alguma mudança corporal, como aceleração dos batimentos, suor ou tensão muscular? Em que partes do seu corpo o estresse se manifesta? (Veja o *quiz* sobre os nove tipos de ansiedade no Capítulo 3.)
- Como é seu relacionamento com o próprio corpo?
- O que melhora ou piora sua ansiedade? Considere, por exemplo, dietas, suplementos, períodos do mês e dias da semana.

Se não conseguir responder alguma dessas questões, considere começar um diário. Escrever os pensamentos e emoções pode lhe ajudar a monitorar como você se sente e como o seu corpo reage a situações diferentes.

Talvez seja importante prestar atenção, ainda, aos seus sonhos. Eles são uma forma de manifestação do inconsciente. Atente-se aos temas e símbolos que talvez lhe ofereçam pistas de como a sua mente e o seu corpo estão se adaptando ao estresse e ao trauma.

Outra opção é conversar com uma pessoa de confiança: um amigo, um familiar ou um profissional, como um terapeuta ou médico. Conversar com alguém será útil tanto para processar os próprios pensamento e sentimentos quanto para receber apoio.

Passo 3: Investigue quais padrões reativos da sua mente, do seu corpo e do seu sistema nervoso levam você a sentir pânico

Com o tempo, o cérebro e o corpo aprendem a reagir de maneira exagerada até os menores fatores de estresse. Esses padrões podem levar a ciclos viciosos nos quais a própria ansiedade é o gatilho para sintomas físicos que nos deixam ainda mais ansiosos.

O primeiro passo para quebrar esse ciclo é identificar as reações que a mente e o corpo aprenderam a exagerar. Aqui estão algumas dicas para você começar:

- Como eu enfrento o estresse? Onde aprendi esses mecanismos de enfrentamento? Algum deles está contribuindo para a ansiedade?
- Identifique seus gatilhos. O que dispara sua ansiedade? Certas situações, pessoas ou pensamentos fazem você se sentir ansioso?
- Identifique seus padrões de pensamento. Você geralmente tem pensamentos negativos ou catastróficos? Tem muitas crenças baseadas no medo? Quais padrões de pensamento você pode melhorar?
- Atente-se à sua conversa interna. O que você diz para si mesmo quando está ansioso? É gentil e bondoso, ou crítico e cruel?

Assim que identificar os padrões da sua mente e do seu corpo que induzem o pânico e a ansiedade, você terá a possibilidade de agir para quebrar o ciclo. Isso pode fazer mudanças nas estratégias de enfrentamento, aprender a gerenciar os gatilhos, desafiar os padrões de pensamentos negativos e praticar a autocompaixão. É importante lembrar que isso é um processo, e toda mudança precisa de tempo e esforço para acontecer. Com calma e persistência, é possível vencer a ansiedade e viver com mais paz e plenitude.

Para lhe ajudar a manter o ritmo, criei uma meditação guiada que você pode ouvir enquanto pratica a aceitação radical. Você pode encontrá-la em inglês no site InsightTimer.com, ou no aplicativo de mesmo nome — basta buscar por *Dr. Nicole Cain* e clicar na gravação intitulada *Radical Acknowledgment Guided Meditation*.

ACEITAÇÃO RADICAL – ML, NL

- Sua mente e seu corpo compõem a casa em que você vive. A explicação de por que você sente pânico está entre essas paredes.

- Tudo o que você nega e reprime, no fim das contas, será amplificado e acabará transbordando de alguma forma.

- As abordagens *top-down* para tratar a ansiedade começam no "topo" do cérebro, ou seja, nos pensamentos, e "descem" para o corpo.

- A abordagens *bottom-up* para tratar a ansiedade têm como princípio a noção de que a cura do corpo pode regular a mente.

- Sua mente e seu corpo lhe enviam mensagens em forma de sintomas. Ao acolhê-las, é possível identificar o que precisa ser curado e como.

2

A ESTRATÉGIA DO SEMÁFORO: SINAIS VERMELHO, AMARELO E VERDE

"TIVE UM ATAQUE DE PÂNICO E PRECISO SABER O QUE POSSO FAZER PARA que isso nunca aconteça de novo."

Aria ocupa um cargo de alto escalão como consultora para uma empresa da *Fortune 500*. Ela é rica, perfeccionista e exigente. Coloca expectativas altas nas pessoas à sua volta e expectativas ainda maiores sobre si mesma.

Por fora, é uma mulher na casa dos 40 aparentemente tranquila. Está vestindo uma saia-lápis preta de alfaiataria e uma blusa que combina com seus olhos azul-escuros. Sentada no sofá à minha frente, no meu consultório, ela segura um tablet e está esperando que eu responda alguma coisa.

— Conte-me sobre o ataque de pânico.

Aria hesitou.

— Foi humilhante.

— Uma das piores partes do pânico é sentir que perdemos o controle — afirmei, oferecendo minha solidariedade.

Ela colocou o tablet na mesa ao lado e se inclinou para a frente.

— Você realmente acredita que as pessoas podem se curar disso?

Assenti e disse:

— Acredito que a mente e o corpo têm um potencial de cura incrível.

Satisfeita, Aria respirou fundo e me contou a história:

— Eu estava na cama com um executivo lindo de uma das empresas para as quais presto consultoria. Ele estava dando em cima de mim há meses: flores, mensagens cheias de insinuações e muito mais. Por fim, cedi e concordei em um encontro — Ela fez uma pausa e desviou os olhos. — Estávamos transando. E era fantástico. Eu estava quase chegando lá, até que, do nada: pavor absoluto!

"Eu o empurrei de cima de mim e saltei da cama. Só conseguia pensar no quanto precisava de ar. Só precisava sair dali. Quando me dei conta, estava correndo nua para fora do quarto e descendo as escadas. Quase no saguão do hotel, meu cérebro me alertou sobre a minha situação.

"Eu estava nervosa e confusa e não sabia para onde ir. Felizmente, uma mulher agarrou meu braço e me puxou para o banheiro. Ela me ofereceu o casaco dela para que eu pudesse me cobrir e ligou para a emergência. Fiquei chorando em uma das cabines do banheiro até os paramédicos chegarem."

TALVEZ VOCÊ JÁ TENHA ESCUTADO que ataques de pânico acontecem sem motivo, que podem surgir de repente e que não há muito a ser feito além de esperar passar, respirar ou tomar um remédio. Você, então, aceitou o fato de que ocasionalmente nosso sistema nervoso se descontrola, e vida que segue. Mas isso é um mito.

DESMASCARANDO OS MITOS SOBRE O PÂNICO

MITO 1: Os ataques de pânico acontecem sem motivo.

VERDADE: *Sempre* existe um motivo. É apenas uma questão de identificar o que seu corpo está tentando lhe dizer.

MITO 2: Os ataques de pânico e as crises de ansiedade surgem do nada.

Verdade: Isso até acontece, mas é raro. Geralmente, os sinais do pânico começam pequenos e, se a causa não for tratada, podem aumentar com o tempo.

Mito 3: Não há muito o que fazer quanto ao pânico.

Verdade: É possível fazer *muita* coisa para se tornar à prova de pânico.

Quanto mais fluente você for na língua do seu corpo, mais fácil será ouvir os sussurros antes que eles se tornem gritos. Você está pronto para parar de fugir dos seus sintomas e começar a enfrentá-los? Conte comigo para isso. Este capítulo fornecerá as melhores ferramentas para lhe auxiliar nesse processo.

O ESPECTRO DO PÂNICO E DA ANSIEDADE

Se você considerar o seu nível de estresse em diferentes momentos da vida, perceberá que ele varia, certo? Em alguns dias, você se sente só um pouco sobrecarregado, já em outros, o pânico toma conta de tudo.

A ansiedade é um espectro. Em um extremo estão os sentimentos de calma e tranquilidade, no outro, os de estresse e pânico mais intensos, como o que aconteceu com Aria.

Duas das afirmações que mais ouço dos meus clientes são: "Minhas crises de ansiedade estavam beirando o pânico, então meu médico me prescreveu Alprazolam. Mas o remédio me faz apagar, e depois não funciono direito" e "Durante um ataque de pânico, tentei respirar fundo, mas não fez efeito".

A questão é que por mais que os benzodiazepínicos e as técnicas respiratórias sejam valiosos para diferentes partes do espectro da ansiedade, eles só funcionam quando o uso é otimizado. Por exemplo, na situação de Aria: e se a mulher que a ajudou tivesse sugerido exercícios respiratórios em vez de ligar para o hospital? Isso significa que esses exercícios não funcionam? Não. Só que poderiam não ter sido a melhor solução naquele momento específico. De igual forma, não faz sentido ligar para a emergência todas as vezes que você se sentir um pouco estressado.

Isso nos leva à pergunta de um milhão de dólares: como saber o que fazer e quando agir?

Quero lhe apresentar o Exercício do Semáforo, que ajudará a conectar os sintomas às soluções adequadas (ou seja, quando você deve fazer os exercícios respiratórios e usar os benzodiazepínicos).

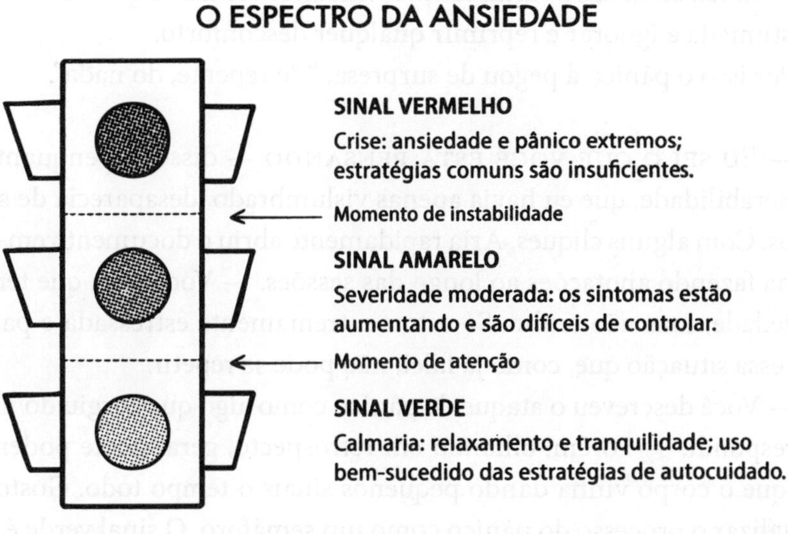

Temos, então, a imagem de um semáforo com um sinal vermelho, um verde e um amarelo. É possível observar também duas áreas que representam a transição de um sinal para o outro: o Momento de atenção e o Momento de instabilidade. Então, de baixo para cima, temos:

- Sinal verde
- Momento de atenção
- Sinal amarelo
- Momento de instabilidade
- Sinal vermelho

O objetivo deste capítulo é oferecer uma melhor compreensão do que ocorre em cada uma dessas etapas para que você (1) aprenda a parar o pânico antes que ele comece e (2) identifique as melhores soluções para lidar com estágio pelo qual estiver passando.

Voltemos à história de Aria. Parte de seu processo de cura envolveu a Estratégia do Semáforo. Por mais que dominasse as habilidades necessárias no trabalho — análise de dados, relações de consumo e *expertise* empresarial —, ela não tinha o mesmo nível de habilidade quando o assunto era reconhecer as próprias emoções, sem falar em como estas estavam relacionadas a várias reações físicas. A verdade é que Aria estava acostumada a ignorar e reprimir qualquer desconforto.

Por isso o pânico a pegou de surpresa, "de repente, do nada".

— Eu sei o que você está pensando — disse ela, enquanto a vulnerabilidade, que eu havia apenas vislumbrado, desaparecia de seus olhos. Com alguns cliques, Aria rapidamente abriu o documento em que vinha fazendo anotações ao longo das sessões. — Você acha que tenho ansiedade, mas não tenho. Só estou extremamente estressada e passei por essa situação que, como já falei, não pode se repetir.

— Você descreveu o ataque de pânico como algo que surgiu do nada — respondi. — Porém, olhando em retrospecto, geralmente podemos ver que o corpo vinha dando pequenos sinais o tempo todo. Gosto de visualizar o processo do pânico como um semáforo. O sinal verde é um estágio de calma. Quando o estresse se eleva, atingimos o estágio do sinal amarelo. E, se o sistema nervoso continuar nesse processo, uma hora vai chegar ao estágio do sinal vermelho, que representa o pânico ou a crise.

"Se você estiver disposta, podemos fazer o Exercício do semáforo juntas para identificarmos os sinais de estresse mais sutis do seu corpo e elaborarmos um plano que você poderá colocar em ação antes de alcançar o sinal vermelho ou a crise."

— Está dizendo que meu corpo deu sinais de alerta antes de eu passar por esse episódio insano?

— Provavelmente — respondi. — Vamos repassar aquela noite juntas. Conte-me sobre o começo do encontro.

— Na verdade, eu estava me sentindo muito bem naquele dia. A maior parte do tempo estou estressada e no meu limite.

— Qual foi a diferença entre como se sentiu naquele dia e o seu nível de estresse habitual? — indaguei.

— Quando estou calma, sinto como se pudesse respirar com mais facilidade. Meus pensamentos se voltam ao que está acontecendo em vez ficarem presos aos prazos do trabalho. Fico relaxada e me sinto confiante.

— Ótimo — assenti. — Você está descrevendo o seu estágio de sinal verde.

— Entendi — disse Aria fazendo anotações no caderno.

— Então você estava no sinal verde, se preparando para o encontro. Estava calma e relaxada. O que aconteceu depois?

— Coloquei um vestidinho sensual. Depois, jantamos e bebemos champanhe. E comecei a sentir meu cérebro ficar mais lento — Ela deu de ombros e continuou. — Quando isso acontece, tomo o meu Comprimido da Alegria. Ele me dá a energia que preciso para me sentir eu mesma de novo.

— Entendi. Vamos precisar falar sobre o fato de você estar recorrendo ao Adderall para melhorar o humor, mas, primeiro, quero que descreva como esse episódio aconteceu.

— Ok.

— Algo mudou. Você estava bem, depois percebeu o cérebro ficar mais lento — incentivei.

— Sim. Senti como se não estivesse tão presente. Um pouco menos perspicaz.

— Ok, então este é um dos primeiros sinais de que você estava entrando no estágio do sinal amarelo. O que houve depois?

— Depois que tomei o remédio, terminamos de beber a garrafa de champanhe e fomos para o quarto do hotel. Eu estava tão empolgada e excitada que cheguei a empurrá-lo contra a parede. Tiramos nossas roupas e senti meu coração acelerar. Eu estava arrepiada, com calor e inquieta. Foi muito intenso. Geralmente não é tão intenso, mas me deixei levar.

— E depois?

— Começamos a transar. Em algum momento, eu estava quase lá e, de repente, enlouqueci! Fui da diversão e da empolgação para um pesadelo completo. Em um minuto estava me sentindo como uma deusa, e no outro, correndo pelada para o saguão do hotel como uma louca varrida.

— Você estava no sinal verde, bem e feliz. Depois, sentiu o cérebro ficar lento. Esse é o estágio que chamo de "Momento de atenção": é quando uma mudança começa a acontecer. Então, você passou para o estágio do sinal amarelo. Você bebeu champanhe, tomou seu Comprimido da Alegria e sentiu seu cérebro voltar a ficar aguçado. Em seguida, foi para o quarto, as coisas estavam mais intensas que o normal, mas você continuou. Em determinado ponto, algo mudou drasticamente (este é o que chamo de "Momento de instabilidade"), e você entrou no estágio do sinal vermelho.

— Exatamente. Por que meu corpo se virou contra mim? Como posso impedir que isso aconteça de novo?

— Entendo sua frustração, e tenho certeza de que conseguiremos fazer com que não se repita. Mas, para isso, primeiro precisaremos fazer pequenos ajustes para lidar com o seu sistema nervoso de um jeito eficaz. Começaremos aumentando sua percepção dos sinais verde, amarelo e vermelho. De hoje até a nossa próxima sessão, seu dever de casa será analisar os estágios pelos quais você passou e escrever o que se lembra de ter pensado e sentido em cada um deles. Assim que tiver terminado, teremos uma base para o trabalho que faremos em seguida.

— Só me responde uma coisa: por que agora? — questionou Aria, com os olhos faiscando de raiva. — Já passei por situações piores. Por que meu corpo decidiu que aquele era um bom momento para enlouquecer? — completou.

Fiz uma pausa e consegui me lembrar de uma analogia que já havia usado em outras ocasiões.

— Você comentou que adora champanhe. E uísque? — indaguei.

A pergunta a pegou desprevenida, fazendo-a erguer as sobrancelhas.

— Uísque?

— Pensemos assim: o corpo é projetado para lidar com o estresse. O problema é que quanto maior for o estresse, mais seus efeitos se acumulam na mente e no corpo. Todos nós começamos a vida com um enorme barril metafórico, como aqueles de uísque. Com o tempo, esse barril vai ficando cada vez mais cheio com cada experiência estressante.

"O que pareceu insuportável e incômodo anos atrás pode gerar sintomas mais severos hoje. Aquele mesmo líquido que é destilado para produzir uma boa bebida pode facilmente transbordar, encontrar uma faísca e explodir, colocando todo o armazém de uísque em chamas."

— Como no meu episódio — concluiu ela.

— Sim. Exatamente — assenti com a cabeça. — A sua experiência de pânico nos fornece informações importantes sobre o que está acontecendo na sua mente e no seu corpo, e isso nos dará pistas de quais ferramentas podem ser úteis para esvaziar seu barril.

DESVENDAREMOS O CASO DE ARIA no Capítulo 8. Neste, porém, quero chamar atenção para uma coisa: você provavelmente notou que a Aria estava usando substâncias reguladoras de humor para conseguir lidar com a vida cotidiana. Isso acabou se tornando um grande problema, visto que foi parcialmente responsável por ela ter corrido nua pelo hotel. Essa é uma parte importante da história dela, e a examinaremos detalhadamente depois.

Mas, primeiro, é sua vez de ouvir a própria ansiedade.

O EXERCÍCIO DO SEMÁFORO

O sinal verde

O sinal verde é um momento no qual você se sente feliz, calmo, confiante, relaxado, motivado, centrado, resiliente e conectado consigo mesmo e com os outros. Esse estágio está sendo cultivado sempre que honramos as partes de nós mesmos que tentam nos proteger; nos envolvemos em atividades de autocuidado; nos capacitamos; e quando fazemos avaliações regulares. Os sinais verdes são empolgantes, promissores e dignos, e fornecem proteção e direção. São como um cervo pastando alegremente no campo: sem preocupações, descansado, fazendo a digestão. Esse estágio é gerido pelo nosso sistema nervoso parassimpático, que é responsável pelo relaxamento do corpo.

Autorreflexão

Você já esteve no sinal verde? Como foi isso? Descreva o seu estágio de sinal verde no espaço a seguir.

Indícios de que estou no estágio do sinal verde:

____

____

____

O que lhe faz relaxar e sentir calma? No espaço a seguir, escreva algumas situações que você considera relaxantes, como levar o cachorro para passear, limitar sua ingestão de cafeína, assistir a reprises de vídeos sobre pinturas.

Coisas que me acalmam e relaxam:

____

____

____

Se está com dificuldades para se lembrar de um momento em que se sentiu calmo ou seguro, ou para descrever estratégias de autocuidado que já tenha usado, você não está sozinho. Algumas pessoas nunca se sentiram realmente seguras. Se você se identifica com isso, trarei algumas sugestões no capítulo seguinte. Por ora, tente escrever pelo menos uma coisa que lhe ajuda a relaxar, mesmo que seja só um pouco.

O momento de atenção

É neste estágio que vamos do sinal verde para o amarelo. O seu corpo dá indícios de que você precisa fazer uma pausa e prestar atenção. É a hora de entrar em sintonia com esses sinais. Nesse momento, saímos da calmaria e um alerta de "há algo errado" deve ser ativado na nossa mente. Imagine o mesmo cervo pastando no campo. Agora, ele ouve um barulho, interrompe o que está fazendo e olha para cima, avaliando a situação: "Estou em perigo?"

Quando Aria entrou nesse estágio, percebeu a mente ficar confusa. No meu caso, sinto um aperto no peito. Para outros, se manifesta na forma de uma intuição, uma certeza, ou um instinto. O sinal amarelo é diferente para cada pessoa. Você aprenderá tudo sobre esse assunto no Capítulo 3, no qual analisaremos os nove tipos de ansiedade. Assim que descobrir de que forma o seu sinal se manifesta, será mais fácil agir para acabar com a ansiedade antes mesmo que ela apareça.

Autorreflexão

Quais sinais físicos, padrões de pensamento ou mudanças no ambiente você costuma observar momentos antes de o estresse ou a ansiedade se instalar?

Indícios de que estou no Momento de atenção:

____

____

____

O sinal amarelo

Nesse estágio, você se sente sobrecarregado e com excesso de preocupação, além de, possivelmente, sentir ansiedade, irritabilidade, dor na mandíbula e outras sensações. Quando o meu sinal amarelo é ativado, fico com medo, sinto a garganta fechar e tensiono a mandíbula. No caso de Aria, ela se sentiu empolgada, estava com os batimentos cardíacos acelerados e mais enérgica. O cervo decidiu que havia, sim, a possibilidade de estar em perigo e começou a se mover para um lugar seguro.

Para algumas pessoas, os sinais nesse estágio são positivos e empolgantes, mas, como aprenderemos na Parte II, o corpo produz as mesmas reações químicas em resposta aos estresses negativo e positivo. A principal diferença é o contexto.

Autorreflexão

Como você se sente quando o estresse e a ansiedade começam a aumentar? Tente se lembrar dos pensamentos e das sensações que lhe ocorrem quando você está no sinal amarelo e escreva-os nas linhas a seguir.

Indícios de que estou no sinal amarelo:

____

____

____

Todos temos gatilhos individuais. Eles podem estar ancorados no passado, nas circunstâncias atuais ou até mesmo no futuro. Escreva os gatilhos do seu estágio de sinal amarelo aqui. (Releia as suas anotações do Capítulo 1, sobre sua história com o estresse.)

O que me leva em direção ao sinal amarelo?

____

____

____

Momento de instabilidade

Este é o estágio em que tudo está prestes a explodir. O corpo está se preparando para entrar em crise. Se você conseguir se concentrar neste momento, ainda terá a oportunidade de bloquear o ciclo do pânico antes que comece. O primeiro passo é tomar consciência de como esse estágio se manifesta em você.

Autorreflexão

Indícios físicos, mentais e emocionais de que estou no Momento de instabilidade:

____

____

____

O sinal vermelho

Aqui, já estamos em crise, com sintomas físicos, mentais e emocionais de estimulação autonômica. Talvez você já tenha ouvido isso ser descrito como "luta, fuga, congelamento, bajulação, desmaio e/ou dissociação" (que chamaremos, ao longo deste livro, de 6R: as seis respostas autonômicas. Falaremos mais sobre no Capítulo 4).

O estágio do sinal vermelho é caracterizado pelo pânico, pela raiva, dissociação, dor extrema e por quaisquer outras sensações que você possa atribuir ao sentimento de perda de controle. Para Aria, o ataque de pânico fez com que o corpo dela entrasse literalmente em modo de fuga.

Inúmeras pessoas já me disseram que tentaram respirar fundo, meditar, tomar chás ou usar outras ótimas ferramentas integrativas neste estágio, mas sem sucesso. Talvez não tenha sido a estratégia certa para aquela pessoa. Ou talvez não tenha sido a opção mais adequada para usar no sinal vermelho.

Deixe-me exemplificar: você bebe água, certo? (Realmente espero que beba!) De maneira geral, consideremos que você costume tomar um gole de água a cada hora, e isso seja o suficiente. Porém, digamos também que você esteja correndo durante a tarde do dia mais quente do verão nas ruas de Phoenix, no Arizona. A temperatura está acima dos 38 ºC, e o asfalto parece lava. O calor o está sufocando, você está molhado de suor e percebe que, se não beber água imediatamente, vai desmaiar. Nesse cenário, o típico gole que você toma de hora em hora será suficiente? Definitivamente não. Seria como tentar apagar um incêndio florestal espirrando água com uma garrafinha.

Autorreflexão

O que me leva para o sinal vermelho:

____

____

____

Indícios de que estou no sinal vermelho:

____

____

____

Quando estamos no sinal vermelho, o corpo está em crise. O sistema nervoso está a todo vapor, e precisamos administrar a crise. As melhores estratégias de gerenciamento nos ajudam a abrir espaço para a ansiedade e a recuperar a sensação de controle sobre o pânico.

Investigaremos os tratamentos e as soluções no Capítulo 11. Enquanto isso, escreva quais estratégias você costuma usar e, após ler a seção, acrescente novas ferramentas a essas.

Estratégias para gerenciamento de crises

ESTRATÉGIA DO SEMÁFORO – ML, NL

- ***Sempre* há um motivo para o pânico.**
- **Os ataques de pânico raramente surgem "do nada".**
- **Existem *inúmeras* estratégias que você pode usar para se blindar contra o pânico.**
- **Você terá resultados melhores se fizer intervenções que correspondam à intensidade dos seus sintomas.**

3

OS NOVE TIPOS DE ANSIEDADE

"Um Alvo Em Movimento."

Foi assim que Esme descreveu o pânico que sentia. Por ser da segunda geração de imigrantes e a primeira da família a obter um diploma de nível superior, ela se sentia pressionada.

— Quando comecei a senti-la, era como se a ansiedade estivesse concentrada no meu peito. Na faculdade, os episódios eram inconstantes, só aconteciam às vezes. Mas, depois de me formar e sair da casa dos meus pais, o estresse piorou e meu pânico chegou a um nível alarmante. Parecia um relâmpago atingindo meu coração. Eu ficava tonta e sem ar.

Ela começou a tomar um medicamento do tipo betabloqueador, que normalmente é receitado para o tratamento da ansiedade.

— Mas a medicação não me deixou menos ansiosa. Só fez meus sintomas mudarem. Em vez de sentir tudo aqui — disse Esme, apontando para o coração —, o pânico migrou para o meu estômago. Tudo me deixa enjoada, então acabo vomitando o tempo todo. Meu médico adicionou aos remédios que eu já tomava um antidepressivo e um antiácido. Eles com certeza ajudam, mas algum deles estão me dando dores de cabeça terríveis, principalmente durante o ciclo menstrual.

Apesar de inúmeras prescrições medicamentosas, o que começara como um leve estresse com ocasionais palpitações cardíacas havia se transformado em pânico absoluto, que era tão intenso que, em certo ponto, Esme se viu considerando rotas de fuga.

— Não é que eu não queira estar aqui — admitiu. — Só acho que não conseguirei viver assim por muito mais tempo.

Você Percebeu, Neste Relato, Que os sintomas de Esme viviam mudando? Primeiro, ela sentia o coração acelerar de leve, depois vieram as dores no peito que pareciam uma descarga elétrica, a irritabilidade gastrointestinal, a enxaqueca e, por fim, a depressão. Uma característica central da história de Esme com o pânico é justamente o fato de que seus sintomas mudavam o tempo todo, como "um alvo em movimento".

No entanto, mesmo depois que o médico tentou adequar o tratamento aos sintomas — prescrevendo um betabloqueador quando a ansiedade causava palpitações cardíacas, um antiácido para quando passou a causar enjoos e, finalmente, um antidepressivo —, Esme ainda assim não melhorou.

ISSO ACONTECEU POR UMA SÉRIE DE MOTIVOS:

- O médico considerou que cada sintoma era *um problema* em vez de pensar neles como tentativas do corpo de oferecer *soluções para o problema*
- O *porquê* do pânico não foi investigado
- O tratamento não foi pensado para incentivar a construção de uma mente e um corpo mais saudáveis

Existe uma opção melhor? Sim. E a solução é dividida em três partes igualmente importantes:

- Identificar *por que* Esme manifesta sintomas de pânico
- Investigar *quais* adaptações a mente e o corpo dela estão fazendo para lidar com a situação
- Aprender *como* restaurar o vigor e a resiliência que irão capacitar e preparar a mente e o corpo para a cura

NÃO DÁ PARA GENERALIZAR

Não faz sentido ter uma abordagem-padrão para o pânico e a ansiedade. Porém, no nosso sistema de saúde, a tendência é que a maior parte das pessoas que sofrem com transtornos ansiosos sejam colocadas na mesma categoria diagnóstica minúscula e, consequentemente, recebam tratamentos similares.

Eu também fui treinada assim. Todos fomos. Ao longo da graduação, tanto em psicologia clínica quanto em medicina, eu e meus colegas de turma aprendemos que os sintomas relativos à saúde mental e neurológica eram problemas que deveriam ser organizados em categorias diagnósticas e tratados com base nessa categorização. (Esses tratamentos geralmente envolvem combinar algum tipo de terapia com uma prescrição medicamentosa.)

Esse sistema funciona como uma linha de produção: o paciente chega, recebe um diagnóstico e é encaminhado para o tratamento. Próximo! Repita o processo. Seja bem-vindo à medicina moderna!

Em contrapartida, quando avaliamos os sintomas de pânico com mais cuidado, conseguimos compreender as nuances e o significado de cada um deles. Até o momento, você conheceu Charlotte, cujo pânico se manifesta através da tremedeira nas mãos, insônia e perda de peso repentina; Aria, que fica apavorada durante as crises e passa por diferentes níveis de dissociação; e Esme, que tem dificuldade de entender as alterações constantes dos próprios sintomas.

Deixe-me lhe apresentar, então, os *nove tipos diferentes* de pânico e ansiedade.

AS MÚLTIPLAS VOZES DO PÂNICO

Peço que acione o seu modo investigativo. Imagine que esteja conduzindo um estudo no qual você visita os centros urbanos mais movimentados da sua cidade e pergunta para cada pessoa: "Como você se sente durante um ataque de pânico?" De acordo com pesquisas já realizadas, você escutará as seguintes respostas:

- Batimentos cardíacos acelerados, fortes ou irregulares
- Dores no peito
- Frequência cardíaca alta ou dificuldade para respirar
- Ondas de calor ou de calafrios
- Tontura ou a sensação de estar desconectado
- Dormência ou formigamento
- Vontade repentina de ir ao banheiro
- Embrulho no estômago, estufamento abdominal, sensação de frio na barriga ou enjoo
- Pensamentos acelerados, intrusivos, perturbadores ou ansiosos
- Pavor
- Irritabilidade ou raiva
- Desesperança, desespero e autocrítica
- *Flashbacks*, pesadelos ou lembranças incômodas

Por mais que cada experiência seja única, os sintomas mais comuns podem ser divididos em nove categorias gerais.

Para compreender melhor, imagine o seguinte: cada pessoa é uma montanha e as características individuais delas formaram diferentes barrancos que vão do pico até a base. Depois, imagine que alguém vá até o topo de uma dessas montanhas e despeje a água de um jarro. Impelida pela gravidade, a água percorre o(s) caminho(s) menos obstruído(s). Cada conjunto de barrancos representa os tipos diferentes de ansiedade, além de como se estabeleceram e como curá-los.

Se você tem medo de altura, talvez precise de segurança ou controle. O barranco que representa essa necessidade não satisfeita pode ser o seu peito, o que gera sintomas de ansiedade concentrados nessa parte do corpo, como a aceleração cardíaca ou a falta de ar.

Ao entender de que maneira o pânico se manifesta, você consegue se concentrar em tratamentos que podem suprir a necessidade comunicada por aquele sintoma e identificar as ferramentas mais eficazes para a parte do seu corpo que expressa a ansiedade e o pânico.

Questionário dos nove tipos de ansiedade

ANSIEDADE TORÁCICA

Circule o número que melhor descreve sua experiência durante uma crise de pânico ou ansiedade.

Sinto a tensão e a ansiedade concentradas no peito.

0	1	2	3	4
Não	Raramente	Com frequência	Com muita frequência	Sim, todas as vezes

Sinto dispneia ou "falta de ar".

0	1	2	3	4
Não	Raramente	Com frequência	Com muita frequência	Sim, todas as vezes

Sinto um aperto, como se meu peito estivesse sendo pressionado por um torniquete ou um grande peso.

0	1	2	3	4
Não	Raramente	Com frequência	Com muita frequência	Sim, todas as vezes

Meus batimentos cardíacos ficam fortes, acelerados ou irregulares.

0	1	2	3	4
Não	Raramente	Com frequência	Com muita frequência	Sim, todas as vezes

Sinto como se estivesse com um nó na garganta ou vontade de tossir.

0	1	2	3	4
Não	Raramente	Com frequência	Com muita frequência	Sim, todas as vezes

Total (de 20) _______________

RESULTADO

POUCA OU NENHUMA ANSIEDADE TORÁCICA (0-6)

Quando o pânico se instala, algum sintoma pode surgir no peito ou na garganta, mas essa não é uma questão central para você.

ANSIEDADE TORÁCICA MÉDIA (7-13)

Os seus sintomas costumam aparecer na parte superior do seu tórax, próximo ao peito e ao coração. Talvez você note mudanças em seus batimentos cardíacos e ache mais difícil respirar satisfatoriamente. Tente perceber como seus sintomas mudam ao longo do tempo: a Ansiedade torácica é um primeiro indicador do pânico, ou surge à medida que os sintomas se intensificam? Registrar o processo lhe ajudará a identificar as melhores soluções desde o início.

ANSIEDADE TORÁCICA ALTA (14-20)

Esta é uma das principais formas que seu corpo usa para se comunicar. Preste muita atenção em *como* você sente esse tipo de ansiedade. Por exemplo: você tem palpitações, ou sente falta de ar? No Capítulo 11, você aprenderá a identificar as nuances das mensagens enviadas pela Ansiedade Torácica para, então, transformá-las em soluções eficazes.

ANSIEDADE NERVOSA

Circule o número que melhor descreve sua experiência durante uma crise de pânico ou ansiedade.

Sinto tensão muscular como consequência do estresse.

0	1	2	3	4
Não	Raramente	Com frequência	Com muita frequência	Sim, todas as vezes

Tenho dor de cabeça tensional ou enxaqueca.

0	1	2	3	4
Não	Raramente	Com frequência	Com muita frequência	Sim, todas as vezes

Percebo alterações na minha sensibilidade auditiva, olfativa e/ ou à luz durante os ataques de pânico e as crises de estresse.

0	1	2	3	4
Não	Raramente	Com frequência	Com muita frequência	Sim, todas as vezes

Sinto tontura, dissociação ou descoordenação durante os ataques de pânico ou as crises de estresse.

0	1	2	3	4
Não	Raramente	Com frequência	Com muita frequência	Sim, todas as vezes

Sinto dores nos nervos (formigamento, pontadas, queimações, fisgadas ou dormência).

0	1	2	3	4
Não	Raramente	Com frequência	Com muita frequência	Sim, todas as vezes

Total (de 20) ______________

RESULTADO

POUCA OU NENHUMA ANSIEDADE NERVOSA (0-6)

Quando o pânico se instala, alguns sintomas podem se manifestar em diferentes partes do sistema nervoso, como os músculos, os nervos ou a cabeça, mas essa não é uma questão central para você.

ANSIEDADE NERVOSA MÉDIA (7-13)

Quando você sente pânico ou ansiedade, os sintomas podem aparecer nos músculos, nos nervos ou na cabeça. Você pode sentir dormência, formigamento ou uma sensação de desconexão com o ambiente ao seu redor (desrealização) ou o próprio corpo (dissociação). Preste atenção às diferentes formas que o seu sistema nervoso usa para comunicar que está estressado; assim você conseguirá identificar mais rápido e facilmente os primeiros sinais de que seu corpo está prestes a sair da tranquilidade para a agitação.

ANSIEDADE NERVOSA ALTA (14-20)

Esta é uma das principais formas que seu corpo usa para se comunicar. Preste muita atenção em *como* você sente esse tipo de ansiedade. Por exemplo: você sente uma comichão nos nervos, ou a sensação é mais parecida com uma queimação? No Capítulo 11, você aprenderá a identificar as nuances das mensagens enviadas pela Ansiedade Nervosa para, então, transformá-las em soluções eficazes.

ANSIEDADE IMUNOLÓGICA

Circule o número que melhor descreve sua experiência durante uma crise de pânico ou ansiedade.

Meus sintomas mudam e afetam diferentes partes do Meu corpo (reações cutâneas, dores, tonturas).

0	1	2	3	4
Não	Raramente	Com frequência	Com muita frequência	Sim, todas as vezes

Meus sintomas vêm acompanhados de comorbidades, como alergias, sensibilidades e doenças crônicas.

0	1	2	3	4
Não	Raramente	Com frequência	Com muita frequência	Sim, todas as vezes

Meus sintomas começam, ou tendem a piorar, em períodos de muito estresse ou de mudanças.

0	1	2	3	4
Não	Raramente	Com frequência	Com muita frequência	Sim, todas as vezes

Sofro com infecções, como as estreptocócicas, a mononucleose ou a doença de Lyme.

0	1	2	3	4
Não	Raramente	Com frequência	Com muita frequência	Sim, todas as vezes

Me sinto menos ansioso quando tomo anti-inflamatórios ou anti-histamínicos.

0	1	2	3	4
Não	Raramente	Com frequência	Com muita frequência	Sim, todas as vezes

Total (de 20) ________________

RESULTADO

POUCA OU NENHUMA ANSIEDADE IMUNOLÓGICA (0-6)

Seus fatores de risco, indicadores inflamatórios ou desequilíbrios no sistema imunológico são poucos, indicando que o risco de você sofrer com a Ansiedade Imunológica é baixo.

ANSIEDADE IMUNOLÓGICA MÉDIA (7-13)

Talvez você perceba o pânico e a ansiedade como partes de um quadro mais amplo de sintomas que vão da cabeça aos pés. A propensão a inflamações é comum. Quando seus níveis inflamatórios aumentam, o risco de ansiedade é maior, e quando diminuem, o risco é menor.

ANSIEDADE IMUNOLÓGICA ALTA (14-20)

Esta é uma das principais formas que seu corpo usa para se comunicar. Agora que identificamos uma possível origem, você pode buscar tratamentos que incluam o fortalecimento do sistema imunológico.

ANSIEDADE ENTÉRICA

Circule o número que melhor descreve sua experiência durante uma crise de pânico ou ansiedade.

Sofro com problemas digestórios (gases, estufamento, diarreia, constipação, enjoo e síndrome do intestino irritável – SII).

0	1	2	3	4
Não	Raramente	Com frequência	Com muita frequência	Sim, todas as vezes

Sinto frio na barriga ou enjoo.

0	1	2	3	4
Não	Raramente	Com frequência	Com muita frequência	Sim, todas as vezes

Meu apetite sofre alterações (como em excesso ou muito pouco, ou tenho desejos alimentares específicos).

0	1	2	3	4
Não	Raramente	Com frequência	Com muita frequência	Sim, todas as vezes

Preciso de remédios que me auxiliem na digestão, como antiácidos ou enzimas digestivas.

0	1	2	3	4
Não	Raramente	Com frequência	Com muita frequência	Sim, todas as vezes

Sinto cólicas ou dores estomacais ou abdominais.

0	1	2	3	4
Não	Raramente	Com frequência	Com muita frequência	Sim, todas as vezes

Total (de 20) ______________

RESULTADO

POUCA OU NENHUMA ANSIEDADE ENTÉRICA (0-6)

Quando o pânico se instala, você pode sentir algum desconforto no trato digestório por causa de gases, estufamento ou alterações nos hábitos intestinais, mas essa não é uma questão central para você.

ANSIEDADE ENTÉRICA MÉDIA (7-13)

Quando você sente pânico ou ansiedade, alguns sintomas se manifestam no trato digestório. Você pode sofrer com um frio na barriga, enjoo, vômito, diarreia, gases ou estufamento. Os sintomas começam no sistema entérico, ou surgem à medida que a ansiedade se intensifica? Registrar o processo lhe ajudará a identificar as melhores soluções antes que seus sintomas levem você ao pânico absoluto.

ANSIEDADE ENTÉRICA ALTA (14-20)

Esta é uma das principais formas que seu corpo usa para se comunicar. O intestino tem trilhões de micróbios que alteram o humor e estão constantemente se comunicando com o cérebro — e tentando lhe dizer algo. Quando for elaborar seu Protocolo Antipânico, coloque a cura intestinal no topo da lista. Você aprenderá mais sobre isso no Capítulo 5, que fala do eixo intestino-cérebro.

ANSIEDADE MENTAL

Circule o número que melhor descreve sua experiência durante uma crise de pânico ou ansiedade.

Tenho pensamentos intrusivos, obsessivos, perturbadores e indesejados.

0	1	2	3	4
Não	Raramente	Com frequência	Com muita frequência	Sim, todas as vezes

Tenho pensamentos que "grudam" e são difíceis de ignorar ou de fugir.

0	1	2	3	4
Não	Raramente	Com frequência	Com muita frequência	Sim, todas as vezes

Meu pânico e minha ansiedade são desencadeados (ou pioram muito) por pensamentos ruins.

0	1	2	3	4
Não	Raramente	Com frequência	Com muita frequência	Sim, todas as vezes

Meus pensamentos impedem que eu me expresse.

0	1	2	3	4
Não	Raramente	Com frequência	Com muita frequência	Sim, todas as vezes

Meus pensamentos interferem nas coisas que quero ou preciso fazer, como trabalhar e dormir.

0	1	2	3	4
Não	Raramente	Com frequência	Com muita frequência	Sim, todas as vezes

Total (de 20) _______________

RESULTADO

POUCA OU NENHUMA ANSIEDADE MENTAL (0-6)

Quando o pânico se instala, você pode ter mais dificuldade de concentração, alguma confusão mental ou precisar lidar com pensamentos inquietantes ou intrusivos em menor nível, mas essa não é uma questão central para você.

ANSIEDADE MENTAL MÉDIA (7-13)

O pânico e a ansiedade certamente afetam seus pensamentos, que podem se tornar mais inquietos, obsessivos, repetitivos, perturbadores, confusos ou distraídos. Talvez você tenha, ainda, dificuldade de encontrar as palavras certas ou fique com dificuldade para lembrar das coisas. Você pode sofrer com a confusão mental e ficar disperso e mais desatento. Essas são as principais características da Ansiedade Mental.

ANSIEDADE MENTAL ALTA (14-20)

Esta é uma das principais formas que seu corpo usa para se comunicar. Leia os subtipos de Ansiedade Mental e circule o que mais se destaca quando a sua ansiedade piora. Isso será importante para a criação do seu Protocolo Antipânico, no Capítulo 11.

ANSIEDADE COLÉRICA

Circule o número que melhor descreve sua experiência durante uma crise de pânico ou ansiedade.

Eu me irrito com coisas "pequenas".

0	1	2	3	4
Não	Raramente	Com frequência	Com muita frequência	Sim, todas as vezes

Eu me sinto sobrecarregado pelas circunstâncias da minha vida.

0	1	2	3	4
Não	Raramente	Com frequência	Com muita frequência	Sim, todas as vezes

Sofro de disfunção temporomandibular ou bruxismo.

0	1	2	3	4
Não	Raramente	Com frequência	Com muita frequência	Sim, todas as vezes

Sou considerado uma pessoa com pavio curto, porque me irrito com facilidade.

0	1	2	3	4
Não	Raramente	Com frequência	Com muita frequência	Sim, todas as vezes

Sinto a necessidade de descontar minha frustração, seja verbal ou fisicamente.

0	1	2	3	4
Não	Raramente	Com frequência	Com muita frequência	Sim, todas as vezes

Total (de 20) ______________

RESULTADO

POUCA OU NENHUMA ANSIEDADE COLÉRICA (0-6)

Quando o pânico se instala, você pode ficar mais suscetível à irritação ou à frustração, mas essa não é uma questão central para você.

ANSIEDADE COLÉRICA MÉDIA (7-13)

No que diz respeito ao mecanismo de luta, fuga e congelamento, a Ansiedade Colérica está relacionada à *luta*, e você experimenta níveis moderados dela (irritabilidade, frustração e sobrecarga). Mapear seus ciclos de raiva lhe ajudará a entender de que maneira seu sistema nervoso é ativado e responde a situações estressantes. Com esses dados, será mais fácil encontrar soluções para sintomas específicos, antes que eles fujam do seu controle.

ANSIEDADE COLÉRICA ALTA (14-20)

Esta é uma das principais formas que seu corpo usa para se comunicar. Seu sistema nervoso entra em um estado de estimulação autonômica e, para tentar lhe proteger, produz hormônios do estresse, como a adrenalina e o cortisol, mas isso afeta sua saúde emocional e física. Para entender melhor os sintomas associados a desequilíbrios no *dosha pitta* — que comumente causa a Ansiedade Colérica —, veja o Capítulo 11.

ANSIEDADE DEPRESSIVA

Circule o número que melhor descreve sua experiência durante uma crise de pânico ou ansiedade.

Eu me sinto triste ou deprimido a maior parte do tempo.

0	1	2	3	4
Não	Raramente	Com frequência	Com muita frequência	Sim, todas as vezes

Sofro de baixa autoestima.

0	1	2	3	4
Não	Raramente	Com frequência	Com muita frequência	Sim, todas as vezes

A ansiedade e o pânico me deixam deprimido e desencorajado.

0	1	2	3	4
Não	Raramente	Com frequência	Com muita frequência	Sim, todas as vezes

Eu me sinto triste e com vontade de chorar (independentemente de eu conseguir chorar ou não).

0	1	2	3	4
Não	Raramente	Com frequência	Com muita frequência	Sim, todas as vezes

Eu cobro muito de mim mesmo e sou extremamente autocrítico.

0	1	2	3	4
Não	Raramente	Com frequência	Com muita frequência	Sim, todas as vezes

Total (de 20) ______________

RESULTADO

POUCA OU NENHUMA ANSIEDADE DEPRESSIVA (0-6)

Quando o pânico se instala, seu humor pode sofrer alterações que o levam a sentir-se levemente deprimido, mas essa não é uma questão central para você.

ANSIEDADE DEPRESSIVA MÉDIA (7-13)

Em crises de pânico ou ansiedade, você pode ter sentimentos moderados de tristeza, desânimo, inadequação e/ou desesperança. Manter um registro diário do seu humor e investigar os seus padrões particulares de Ansiedade Depressiva lhe ajudarão a compreender as variações dos sintomas. Ao mapeá-lo, procure anotar tudo o que estiver sentindo e observando: gatilhos, pensamentos e padrões, bem como sintomas mentais e físicos que surgem em paralelo.

ANSIEDADE DEPRESSIVA ALTA (14-20)

Quando a ansiedade se intensifica, você tende a manifestar um misto de ansiedade e sintomas depressivos. Para algumas pessoas, esses sintomas são caracterizados por sentimentos de letargia e prostração, e, para outras, por sentimentos de urgência e desespero. A chave é identificar as particularidades de *como* a Ansiedade Depressiva se manifesta na sua vida. Isso será especialmente útil na hora de escolher os remédios naturais que podem funcionar para você, como exemplifico no Capítulo 11.

ANSIEDADE HORMONAL

Circule o número que melhor descreve sua experiência durante uma crise de pânico ou ansiedade.

Percebo que existe uma relação entre o meu humor e os meus níveis hormonais e suas variações.

0	1	2	3	4
Não	Raramente	Com frequência	Com muita frequência	Sim, todas as vezes

Tenho questões com a minha libido (desejo sexual e/ou performance).

0	1	2	3	4
Não	Raramente	Com frequência	Com muita frequência	Sim, todas as vezes

Meus níveis de glicose são instáveis. Fico com fome e de mau humor ou enjoado entre as refeições.

0	1	2	3	4
Não	Raramente	Com frequência	Com muita frequência	Sim, todas as vezes

Meus níveis de energia são instáveis e não correspondem ao que eu gostaria que fossem.

0	1	2	3	4
Não	Raramente	Com frequência	Com muita frequência	Sim, todas as vezes

Tenho dificuldade para manter meu peso ideal.

0	1	2	3	4
Não	Raramente	Com frequência	Com muita frequência	Sim, todas as vezes

Total (de 20) ______________

RESULTADO

POUCA OU NENHUMA ANSIEDADE HORMONAL (0-6)

Talvez você perceba alguns padrões sutis relacionados ao seu humor e algumas variações nos seus níveis hormonais, mas nada muito específico. Considere consultar um endocrinologista básico para descartar potenciais causas endócrinas do pânico. Falaremos sobre esses exames no Capítulo 7.

ANSIEDADE HORMONAL MÉDIA (7-13)

É provável que seus sintomas de pânico estejam relacionados ao seu sistema endócrino. (Você verá mais sobre esse assunto no Capítulo 7.) Além de fazer um exame endócrino básico, pode ser interessante investigar os sintomas mais a fundo através de testes funcionais específicos, sobre os quais você aprenderá mais ao longo deste livro.

ANSIEDADE HORMONAL ALTA (14-20)

É muito provável que seu pânico seja influenciado por um desequilíbrio no seu sistema endócrino. Se você já fez exames hormonais (tireoide, adrenais e hormônios sexuais), considere se aprofundar nas causas do desequilíbrio endócrino. Para saber mais, veja o Capítulo 8, que fala sobre os obstáculos para a cura.

ANSIEDADE TRAUMÁTICA

Circule o número que melhor descreve sua experiência durante uma crise de pânico ou ansiedade.

Temo pela minha vida ou pela de outra pessoa por causa de um acontecimento específico pelo qual passei ou testemunhei.

0	1	2	3	4
Não	Raramente	Com frequência	Com muita frequência	Sim, todas as vezes

Já sofri abusos físicos e/ou psicológicos ou fui negligenciado na infância e/ou na idade adulta.

0	1	2	3	4
Não	Raramente	Com frequência	Com muita frequência	Sim, todas as vezes

Quando acordado, tenho pensamentos ou devaneios sobre um acontecimento traumático.

0	1	2	3	4
Não	Raramente	Com frequência	Com muita frequência	Sim, todas as vezes

Tenho pesadelos recorrentes.

0	1	2	3	4
Não	Raramente	Com frequência	Com muita frequência	Sim, todas as vezes

Acho que o mundo é perigoso e que preciso me manter em um estado de hipervigilância.

0	1	2	3	4
Não	Raramente	Com frequência	Com muita frequência	Sim, todas as vezes

Total (de 20) _______________

RESULTADO

POUCA OU NENHUMA ANSIEDADE TRAUMÁTICA (0-6)

Apesar de ter vivido situações estressantes, é possível que você lide com as consequências de acontecimentos negativos com mais resiliência, então a Ansiedade Traumática provavelmente não é uma questão central para você. É importante perceber, no entanto, que os traumas se manifestam de várias formas diferentes que não foram plenamente abordadas neste questionário.

ANSIEDADE TRAUMÁTICA MÉDIA (7-13)

Você sente níveis moderados de Ansiedade Traumática. Seu corpo e cérebro precisaram se adaptar para lidar com acontecimentos negativos ou traumáticos, o que provavelmente induz alguns dos seus sintomas de pânico. Buscar autoconhecimento é algo que pode lhe ajudar a encontrar respostas e a curar-se mais profundamente. É importante perceber, no entanto, que às vezes a cura acontece em etapas. Portanto, seja paciente consigo, não se apresse para fazer os exercícios deste livro e, se necessário, procure ajuda.

ANSIEDADE TRAUMÁTICA ALTA (14-20)

Os acontecimentos negativos pelos quais você passou, além dos traumas que lhe causaram, provavelmente são centrais para sua ansiedade e seu pânico. Na tentativa de lhe proteger das consequências do trauma, seu corpo se adaptou para lidar com o estresse — e isso pode gerar sintomas que podem afetar todo o seu organismo. Porém, a boa notícia é que várias pesquisas já comprovaram repetidamente que é possível curar-se. No Capítulo 10, você aprenderá como apoiar-se em si mesmo e nos conhecimentos que tem do próprio trauma, como um terapeuta especializado. Além disso, no Apêndice B você encontrará alguns recursos extras que lhe auxiliarão a encontrar, de fato, um terapeuta especializado.

OS NOVE TIPOS DE ANSIEDADE

Agora que você sabe seu tipo predominante de ansiedade, vamos nos aprofundar um pouco mais neles. Durante a leitura, anote como os seus sintomas *começam* e *mudam* ao longo do tempo. Talvez seja interessante incluir algumas dessas anotações no seu Protocolo Antipânico, no Capítulo 11. Depois de um tempo, com um pouco de prática, você terá mais facilidade para distinguir rapidamente sinais sutis do seu pânico e, assim, usar as ferramentas adequadas para fazê-lo parar antes que você perca o controle.

COMO A ANSIEDADE PODE IMPACTAR SEU CORAÇÃO

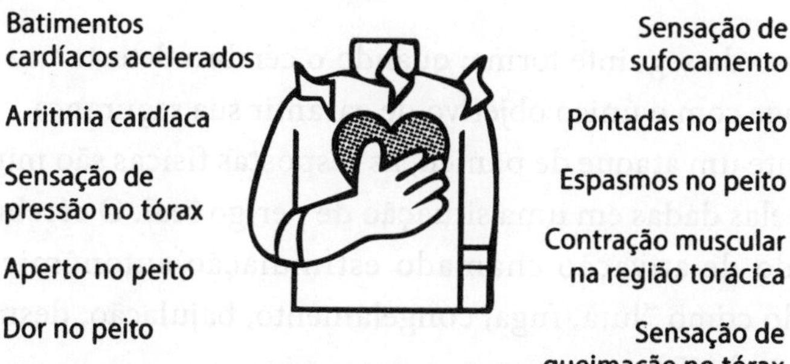

ANSIEDADE TORÁCICA. Você já sentiu palpitações cardíacas tão intensas que achou que o coração fosse sair do peito?

É como se você estivesse fugindo de um tigre, ou correndo uma maratona, ou tivesse acabado de tomar vinte litros de café. Mas, na realidade, você está em uma reunião, ou tentando pegar no sono à noite, ou jantando com amigos.

Os sintomas de estresse que geram aperto no peito, taquicardia, dificuldade para respirar, arritmia cardíaca e dores no peito estão associados à Ansiedade Torácica. Ela aparece — sim, você acertou — no tórax.

Apesar de ser um dos lugares mais comuns de expressão do pânico, os sintomas que surgem no coração e nos pulmões são especialmente alarmantes. É, inclusive, o que leva muitas pessoas ansiosas a pararem na emergência hospitalar, temendo estar sofrendo um ataque cardíaco.

DUAS INFORMAÇÕES ESSENCIAIS:

1. Se você já fez um *check-up* e os médicos atestaram que seu coração e seus pulmões estão em boas condições de saúde, você faz parte do seleto grupo de pacientes que procuram a emergência sem de fato ter algum problema cardíaco ou respiratório. Em vez disso, é provável que você esteja sofrendo com episódios de pânico e ansiedade.

2. Nesse caso, seu coração e seus pulmões estão fazendo o que foram projetados para fazer.

Pense nisso da seguinte forma: quando o cérebro detecta um perigo, o corpo reage com o único objetivo de garantir sua segurança.

Durante um ataque de pânico, as respostas físicas são muito similares àquelas dadas em uma situação de perigo real. O cérebro aciona um estado de ativação chamado estimulação autonômica, muito conhecido como "luta, fuga, congelamento, bajulação, desmaio e/ou dissociação" (6R).

Quando o corpo entra nesse estado, a respiração acelera para que os pulmões captem mais oxigênio, e o coração bate mais rápido para enviar esse oxigênio para os músculos que serão úteis em uma possível fuga, como os das pernas e dos pés. Quanto mais eficiente for a resposta do coração e dos pulmões, mais chances você terá de escapar do ataque do tigre.

Por mais que seja ótimo saber que esses órgãos estão muito bem-preparados para fugir de um animal selvagem, essas respostas podem ser muito assustadoras quando ativadas aparentemente sem motivo. Mas fique ciente: sintomas como taquicardia e arritmias cardíacas em meio ao pânico e à ansiedade significam que o coração está agindo exatamente como deveria.

Ao longo deste livro, você aprenderá maneiras de decifrar o *porquê* de estar sentindo determinados sintomas e *como* se curar. Investigaremos tanto as possíveis causas para a Ansiedade Torácica, por meio de testes funcionais, como as soluções específicas para ela no Capítulo 11.

COMO A ANSIEDADE PODE AFETAR O SEU SISTEMA NERVOSO

Calafrios
Dormência
Calor
Queimação
Formigamento
Ardência
Dor similar ao choque

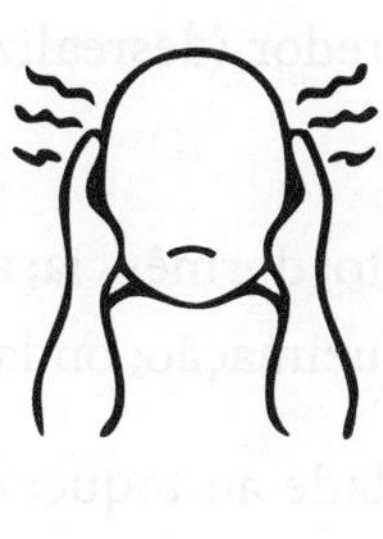

Dores de cabeça
Zumbido em um ou ambos os ouvidos (acufeno)
Alteração visual
Tensão muscular
Espasmos musculares
Cãibra
Fraqueza

ANSIEDADE NERVOSA. Sabe aquela sensação quando você se senta sobre os próprios pés e eles "adormecem"? Depois de um tempo em uma posição estranha, você se levanta e dá um passo e, então, é inundando por um formigamento cuja intensidade pode variar de leve à extrema.

É fácil identificar a causa dessa sensação: *Acabei prendendo minha circulação sanguínea quando fiquei sentado sobre os meus pés, então, agora que me levantei, eles parecem estar sendo picados por milhares de formigas-de-fogo.* Resposta certa.

Mas o que acontece quando você está realizando tarefas comuns — fazendo uma prova ou dando uma palestra — e seu sistema nervoso começa a se descontrolar? Situações que o colocam sob estresse podem desencadear várias sensações, como formigamento, dormência e entorpecimento nas mãos, nos pés, ou até no rosto. Mesmo que não se trate de uma crise de ansiedade, esses sintomas podem ser bastante assustadores.

A Ansiedade Nervosa se manifesta por meio do sistema nervoso, que é composto pelo cérebro, pelos nervos e pelos músculos, portanto, seus sintomas podem ser divididos em três categorias principais:

1. Cérebro: dor de cabeça; enxaqueca; tontura; vertigem; confusão mental; desorientação; convulsão; sentimento de desconexão com o ambiente ao redor (desrealização) e/ou com o próprio corpo (dissociação).
2. Nervos: formigamento; dormência; ardência; choque; vibração; pontadas; fisgadas; queimação; ondas de frio ou de calor.
3. Músculos: sensibilidade ao toque; espasmos; cãibra; choque; fraqueza e/ou dor.
4. Mente: Despersonalização — sentimento de dissociação ou desrealização —, sentir-se desconectado do mundo ao seu redor.

Na Parte II, investigaremos com mais calma os motivos para as diferentes sensações causadas pelo pânico. Por enquanto, o mais importante é que você se lembre disto: quando o corpo está sob estresse, o sistema nervoso entra em estado de estimulação autonômica, que — na tentativa de nos preparar para um cenário potencialmente perigoso — gera uma enxurrada de alterações físicas.

Exploraremos algumas soluções específicas para a Ansiedade Nervosa no Capítulo 11.

SINAIS DE QUE A ANSIEDADE PODE ESTAR RELACIONADA A UM DESEQUILÍBRIO NO SISTEMA IMUNOLÓGICO

Estado enfermo frequente

Autoimunidade

Sinais de inflamação

Você não está bem desde...

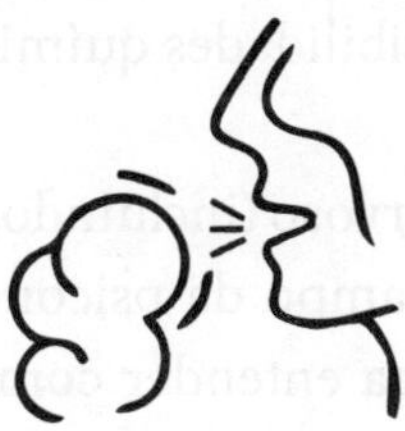

Inchaço/edema

Alergia

Dor no corpo/dor persistente

Sinais de inflamação em exames

Problema para regular a temperatura corporal

ANSIEDADE IMUNOLÓGICA. Os sintomas da sua ansiedade parecem um quebra-cabeça impossível de resolver? Uma hora você está exausto e com dor, outra, está agitado e sobrecarregado. Os próprios médicos parecem confusos, o que lhe deixa impotente e perdido. Essa é a realidade de muitos que sofrem com esse tipo de ansiedade.

Ligada de maneira intrínseca ao desequilíbrio do sistema imunológico, ela geralmente se manifesta após uma doença ou mudança de vida e os sintomas atingem todo o corpo. Infelizmente, a ansiedade imunológica é mais difícil de ser identificada, uma vez que exige uma investigação com base em diferentes exames.

Os sintomas variam muito, mas aqui estão alguns dos mais comuns:

- **CUTÂNEOS.** Vermelhidão e sensibilidade (como eczemas, psoríase e urticária).
- **DE DOR.** Dores de cabeça e similares à fibromialgia.
- **DE TONTURA.** Principalmente ao se levantar.
- **COGNITIVOS.** Dificuldade de concentração (como na Ansiedade Mental).
- **DE SENSIBILIDADE.** Alimentares, medicamentosas ou ambientais (como as sensibilidades químicas).

Os sistemas imunológico e nervoso (incluindo, portanto, o cérebro) estão profundamente ligados. O campo da psiconeuroimunologia investiga essa complexa relação e busca entender como o humor, a emoção e o sistema imune influenciam uns aos outros.

Apesar de ainda estar em desenvolvimento, a pesquisa sugere três caminhos:

- **O ESTRESSE E O TRAUMA.** Altos níveis de estresse, seja ele agudo ou crônico, enfraquecem o sistema imune e contribuem para a ansiedade.
- **O EIXO INTESTINO-CÉREBRO.** As pesquisas sobre os mastócitos (células do sistema imune muito abundantes no trato gastrointestinal) sugerem que eles atuam na regulação da barreira hematoencefálica, influenciando, portanto, a entrada de certas substâncias no cérebro e afetando o humor.

- **A HISTAMINA.** Além de ser um neurotransmissor, a histamina tem um papel importante no sistema imunológico; assim, altos níveis dessa substância podem gerar sintomas relacionados à ansiedade.

Há fatores de risco para o desenvolvimento da ansiedade imunológica, entre eles:

- **ESTRESSE EMOCIONAL.** Tanto o estresse agudo como o crônico influenciam a ansiedade.
- **HISTÓRICO DE INFECÇÕES VIRAIS.** Mononucleose, infecções estreptocócicas, doença de Lyme, entre outras, podem estar relacionadas.
- **FATORES GENÉTICOS.** Mutações relacionadas às funções imunológicas podem estar envolvidos.
- **DESEQUILÍBRIOS DO SISTEMA IMUNE.** Alergias, doenças autoimunes, entre outras, podem ser indicadores.

ESTILO DE VIDA. Hábitos pró-inflamatórios, como dieta pobre em nutrientes, sono desregulado e exposição a toxinas, podem contribuir.

COMO A ANSIEDADE PODE AFETAR O SEU SISTEMA DIGESTÓRIO

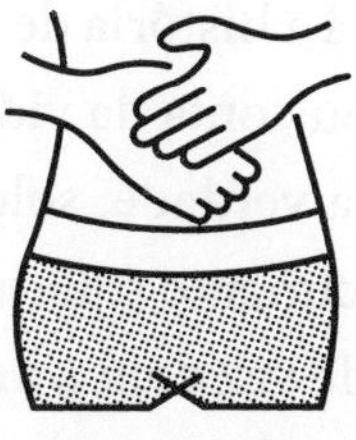
Estufamento
Gases
Cólicas
Azia
Diarreia
Constipação
Indigestão
Alterações no apetite
Enjoo
Sintomas de SII

ANSIEDADE ENTÉRICA. Dizer que algo é *de revirar o estômago* não é uma simples metáfora. O pânico e a ansiedade realmente podem provocar uma sensação de frio na barriga, além de gases, estufamento abdominal, enjoo, vômito, indigestão e/ou dor. Se você se identifica com mais de um desses sintomas, é possível que sofra desse tipo de ansiedade.

A Ansiedade Entérica se manifesta no trato digestório superior (causando refluxo/azia, eructação, sensação de estômago cheio ou constrição na garganta e no esôfago, náusea, úlcera estomacal e alterações no apetite) e no inferior (causando gases, estufamento, cólica, diarreia, constipação, frio na barriga, desconforto abdominal e até transtornos digestivos, como a síndrome do intestino irritável).

Existem dois motivos principais para que a ansiedade se manifeste também no trato gastrointestinal:

1. O intestino e o cérebro estão intimamente conectados pelo sistema nervoso entérico, que também é conhecido como "segundo cérebro", pois é composto de plexos nervosos que se comunicam com o cérebro.

2. É amplamente comprovado que a flora intestinal atua na regulação das emoções, da concentração cognitiva e do humor, pois as bactérias presentes nessa parte do corpo produzem neurotransmissores como a dopamina, a adrenalina e o ácido gama-aminobutírico (GABA), além de auxiliarem a produção de cerca de 95% dos níveis de serotonina.

No Capítulo 5, você conhecerá a história de Matthew, cuja Ansiedade Entérica era tão severa que tomou conta da vida dele por anos. Veremos como os sintomas dele eram, na verdade, soluções desenvolvidas pelo corpo para lidar com um acontecimento traumático e como tratamentos holísticos o ajudaram a acabar de vez com a ansiedade.

COMO A ANSIEDADE PODE AFETAR SUA COGNIÇÃO

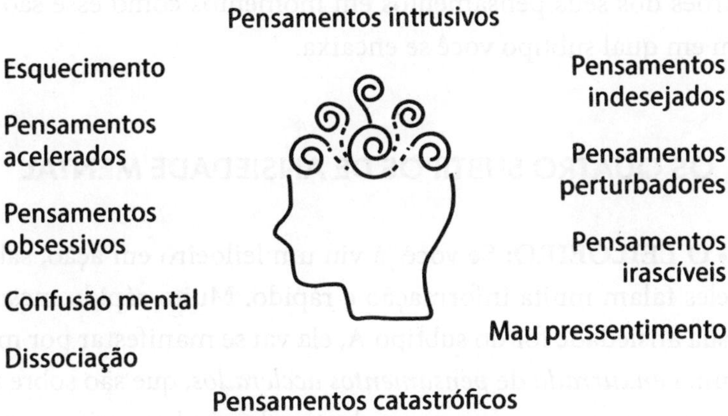

ANSIEDADE MENTAL. Já sentiu como se o seu cérebro estivesse lhe atormentando insistentemente com pensamentos intrusivos, persistentes e obsessivos? Essa é uma das formas mais frustrantes da ansiedade, que mina toda a nossa confiança, nos distrai do que realmente importa e rouba a nossa alegria.

É um tipo particularmente complicado, porque independentemente de onde vamos ou do que fazemos, o cérebro e, portanto, os pensamentos sempre nos acompanham. É preciso prestar atenção em *como* esses pensamentos surgem e ao *conteúdo* deles para descobrir o que precisa ser curado. Comecemos com o *como*.

Existem quatro subtipos de Ansiedade Mental, os quais são diferenciados pela *quantidade de pensamentos* processada pelo cérebro (produtividade mental) e pela *velocidade* deles (aceleração ou desaceleração).

Saber com qual *subtipo* de você está lidando ajudará você a definir as melhores ferramentas para tratá-lo.

Primeiro, vamos analisar cada um deles, considerando o seguinte cenário como exemplo: imagine que você esteja sentado em uma sala de aula ou de reuniões, quando, de repente, o palestrante pede sua opinião. Suas reações fisiológicas ao estresse, como a taquicardia e a respiração acelerada são ativadas, o que faz a Ansiedade Mental entrar em ação. Os padrões dos seus pensamentos em momentos como esse são o que definem em qual subtipo você se encaixa.

OS QUATRO SUBTIPOS DE ANSIEDADE MENTAL

- **O LEILOEIRO:** Se você já viu um leiloeiro em ação, sabe que eles falam muita informação e rápido. Muito rápido mesmo. Se sua ansiedade for do subtipo A, ela vai se manifestar por meio de uma *enxurrada* de *pensamentos acelerados*, que são sobre tudo e mais um pouco — como se dentro do cérebro estivesse um leiloeiro que ingeriu muita cafeína.

- **O RUMINADOR:** Os pensamentos ruminativos são caracterizados pela repetição e obsessão. A pessoa não consegue seguir em frente nem chegar à conclusão alguma — geralmente quando está tentando resolver um conflito ou tomar uma decisão importante. Se sua ansiedade for do subtipo B, você perceberá um aumento na *quantidade de pensamentos*, mas o tempo levado para processar as informações e chegar a conclusões terá sido *mais lento* e *maior.*

- **O DISCO ARRANHADO:** Sabe aquela sensação de estar com uma palavra, frase ou melodia curta presa na cabeça? É como ouvir um disco arranhado. Se sua ansiedade for do subtipo C, você perceberá seus pensamentos sendo gerados em círculos e dificultando a realização de qualquer tarefa. Ou seja, eles aparecem em *menor quantidade*, mas são *rápidos* e *repetitivos.*

- **O NEVOEIRO:** Se sua ansiedade for do subtipo D, seus pensamentos serão *poucos* e *vagarosos.* A sensação é de que a mente está enevoada, confusa, lenta ou até mesmo em branco, o que faz com que você se esqueça de palavras, expressões, ou do que estava prestes a dizer. Isso pode vir acompanhado de dissociação e crises emocionais internas, como o desligamento (dissociação também pode ser um sintoma da Ansiedade Nervosa. Vamos aprender a diferença entre elas na Parte II).

Agora é a sua vez. Com base nas descrições de cada subtipo de Ansiedade Mental, com qual você se identifica mais? Circule-o na tabela a seguir e marque esta página. Nós retomaremos esse assunto no Capítulo 11, quando discutirmos as possíveis soluções para cada subtipo.

SUBTIPOS DE ANSIEDADE MENTAL

	QUANTIDADE: PRODUÇÃO EXACERBADA DE PENSAMENTOS	QUANTIDADE: PRODUÇÃO ESCASSA DE PENSAMENTOS
VELOCIDADE: PENSAMENTOS MAIS ACELERADOS	**O LEILOEIRO** Muitos pensamentos processados muito rapidamente.	**O DISCO ARRANHADO** Pouca variedade de pensamentos. São cíclicos, repetitivos e velozes.
VELOCIDADE: PENSAMENTOS MAIS LENTOS	**O RUMINADOR** Muitos pensamentos processados, mas há demora para se chegar a qualquer conclusão ou solução.	**O NEVOEIRO** Pouquíssimos pensamentos processados. Alguns podem ser até deletados.

COMO A ANSIEDADE PODE CAUSAR IRRITAÇÃO

Crítica a si e aos outros

Incômodo ao ser interrompido

Pensamentos torturantes

Maior dificuldade para perdoar

Menor tolerância à frustração

Irritabilidade

Hiperestimulação sensorial

Constantemente na defensiva

Sensação de energia contida

Cerramento dos punhos e da mandíbula

ANSIEDADE COLÉRICA. Ao se sentir sobrecarregado, você tende a ficar irritado ou aborrecido? Quando está com um prazo apertado e alguém lhe interrompe, você sente vontade de partir para a agressão? Se seu estresse, sua sobrecarga, sua ansiedade e sua raiva parecem se fundir, é provável que você esteja lidando com a Ansiedade Colérica.

Para analisarmos esse tipo de ansiedade, consideremos a "cólera" uma expressão intensificada dos sentimentos de mágoa, frustração, decepção ou mesmo ameaça. A raiva é uma resposta natural do corpo e da mente que nos ajuda a superar experiências negativas e nutrir aquelas que têm o potencial de proporcionar uma sensação maior de controle e segurança.

A raiva e a ansiedade muitas vezes caminham lado a lado. Um dos motivos para isso é o fato de que o neurotransmissor liberado quando estamos ansiosos é muito parecido com o que é liberado em momentos de fúria.

Os principais neurotransmissores que engatilham a raiva são a adrenalina e a noradrenalina (também conhecidas, respectivamente, como epinefrina e norepinefrina).

Lembre-se de que a raiva é uma das respostas-padrão ao estresse: luta, fuga, congelamento, bajulação, desmaio e/ou dissociação. Aqui estão alguns dos possíveis motivos pelos quais seu sistema nervoso recorre especificamente a essa emoção:

- De algum jeito, você foi exposto à raiva e/ou violência em fase de desenvolvimento.
- Você precisou lutar pela própria sobrevivência na infância e adolescência, ou esteve em conflitos, combates ou guerras na idade adulta.
- Você sentia (e ainda sente) que era ouvido apenas durante explosões de raiva.
- O sistema nervoso simpático é responsável pela luta, e o parassimpático, pelo congelamento. Com a ativação crônica, sua resposta-padrão ao estresse pode ter passado a gerar menos congelamento e mais luta.
- Outras emoções que não fossem a raiva, como tristeza e medo, não eram respeitadas na casa em que você cresceu.
- Alterações cerebrais, como na amígdala (a parte emocional do cérebro) e no córtex pré-frontal (a parte responsável pela lógica e pela habilidade de se conter). Uma curiosidade: o córtex pré-frontal só se desenvolve completamente por volta dos 25 anos.

ANSIEDADE DEPRESSIVA. Sabe aquela sensação de pânico total que vem acompanhada com desesperança e desespero? Talvez você esteja combatendo a ansiedade com todas as ferramentas possíveis, mas quanto mais ela perdura, mais derrotado você se sente. Ou talvez a depressão esteja tão profunda que a sensação de perda de controle provoca o pânico.

COMO A ANSIEDADE PODE DEIXAR VOCÊ DEPRESSIVO

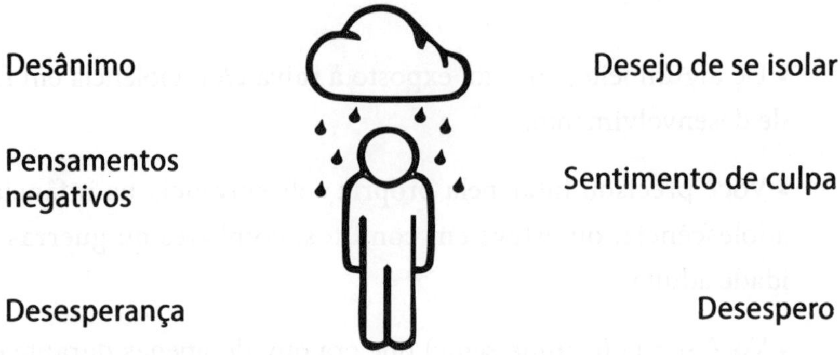
Desânimo
Desejo de se isolar
Pensamentos negativos
Sentimento de culpa
Desesperança
Desespero

A depressão e a ansiedade têm uma relação complicada. Uma alimenta a outra, criando um ciclo vicioso no qual a depressão provoca ansiedade e vice-versa. A depressão que se mistura a sentimentos de pânico e ansiedade é chamada de ansiedade depressiva, e o mecanismo pelo qual uma alimenta a outra é chamado de Ciclo da ansiedade depressiva.

Esse tipo de ansiedade é muito comum: 85% das pessoas depressivas também experimentam níveis significativos de ansiedade, e 90% dos ansiosos têm depressão.

O *checklist* a seguir apresenta os sintomas de ambas. Analise-a e pergunte a si mesmo como sua depressão e ansiedade influenciam uma à outra. Por exemplo: como os seus sintomas começam? O que faz você melhorar ou piorar nessas situações? Você percebe que a tendência é um sintoma levar a outro? Se sim, como? Esses detalhes serão importantes no Capítulo 11.

CHECKLIST DA ANSIEDADE DEPRESSIVA

SINTOMAS DE DEPRESSÃO	SINTOMAS DE ANSIEDADE
• Tristeza, sensação de vazio, desesperança • Perda de interesse em atividades e pessoas • Distúrbios do sono • Cansaço, exaustão, fadiga • Alterações no apetite (aumento ou diminuição) • Dificuldades de concentração e memória • Sentimentos de inferioridade • Sentimentos de culpa, mesmo sem ter errado • Pouca autoconfiança • Ideações suicidas ou luto	• Preocupação e medo persistentes • Sentimentos perda e mau pressentimento • Pensamentos obsessivos sobre os piores cenários possíveis • Dificuldade em lidar com a incerteza e a falta de controle • Indecisão • Nervosismo e tensão • Sensação de estar desconectado de si mesmo e do ambiente • Distúrbios do sono (excesso ou falta de sono) • Inquietação mental e corporal • Problemas digestivos (náusea, estufamento, diarreia) • Torpor, dormência ou dor nos nervos • Tensão muscular e espasmos

Se você já recorreu a médicos em busca de um tratamento para a depressão e/ou ansiedade, é provável que algum, ou alguns, deles tenha lhe dado a opção de tomar um antidepressivo, como um ISRS (Inibidor Seletivo da Recaptação de Serotonina) ou um IRSN (Inibidor da Recaptação de Serotonina e Noradrenalina). Ambos os tipos de medicamentos impactam os níveis de serotonina no cérebro, e os IRSNs alteram os níveis de noradrenalina também. Porém, existem dois problemas em tomar antidepressivos para tratar a ansiedade depressiva:

1. **ELES PODEM NÃO SER EFICAZES.** Apesar de os moduladores serotoninérgicos geralmente serem a primeira opção de tratamento para a depressão e a ansiedade, apenas cerca de 50% dos pacientes que os utilizam relatam sentir uma melhora.

2. **NEM SEMPRE OS BAIXOS NÍVEIS DE SEROTONINA SÃO A PRINCIPAL CAUSA DA ANSIEDADE DEPRESSIVA.** Sim, você leu corretamente. Apesar do que muitos médicos dizem, pesquisas recentes afirmam que não há provas suficientes de que baixos níveis de serotonina causam depressão e ansiedade.

Talvez você esteja pensando: *Mas eu sempre escutei que era exatamente o contrário! Meu médico falou que os antidepressivos eram úteis no tratamento do pânico, da ansiedade, da depressão e de inúmeros outros tipos de sintomas relacionados à saúde mental!*

Eu sei. Me ensinaram a mesma coisa. Também já vi como os antidepressivos ajudam algumas pessoas e, como monitora em uma faculdade de medicina, já ensinei a teoria monoaminérgica, a qual defende que o desequilíbrio químico cerebral causa alterações de humor, a meus alunos. Há décadas, essa teoria é a principal fonte de interpretação e tratamento da depressão e da ansiedade. Mas isso está prestes a mudar.

No Capítulo 6, vamos aprofundar o tema dos neurotransmissores e analisaremos algumas das descobertas mais recentes sobre as alterações de humor. Prepare-se para aprender a verdade que os cientistas e pesquisadores deixaram escapar por mais de sessenta anos.

ANSIEDADE HORMONAL. É causada por um desequilíbrio no sistema endócrino, o qual é formado por uma série de glândulas secretoras de hormônios que auxiliam o corpo a realizar inúmeras funções.

SINAIS DE QUE A ANSIEDADE ESTÁ RELACIONADA AOS HORMÔNIOS

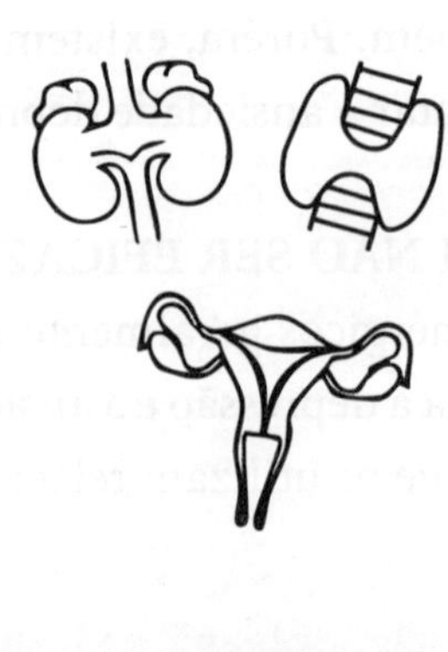

Alteração na pressão arterial

Em sintonia com a puberdade

Temperatura corporal instável

Oscilação no padrão de crescimento/perda de cabelo

Glicose instável

Mudança de peso

Edema

Flutuação de hormônios acentuada

Sudorese

Alguns exemplos de glândulas endócrinas são: tireoide, adrenais, hipófise, hipotálamo, pâncreas, ovários, testículos e paratireoides. Elas liberam vários hormônios cuja função é manter o corpo equilibrado e saudável. Os hormônios tireoidianos são aqueles produzidos pela tireoide; a adrenalina e a noradrenalina vêm das glândulas adrenais; o hormônio luteinizante (LH) e o folículo-estimulante (FSH), da hipófise. Quando a saúde está em boas condições, o sistema endócrino — que é composto tanto de glândulas endócrinas como dos hormônios produzidos por elas — mantém o bem-estar da mente e do corpo. Mas quando algo sai do eixo, há um desequilíbrio nos níveis hormonais e o consequente desenvolvimento de sintomas (que podem levar ao pânico e à ansiedade, por exemplo).

Se você está suspeitando que alterações nas glândulas tireoide e adrenais ou a desregulação hormonal podem ser a causa dos seus ataques de pânico, veja o Capítulo 7.

SINAIS DE QUE UM ACONTECIMENTO TRAUMÁTICO ESTÁ LHE CAUSANDO ANSIEDADE

Evitação de gatilhos que geram ansiedade

Dificuldades para dormir

Histórico de negligência

Flashbacks

Pesadelos

Histórico de abuso

Abuso de substâncias como o álcool

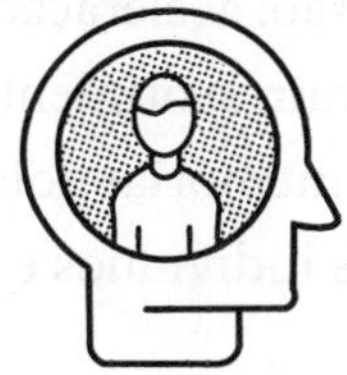

Alterações drásticas de humor

Percepção do mundo como um lugar perigoso

Ataques de pânico

Dores e sofrimentos inexplicáveis

Dissociação

Despersonalização

ANSIEDADE TRAUMÁTICA. Já passou por algo tão perturbador, incômodo ou avassalador que o fez sentir como se nunca mais pudesse ser a mesma pessoa de antes? Qualquer um que tenha crescido em um lar conturbado, sido vítima de abuso ou agressão, sofrido bullying na infância ou na vida adulta, tido as necessidades negligenciadas enquanto crescia ou testemunhado algo aterrorizante está sujeito a sofrer com sintomas da Ansiedade Traumática.

O que quer que tenha acontecido (ou *deixado* de acontecer) ficou marcado na complexa rede que engloba seu cérebro e seu sistema nervoso, os quais, em um esforço para lhe proteger, adaptaram e ajustaram uma série de respostas ao trauma, causando algum impacto em seus hormônios, neurotransmissores, níveis inflamatórios, seu intestino, seus comportamentos e suas emoções.

Essas são as raízes da Ansiedade Traumática, que surge como consequência de *experiências adversas* — seja um acontecimento único ou uma série de acontecimentos —, também chamadas de trauma.

Existem dois aspectos importantes sobre esse tipo de ansiedade que você precisa saber:

Primeiro: A Ansiedade Traumática pode induzir sintomas presentes em outros tipos de ansiedade.

Isso ocorre porque os acontecimentos que acionam as lembranças associadas a experiências adversas têm um efeito dominó, gerando alterações por todo o cérebro e o corpo. Embora seja importante pontuar que a adversidade impacta cada pessoa de forma diferente, os sintomas mais comuns na ansiedade traumática são: aceleração cardíaca, pressão alta, inquietação, dificuldade para dormir, sentimentos de raiva e medo, pensamentos intrusivos, ruminação de memórias do(s) acontecimento(s) traumático(s) e a sensação de que certos indivíduos e lugares são perigosos.

Segundo: A ansiedade traumática pode surgir como resultado de outros tipos de ansiedade.

Sabe o medo de sentir medo? Esse tipo de medo gera pensamentos como: *E se o pânico voltar?* ou *E se eu não conseguir dormir hoje?* ou *E se eu perder o controle?*

Às vezes, o pânico e a ansiedade se tornam tão severos que acabamos aterrorizados com a possibilidade de senti-los novamente e ter outros episódios. Com isso, evitamos tudo aquilo que pode engatilhar a ansiedade e, com o tempo, acabamos nos dando conta de que nosso mundo está cada vez menor.

Isso, meu bem, é uma resposta ao trauma.

Quando passamos por experiências difíceis e dolorosas, é normal que o corpo e a mente temam que elas se repitam. Isso faz parte de como nos adaptamos para ficar mais seguros: o medo nos torna um pouco mais rápidos, vigilantes, atentos e preparados para receber o próximo ataque.

Contudo, nesse esforço, o sistema nervoso está inconscientemente recrutando todo o corpo para acionar o modo de proteção contra o perigo. Os problemas surgem quando essas respostas automáticas atrapalham nossa percepção individual de controle e autonomia.

Falarei detalhadamente sobre isso no Capítulo 4. Por ora, o que quero que ressoe na sua mente é o seguinte:

É possível curar o trauma.

Leia novamente.

É possível curar o trauma.

Nunca é tarde demais, profundo demais, ou tenebroso demais.

Então, faça o que for necessário para se lembrar de que a cura *é possível*. Coloque um Post-it no seu carro, fotografe esta página e a salve no seu telefone, ou, caso se sinta especialmente motivada, escreva no espelho com batom vermelho.

Não importa o que você faça, contanto que mantenha a esperança.

Chegou sua hora de se tornar à prova de pânico.

VOCÊ CHEGOU A MÚLTIPLOS RESULTADOS?

Se, ao responder o questionário sobre os nove tipos de ansiedade, você se identificou com mais de um, saiba que isso acontece com mais da metade das pessoas. Na verdade, obter um resultado expressivo em apenas um dos tipos é relativamente raro, porque tudo em você (a mente, o corpo e o sistema nervoso) se alinha para gerar uma reação ansiosa, e a experiência de cada pessoa é única.

Seus sintomas de ansiedade e pânico são fruto de vários sistemas que atuam no funcionamento do seu corpo. A chave é se concentrar na categoria com a qual você mais se identifica e nos sintomas que são mais debilitantes para você.

Certa vez, um cliente me enviou um e-mail dizendo: "Meu pânico sempre começa com uma sensação inquietante na barriga, e, se eu prestar bastante atenção, quase sempre consigo prevenir um ataque completo usando minhas ferramentas contra a Ansiedade Entérica o mais rápido possível. Caso contrário, outros sistemas entram em ação, como o sistema nervoso, que me faz sentir como se meu corpo estivesse pegando fogo. E, se isso acontecer, a Ansiedade Mental se instala, fazendo meu cérebro se descontrolar."

É importante prestar atenção no tipo de ansiedade que costuma chegar primeiro em uma crise. Assim, você conseguirá interromper o processo antes que ele se desenvolva. Ao se atentar às nuances dos seus sintomas, você começará e se familiarizar com os próprios processos para reduzir o pânico e identificar soluções que funcionam para você.

Chegar a múltiplos resultados significa que você pode dizer: "Caramba, corpo! Obrigado por me dar tantos sinais que podem me ajudar no processo de cura!" Quanto mais você entende a particularidade da sua experiência com a ansiedade, mais equipado estará para geri-la.

Falarei mais sobre técnicas específicas na Parte III.

IDENTIFICANDO OS PADRÕES

Seus sintomas de ansiedade podem mudar com o tempo. Isso ocorre porque seu corpo está constantemente se adaptando ao ambiente. Os sistemas nervoso, entérico e outros são afetados por alterações no sono, na suplementação e nos hormônios, por agentes estressores ou até mesmo por épocas do ano específicas.

Por exemplo, em um dia você pode ter a sensação de agitação e formigamento devido à ativação do sistema nervoso. No outro, pode ter problemas digestivos porque o intestino foi afetado. Portanto, perceber qual tipo entra em ação primeiro é o que ajudará você a definir soluções mais eficazes para as suas necessidades pessoais.

Você pode usar o questionário dos nove tipos de ansiedade para monitorar seus sintomas e identificar os padrões da sua ansiedade. Marque a página do questionário e refaça-o sempre que perceber alterações nos sintomas. Assim que tiver uma noção geral de como o seu pânico se apresenta, conseguirá mapear quais ferramentas serão mais eficazes.

PRÓXIMOS PASSOS

PASSO 1: Escreva a seguir os três ou quatro sintomas mais incômodos, intensos ou graves que está sentindo no momento ou costuma sentir durante um ataque de pânico. (Se possível, liste-os na ordem em que surgem.)

Principais sintomas (atualmente/ultimamente/ no pior momento do pânico):

____

____

____

PASSO 2: Se você pulou o questionário dos nove tipos de ansiedade no Capítulo 3, tente respondê-lo agora e, no espaço a seguir, liste os três tipos de ansiedade com que mais se identificou.

Tipos de ansiedade:

____

____

____

Nota: Você pode responder uma versão mais detalhada e gratuita desse questionário, em inglês, acessando o site drnicolecain.com.

EXEMPLO

Estas são as anotações de Aria para esse exercício:

Sintomas de ansiedade: "Meu pior sintoma de pânico é a adrenalina, que, antes de mais nada, me dá a sensação de <u>sufocamento;</u> depois, sinto uma <u>necessidade extrema de fugir</u>. Em seguida, <u>dissocio</u> do meu corpo e <u>perco o controle dos meus comportamentos e pensamentos</u>."

Resultados: Ansiedades torácica e nervosa.

PASSO 3: Tente investigar mais a fundo. Por que você está com sintomas de pânico?

O pânico é uma adaptação. Ou seja, uma alteração ou ajuste que o cérebro e o corpo fazem para melhorar suas chances de sobrevivência. Você tanto herdou adaptações de seus ancestrais como faz as próprias adaptações diariamente. Quando esses ajustes perdem a utilidade, eles se tornam sintomas.

Releia as anotações que você fez no Capítulo 1 e identifique pelo menos três acontecimentos, experiências ou circunstâncias para os quais sua mente, seu corpo e seu sistema nervoso precisaram se adaptar ou se adequar.

____

____

____

EXEMPLO: ARIA

Ao que me adaptei? Sou um coelhinho da Duracell. Preciso ser. O meu trabalho depende de eu estar afiada, alerta, atenta, e ser ágil. Se não consigo atender às expectativas naturalmente, tomo medicamentos para preencher as lacunas. Sei que isso impactou minha saúde física e, aparentemente, minha saúde mental. Já me adaptei ao medo de fracassar, de ficar para trás, e ao pavor da possibilidade de perder tudo pelo que já trabalhei. Então me esforço mais e me apresso. Já me adaptei a estar mais acelerada, mais desperta e, aparentemente, mais predisposta ao pânico.

PASSO 4: Guarde essas anotações para depois. Elas serão úteis no Capítulo 11, no qual você desenvolverá o próprio Protocolo Antipânico.

ANSIEDADE – ML, NL

- Existem nove tipos de ansiedade: Entérica, Mental, Traumática, Torácica, Nervosa, Imunológica, Depressiva, Endócrina e Colérica.
- Identificar seu principal tipo de ansiedade lhe ajudará a definir quais soluções funcionarão melhor para você.
- As nuances dos seus sintomas dão pistas do que precisa ser curado e como.
- É possível ter mais de um tipo de ansiedade ao mesmo tempo.
- Seu tipo de ansiedade pode mudar com o tempo

PARTE II

Como o pânico é um mecanismo de defesa

MUITOS MESES ATRÁS, FUI CONVIDADA A DAR UMA PALESTRA SOBRE pânico e ansiedade para um grupo de médicos residentes. Comecei com a seguinte pergunta: "A ansiedade e o pânico são prejudiciais?"

O parecer unânime foi que, sim, ambos podem ser nocivos à saúde. E, se um grupo de médicos acredita nisso, suponho que você tenha ouvido a mesma coisa em algum momento.

Com frequência me fazem perguntas como: "O meu coração vai parar?", "A ansiedade costuma causar dormência no rosto, ou estou tendo um AVC?", "E se eu ficar tão ansioso a ponto do meu corpo desistir?"

Há evidências científicas demonstrando nitidamente que o pânico é um mecanismo de defesa do corpo para mantê-lo em segurança. No entanto, se ignorarmos alterações que resultam do pânico, provavelmente teremos um problema. Isso pode levar à sensação de falta de controle das reações físicas e emocionais (um sintoma característico da ansiedade).

Um ciclo vicioso

Lidar com a adversidade é complicado porque nossas reações físicas e emocionais a situações adversas são armazenadas no corpo e no cérebro, mesmo que não estejamos conscientes da dificuldade presente em determinado cenário.

O corpo é excelente em dar respostas automáticas ao estresse, ao liberar hormônios, ativar o sistema imunológico e alterar o equilíbrio da microbiota intestinal. Todas têm o objetivo de nos proteger momentaneamente. Se não lidarmos de maneira adequada com elas após o que quer que tenha causado o estresse, é possível que entrem num ciclo de retroalimentação descompassado, piorando o problema e levando a inúmeras doenças.

Digamos, por exemplo, que você esteja sob um estresse extremo. O seu corpo produzirá mais cortisol para lhe ajudar a aguentar. Esse hormônio auxilia na transição para o modo de luta, fuga ou congelamento. Ele também aumenta a pressão arterial e transforma o glicogênio em açúcar para lhe dar energia. Contudo, o excesso de açúcar contrapõe os efeitos da insulina. Com o tempo, o corpo desenvolve resistência a insulina, o que eleva o nível de glicose no sangue, então, o sistema imunológico fica enfraquecido, deixando você suscetível a inflamações; com isso, o sistema endócrino libera mais cortisol, suprimindo ainda mais o sistema imunológico.

Por estar enfraquecido, o corpo é ineficaz na eliminação dos patógenos (os vírus e as bactérias nocivos) que transitam pelo trato digestório. O impacto negativo na flora intestinal remodela os sinais que o intestino envia para o cérebro. Esses patógenos podem se multiplicar, mudar o metabolismo hormonal e o processo de desintoxicação, e até danificar a barreira intestinal. O sistema imunológico tentará reagir, o que apenas resultará numa maior produção de cortisol.

Com o tempo, os patógenos, as toxinas e outros metabólitos podem atravessar a parede intestinal, cair na circulação sanguínea e alcançar a barreira hematoencefálica (BHE, uma estrutura protetora que regula a entrada de substâncias no sistema nervoso central). Quando isso acontece com recorrência, a BHE fica comprometida e substâncias nocivas acessam o cérebro, aumentando as chances de você ter inflamações e pânico, e o risco de desenvolver diferentes tipos de doenças neurodegenerativas.

Além disso, para compensar a grande quantidade de cortisol, o corpo pode transformá-lo em um metabólito menos ativo chamado cortisona, o que causa a impressão de que os níveis caíram quando, na verdade, aumentaram. Como consequência, o corpo começa a transformar a forma ativa do hormônio T3 (produzido pela tireoide) em sua forma inativa, cujo nome é T3 reverso. Assim, além de tudo, você pode ficar com a sensação de estar com hipotireoidismo. Nessa altura, o corpo está exausto e constipado, então, além da desintoxicação não ser feita de maneira eficaz, há ganho de peso e confusão mental. O baixo nível de T3 gera queda na progesterona, o que desencadeia um efeito dominó de mudanças que envolvem outros hormônios sexuais, como o estrogênio e a testosterona.

E isso é apenas parte do processo adaptativo que acontece no corpo quando passamos por estresse, adversidade ou trauma.

Não é à toa que surgem vários sintomas, não é mesmo?

Em muitos casos, os ataques crônicos do pânico são causados pelos mecanismos de defesa originalmente criados para proteger a pessoa, mas que se tornaram o próprio motivo de permanência em um estado de ansiedade.

Ao entender os sintomas como pistas, aprender seus significados e, em alguns casos, fazer exames laboratoriais, é possível estar mais bem equipado para lidar com as causas dos sintomas. E, ao usar métodos holísticos e específicos para traumas, pode-se reencontrar o equilíbrio.

Por isso, nos próximos capítulos, você aprenderá bastante sobre a ciência por trás do pânico e da ansiedade. Pode ser que algumas das próximas seções sejam um pouco complicadas de compreender de primeira, mas me esforcei para torná-las palatáveis, incluindo estudos de caso, figuras, tabelas e *checklists* para autoavaliação. Apesar de ser impossível cobrir plenamente o assunto, tentei reunir o máximo das informações mais importantes que adquiri com a experiência em ajudar milhares de pessoas a se verem livres do pânico e da ansiedade.

Você está preparado para aprender sobre a complexa relação entre o cérebro, o intestino, os neurotransmissores e os hormônios, e como eles trabalham em conjunto para lhe proteger do estresse e da adversidade ao longo da vida?

Vamos explorar alguns possíveis pontos de falha nos ciclos de retroalimentação e de intensificação da ansiedade e do pânico que seu corpo faz. Posteriormente, na Parte III, exploraremos formas de restaurar o bom funcionamento desses ciclos de retroalimentação.

4

O CÉREBRO E O PÂNICO

Quando estava no terceiro ano, Jenny sofreu um acidente de carro. Ela estava no banco traseiro, e a mãe estava ao volante. Era uma noite chuvosa, e uma picape, com um limpador de neve atrelado ao para-choque dianteiro, ultrapassou o sinal vermelho e bateu na lateral do carro delas.

O acidente foi tão repentino e violento que o cérebro de Jenny não teve tempo de processar o que estava acontecendo. Ela só sentiu uma onda de medo e dor no momento em que a picape acertou o carro. O impacto fez com que a porta do lado em que Jenny estava ficasse emperrada, então, por mais que se esforçasse muito, ela não conseguia sair e só foi liberada quando os socorristas chegaram.

Naquele momento, e nos outros que se seguiram, o cérebro dela fez uma série de conexões que Jenny carregaria pelo resto da vida.

A chuva, a escuridão, a picape, o barulho dos limpadores de para-brisa, o assento traseiro, a porta direita, a mãe na direção — tudo se tornou um gatilho para ela. O cérebro dela associou essas coisas à dor e ao medo e passou a ficar em constante estado de alerta.

Depois daquela noite, sempre que chovia, Jenny temia entrar em um carro.

Muitos anos depois, em uma viagem com os amigos, ela estava sentada no banco traseiro, cantando a música que tocava no rádio e se divertindo muito. Até que pegaram uma tempestade inesperada. Jenny percebeu os batimentos acelerarem, as palmas das mãos suarem e sentiu uma pontada de ansiedade. Tentou se convencer de que não havia o que temer, mas o seu corpo a ignorou. O medo se intensificou até ela chegar no limite: precisava sair do carro. Jenny pediu para os amigos pararem no acostamento, então, saiu e ficou de pé lá, respirando fundo e tentando se acalmar.

Depois, na terapia, Jenny percebeu que ficara ansiosa porque seu corpo estava reencenando o acidente traumático da infância — o que é chamado de reencenação corporal. Ao entrar em um estado de estimulação autonômica, o corpo dela a colocava no modo de "fuga", gerando nela a necessidade de fazer exatamente o que não conseguira quando criança: fugir e escapar.

No Capítulo 9, vou apresentar a Formatação do Pânico, um processo de quatro etapas que usamos para recondicionar o cérebro e o sistema nervoso de Jenny para que eles não acionassem o pânico sempre que ela estivesse em um carro.

O QUE VOCÊ APRENDERÁ

Quando se está lutando contra a ansiedade e o pânico, muitas vezes a sensação é de que o próprio cérebro não está a nosso favor. Neste capítulo, vamos analisar a relação entre o cérebro e a ansiedade e como usá-la no processo de cura.

Falaremos sobre as diferentes partes do cérebro envolvidas na ansiedade e como funcionam. Vamos ver como o trauma impacta o cérebro de tal forma que pode levar a sintomas de ansiedade e, por fim, discutiremos os estados cerebrais e como eles podem ajudá-lo a reconfigurar seu cérebro para se curar da ansiedade.

O que você aprenderá neste capítulo:

- As diferentes partes cerebrais envolvidas na ansiedade.
- Como o trauma afeta o cérebro e pode levar a sintomas de ansiedade.

- Os estados cerebrais e como usá-los para recondicionar o cérebro.
- Como acalmar a amígdala (que é emocional) e ativar o córtex pré-frontal (que é a parte lógica e solucionadora de problemas).

Sei que tudo isso pode parecer um pouco assustador, mas não se preocupe. Vou esmiuçar todas as informações para facilitar o entendimento e tornar a leitura mais agradável.

Então, o que você está esperando? Vamos começar!

AS ESTRUTURAS CEREBRAIS ENVOLVIDAS NO PÂNICO

O CÉREBRO

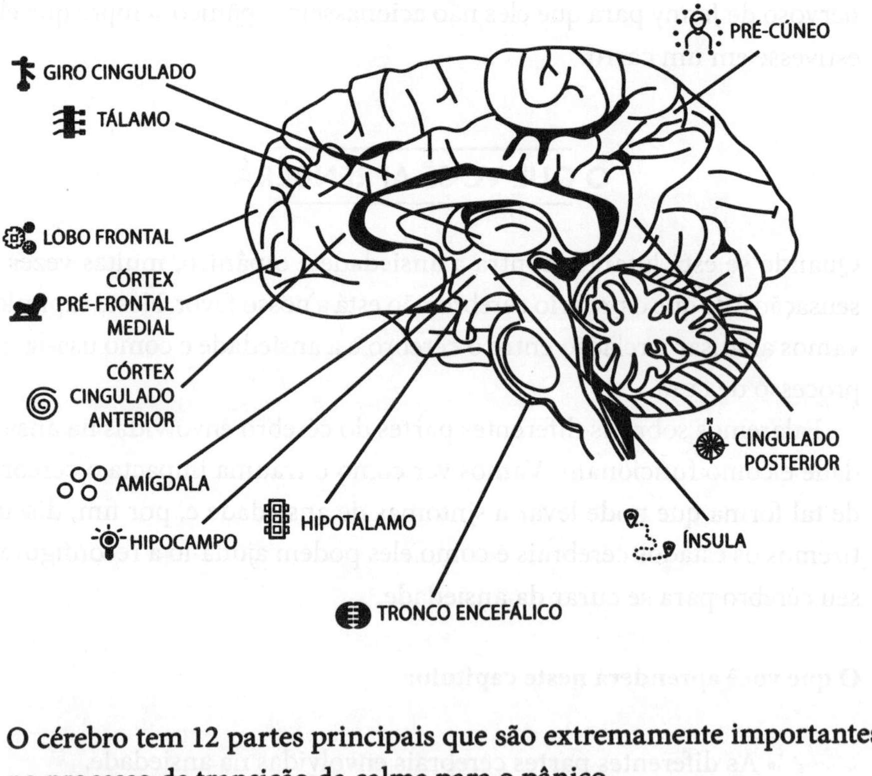

O cérebro tem 12 partes principais que são extremamente importantes no processo de transição da calma para o pânico.

Começaremos pelo canto superior esquerdo da imagem e a percorreremos no sentido anti-horário. Note que cada parte tem um pequeno desenho ao lado. Espero que eles lhe ajudem a se lembrar da principal função daquela estrutura em relação ao pânico e à ansiedade.

ESTRUTURAS CEREBRAIS ENVOLVIDAS NO PÂNICO

PARTE DO CÉREBRO	APELIDO	FUNÇÃO PRINCIPAL
Giro cingulado	O Equilibrista	Auxilia no equilíbrio e no processamento das emoções por meio da autoconsciência e introspecção
Tálamo	O Filtro	Filtra os estímulos sensoriais recebidos e os categoriza como pertinentes e relevantes ou irrelevantes
Lobo frontal	O Analista e Cronômetro	Analisa as informações de maneira lógica e diferencia o espaço-tempo: "Aquilo foi antes e isso está acontecendo agora."
Córtex pré-frontal medial	O Freio	Freia as emoções intensas, permitindo que sejamos racionais e possamos controlar as emoções
Córtex cingulado anterior	O Conversor	Envolvido no processamento das emoções e na tomada de decisões
Amígdala	A Antena	Responsável pelo processamento das emoções, sobretudo o medo e a ansiedade
Hipocampo	O Guardião das Memórias	Processa as memórias
Hipotálamo	O Guarda de Trânsito	Regula o corpo com base nas informações recebidas
Tronco encefálico	O Retransmissor	Retransmite mensagens entre o cérebro e o corpo

Ínsula	O Mapa Interno	Cria um mapa espacial interno e facilita a percepção de si mesmo e do corpo, bem como a empatia
Córtex cingulado posterior	A Meta	Envolvido na metacognição (pensar sobre os pensamentos), na autopercepção e na mente
Pré-cúneo	O Eu Físico	O pré-cúneo anterior forma a noção física de si mesmo ou do "eu"

Todas essas estruturas trabalham em colaboração. Algumas equipes nos ajudam a focar e a usar a lógica — como a rede de controle executivo (RCE), que inclui o córtex pré-frontal. Outras — como rede de modo-padrão (RMP), que inclui a amígdala —, são ativadas em momentos de relaxamento, quando podemos deixar a mente divagar, ou quando precisamos acionar o modo de perigo ou o piloto automático.

Na ansiedade, as partes do cérebro associadas à RMP geralmente são ativadas, o que encerra a RCE, interrompendo sua capacidade de raciocínio lógico. Isso faz com que nos sintamos excessivamente sintonizados com nossos pensamentos internos e autorreferências, o que nos leva ao comportamento impulsivo em vez do reflexivo. Estas são as principais características do pânico.

COMO O CÉREBRO SE COMUNICA

O cérebro e o sistema nervoso são como uma imensa rede de estradas com milhões de sinais passando por elas, como se fossem carros em uma rodovia lotada. As estradas são chamadas *neurônios*, e os carros são substâncias químicas minúsculas liberadas pelos neurônios, chamadas *neurotransmissores*. Cada neurotransmissor tem uma função única na regulação dos pensamentos, das emoções e dos comportamentos. Leia o Capítulo 6 para aprender mais sobre os diferentes tipos de neurotransmissores, como são produzidos, o que fazem, como identificá-los, como afetam o humor e o que fazer para regulá-los novamente.

Quando um neurônio precisa enviar um sinal para outro, ele libera um neurotransmissor por meio da *sinapse*, que é a fenda ou o espaço entre dois neurônios. O neurotransmissor atravessa a sinapse e se conecta a um receptor do neurônio seguinte, o que desencadeia o disparo do próximo neurônio — emitindo uma pequena carga elétrica — e permite o envio das mensagens. Esse rápido processo de comunicação continua por todo o cérebro, até o sinal chegar à medula espinhal.

A *medula espinhal* é um feixe longo e fino de nervos localizados na coluna. Ela funciona como uma estação de retransmissão para os sinais repassados entre o cérebro e o resto do corpo.

MUITOS "SISTEMAS NERVOSOS"

Juntos, o cérebro e a medula espinhal são chamados de *sistema nervoso central*, um nome muito adequado, já que se localiza no centro do corpo. Os nervos espalhados ao longo do corpo recebem o nome de *sistema nervoso periférico*, pois estão localizados perifericamente.

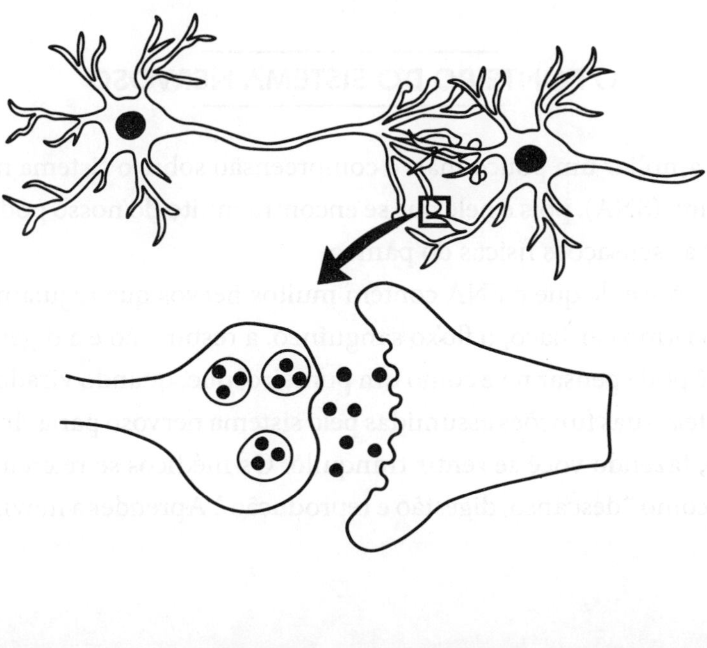

O sistema nervoso periférico tem três subsistemas principais:

- **SISTEMA NERVOSO SOMÁTICO.** Controla os movimentos voluntários, como os dos braços e das pernas, e os estímulos sensoriais, como a percepção da maciez dos pelos de um cachorrinho que acariciamos. Quando o sistema somático fica sobrecarregado, você pode se sentir inquieto ou agitado. Os tratamentos *bottom-up* (veja o Capítulo 9) lhe ensinarão como acalmá-lo.

- **SISTEMA NERVOSO ENTÉRICO.** Controla os músculos e as glândulas do trato digestório. O intestino regula inúmeros fatores que influenciam o pânico. Você aprenderá mais detalhadamente sobre esse sistema e como melhorar a saúde intestinal para acabar com o pânico e a ansiedade no Capítulo 5.

- **SISTEMA NERVOSO AUTÔNOMO.** Controla as funções "involuntárias", como os batimentos cardíacos, a pressão sanguínea e a respiração. Perceba que as aspas na palavra *involuntárias* estão ali porque, na verdade, é possível alterar os próprios batimentos cardíacos, a pressão e a respiração. Você aprenderá um pouco mais sobre isso a seguir e no Capítulo 9.

O PONTEIRO DO SISTEMA NERVOSO

Vamos ampliar um pouco mais a compreensão sobre o sistema nervoso autônomo (SNA), pois é nele que se encontra muito do nosso poder para reduzir as sensações físicas do pânico.

Lembre-se de que o SNA contém muitos nervos que regulam coisas como o ritmo cardíaco, o fluxo sanguíneo, a respiração e a digestão.

Você pode pensar nele como um ponteiro, que, quando virado para a calma, tem suas funções assumidas pelo sistema nervoso parassimpático (SNPS), fazendo você se sentir tranquilo. Os médicos se referem a esse estado como "descanso, digestão e reprodução". Aprender a movimentar o ponteiro para ativar o SNPS colocará você na contramão do estado de pânico. Em vez disso, você vai experienciar:

- Frequência cardíaca baixa
- Baixa pressão sanguínea
- Frequência respiratória lenta
- Pupilas reduzidas
- Diminuição da sudorese
- Músculos relaxados

Mudar a direção do ponteiro do SNA faz com que o sistema nervoso simpático coloque o corpo em um estado de estimulação autonômica ou simpática. (Talvez você já tenha ouvido essa referência como mecanismo de "luta-fuga-congelamento".) Essa estimulação desencadeia muitos sintomas físicos que são frequentemente associados ao pânico, à empolgação, ou à agitação, como:

- Aumento da frequência cardíaca
- Aumento da pressão sanguínea
- Aumento da frequência respiratória
- Pupilas dilatadas
- Sudorese
- Tensão muscular

Essas mudanças foram programadas para auxiliar na preparação para lutar ou fugir do perigo. Porém a verdade é que existem formas de mover o ponteiro quando quisermos. Fique atento, você aprenderá a fazer isso no Capítulo 9.

AS SEIS RESPOSTAS DA EXCITAÇÃO AUTONÔMICA

Já mencionei os mecanismos de luta, fuga e congelamento algumas vezes. Eles são três das principais respostas do corpo a possíveis ameaças. No entanto, nosso corpo geralmente tem seis respostas-padrão. Com qual você se identifica mais?

- **LUTA.** Essa resposta se manifesta por meio de alterações corporais que nos capacitam a lutar contra o perigo. Podemos sentir uma energia intensa que se manifesta nos impulsos de morder, chutar ou bater. É comum em contextos de possíveis ameaças ou ataques e pode ser observada na Ansiedade Colérica.
- **FUGA.** É a repentina necessidade de fugir do perigo. O corpo fará com que o fluxo sanguíneo aumente nos músculos de fuga, como as pernas e os pés, e diminua nos músculos menores e menos necessários, como as pontas dos dedos e o nariz. É por isso que às vezes temos sintomas de Ansiedade Nervosa, como a sensação de dormência, quando estamos ansiosos.
- **CONGELAMENTO.** Ocorre quando nos sentimos paralisados pelo medo. O cérebro pode ficar entorpecido (como acontece com o subtipo O Nevoeiro da Ansiedade Mental, por exemplo), ou nos sentimos incapazes de nos mover. A frequência cardíaca aumenta, a frequência respiratória acelera e a pressão sanguínea dispara.
- **DESMAIO.** Ocorre quando o corpo sente que não há esperança de sobrevivência, então ele e o cérebro simplesmente desistem. Aqui, as frequências cardíaca e respiratória diminuem e a pressão sanguínea cai.

- **BAJULAÇÃO.** Essa resposta é um mecanismo de sobrevivência caracterizado pelo sentimento de submissão ou conciliação. As pessoas que recorrem a isso tentam agradar à pessoa ou coisa que é percebida como uma ameaça e podem até se desculpar pela própria existência. Geralmente, é observada em indivíduos que já passaram por traumas ou abusos.

- **DISSOCIAÇÃO.** Aqui, as partes da nossa personalidade se desligam do momento presente e se partem. Você já sentiu como se estivesse desconectado ou dessintonizado do seu corpo ou do ambiente em que está? Talvez já tenha se sentido "dominado" por uma parte de si mesmo que se comportou de maneira completamente oposta à sua vontade. Ou tenha se percebido totalmente distraído. Ou, ainda, tenha começado uma briga com alguém querido. Talvez tenha apagado durante um surto de raiva. Ou se descontrolado e desencadeado uma crise de pânico, mesmo que soubesse, racionalmente, que estava em segurança. Às vezes, a dissociação se manifesta na sensação de que a vida não é real ou não está de fato acontecendo. (Exploraremos esse assunto mais a fundo no Capítulo 10, quando falarmos sobre a abordagem *Parts Work* .)

Essas seis respostas físicas representam uma fração das muitas formas que a estimulação autonômica (também conhecida como estimulação simpática) pode se manifestar. A experiência que cada indivíduo tem com a ansiedade depende de inúmeros fatores, incluindo as características individuais de personalidade, as ambiências, as redes de apoio e as diferenças biológicas.

COMO O ESTRESSE E O TRAUMA ALTERAM O CÉREBRO

Como já vimos, o cérebro humano processa muita informação. Na verdade, ele recebe aproximadamente 11 milhões de *bits* de dados sensoriais por segundo. É muito material para administrar! E, como você pode imaginar, o nosso consciente está alheio à maior parte. As pesquisas estimam que a mente consciente consegue processar apenas cerca de cinquenta *bits* por segundo (que é aproximadamente 0,0045% da informação recebida).

O estresse e o trauma alteram a forma de processamento. Quando passamos por acontecimentos estressantes, a rede de saliência (RS), que inclui o tálamo, fica mais sensível aos estímulos ambientais. Isso significa que ficamos mais propensos a perceber perigos em potencial, como estímulos visuais, odores, sabores, sons ou sensações táteis.

Por isso, em vez de enviar uma quantidade razoável de informações aos poucos, a RS inunda a amígdala (a responsável por detectar o perigo) de informações, sobrecarregando-a. Quando a RS causa esse "vazamento", e a amígdala não consegue processar todos os dados, nos sentimos hiperestimulados e temos sintomas de ansiedade e pânico.

Em sua resposta a esse excesso, a amígdala envia sinais ao hipotálamo, que age como o guarda de trânsito, regulando as respostas físicas ao estresse. Ele, por sua vez, envia sinais que causam alterações intestinais, nos neurotransmissores, nos hormônios e em outros sistemas do corpo.

Ao longo de todo esse processo, o córtex pré-frontal, que é lógico e analítico, está menos ativo, por isso, ficamos mais desatentos, esquecemos palavras, ou perdemos a habilidade de pensar objetivamente e tomar decisões racionais. Como consequência, temos reações desproporcionais a situações que não são realmente perigosas.

Enquanto isso, o hipocampo (o guardião das nossas memórias) trabalha incansavelmente com outras estruturas encefálicas para catalogar e memorizar todos os estímulos relevantes, preparando-nos para as ameaças futuras. Contudo, como o cérebro lógico está menos ativo, as memórias não são armazenadas como uma história coerente, e sim como fragmentos sensoriais sem uma percepção temporal nítida.

Isso é útil em um contexto real de perigo, mas problemático se o estresse ou o trauma for prolongado. Neste caso, o filtro cerebral pode ficar preso no modo de sobrevivência, dificultando o foco em qualquer outra coisa e levando a ataques de pânico, ansiedade e outros problemas.

Veja uma analogia que pode ajudar na compreensão do quanto uma rede de saliência vazando e o tálamo lhe deixam propenso a se concentrar em coisas que, na verdade, não são importantes:

Imagine que você esteja andando por uma rua quando ouve um barulho. Seus ouvidos captam o som e enviam para o tálamo, que trabalhará com outras partes da RS para decidir se essa informação é importante. Se for considerado que sim (o que é mais provável caso você tenha um histórico de estresse ou de trauma), o som será enviado adiante para ser processado posteriormente. Se não for considerado importante, será ignorado.

Digamos que você tenha crescido em um bairro com altos índices criminais, onde sons altos geralmente indicavam perigo. Nesse caso, o tálamo provavelmente reagiria a quaisquer barulhos como se fossem importantes, mesmo que não o fossem. Isso ocorre porque o cérebro aprendeu a associá-los ao perigo.

Esta é uma das minhas estratégias da RS preferidas para prevenir e combater a estimulação autonômica:

A ESTRATÉGIA DA RS

UMA TÉCNICA SIMPLES PARA DESATIVAR O ALARME DE "PERIGO" DO CÉREBRO

Quando você não mexe a cabeça uma determinada quantidade de vezes em alguns minutos, a rede de saliência do cérebro entra em estado de alerta máximo. Com isso, você pode começar a se sentir ansioso. Essa é uma resposta evolutiva natural. (Pense em um cervo iluminado por faróis de carro, por exemplo — ele está imóvel.) O cérebro interpreta a paralisia como uma resposta de congelamento, mesmo que você só esteja focado em olhar o telefone ou a TV.

Uma estratégia simples para acalmar a RS é apenas girar o pescoço e os olhos e alterar o foco de perto para longe a cada vinte minutos, mais ou menos.

É POSSÍVEL REMODELAR O CÉREBRO E O CORPO

A neurociência nos ensina que o cérebro é extremamente plástico. Isso significa que ele consegue mudar e se adaptar. O cérebro e o corpo aprenderam a lhe proteger do perigo e do estresse, então, do mesmo jeito, eles podem aprender a lhe manter calmo e em segurança quando não há perigo.

Uma das formas de fazerem isso é fortalecendo o córtex pré-frontal medial, que auxilia na regulação das emoções e no controle dos impulsos. Quando essa região está forte, ela nos ajuda a "frear" as reações do corpo à ansiedade e ao pânico.

Muito pode ser feito para fortalecer o córtex pré-frontal medial e reprogramar o cérebro e o sistema nervoso para que você consiga estar mais no presente em vez de preso ao passado. Você aprenderá inúmeras estratégias para isso no Capítulo 9, que explora as técnicas *bottom-up*.

No entanto, isso não resolve tudo. Lembre-se de que o pânico não está restrito ao cérebro. O corpo também tem algo a dizer. Por isso, dediquei capítulos para cada um dos principais sistemas corporais envolvidos no pânico — incluindo os sinais de que eles se adaptaram para que você fique mais hipervigilante e, consequentemente, mais propenso ao pânico — e o que fazer quanto a isso, além de como identificar os obstáculos para a cura e os exames, os hábitos, as mudanças no estilo de vida e os recursos holísticos que podem ser úteis.

PRÓXIMOS PASSOS

Agora que você entendeu os papéis do cérebro e dos sistemas nervosos e como as experiências pessoais influenciam a ansiedade, é possível perceber como você se adaptou aos eventos adversos para se proteger do perigo com mais eficácia. Você também aprendeu que o cérebro e o sistema nervoso são extremamente maleáveis, o que significa que sabe que é possível modificar suas reações.

Ao tomar consciência das funções do cérebro e dos sistemas nervosos e, portanto, das reações físicas às diferentes situações, você está fortalecendo as regiões cerebrais envolvidas em lhe auxiliar a alcançar o domínio e o controle sobre as próprias emoções. Aqui estão algumas das estratégias que você aprenderá ao longo das Partes II e III deste livro:

- **COMO SE TORNAR MAIS CONSCIENTE DO QUE ACONTECE NO PRÓPRIO CORPO.** Use técnicas como as de consciência metacognitiva, mindfulness e Imaginação Somatográfica (veja o capítulo 9).

- **COMO FORTALECER E AUMENTAR A CONEXÃO ENTRE O TÁLAMO E O CÓRTEX PRÉ-FRONTAL.** Aumente a massa cinzenta no cérebro por meio de *neurofeedback* e outros exercícios para treinar o cérebro.

- **COMO MELHORAR O SISTEMA DE FILTRAGEM DA REDE DE SALIÊNCIA.** Aprenda a identificar e a gerenciar suas reações ao estresse.

- **A INTEGRAÇÃO DOS CÉREBROS EMOCIONAL E LÓGICO.** Alinhe o corpo e as emoções com os cérebros lógico e analítico.

- **COMO REGULAR E EQUILIBRAR O SISTEMA NERVOSO AUTÔNOMO.** Use as estratégias *bottom-up* e os recursos holísticos; compreenda e remodele as reações ao trauma.

O CÉREBRO E O PÂNICO – ML, NL

- O sistema nervoso autônomo controla as respostas físicas involuntárias ao perigo.

- É possível aprender a regular o SNA para se acalmar.

- Existem seis respostas autonômicas: congelamento, luta, fuga, desmaio, bajulação e dissociação.
- O cérebro tem diferentes redes que são ativadas de acordo com os diferentes cenários.
- O estresse e o trauma podem alterar o sistema de filtragem do cérebro, o que nos deixa mais suscetíveis ao pânico.

5

O EIXO INTESTINO-CÉREBRO

"Alguns dos seus desejos mais profundos, desde as maiores alegrias até as aflições mais sombrias, estão relacionados à sua flora intestinal."

Scott C. Anderson, *The Psychobiotic Revolution* (2017)

MATTHEW TINHA FOBIA DE SOLTAR GASES OU DEFECAR NAS CALÇAS EM público. O medo era tão extremo que ele organizou a vida em função do seu sistema digestório. Nunca saía de casa sem o seu Alprazolam emergencial, usava grandes quantidades de perfume para disfarçar qualquer odor em potencial, planejava as viagens considerando acomodações com banheiros privativos (diferentes daqueles compartilhados, com várias cabines) e, sempre que sentia qualquer desconforto intestinal, cancelava os planos.

Como para muitos de nós, o temor de Matthew começou após um acontecimento estressante pelo qual passou quando era criança.

— Eu era uma criança de 8 anos tipicamente despreocupada — relembrou ele. — Minha turma estava prestes a entrar no palco para cantar numa apresentação para a escola toda, mas eu fiquei muito ansioso e enjoado. Senti a minha barriga encher de gases e queria ir ao banheiro, mas a professora disse que estava na hora de ir para o auditório, então, deixei o ar sair. Mas não saiu só ar.

Matthew não foi a primeira pessoa a me falar de uma ansiedade tão intensa que causava dor de barriga e diarreia. Na verdade, é extremamente comum que os sintomas digestivos e emocionais influenciem uns aos outros.

— Caguei nas calças, e a criança que estava atrás de mim na fila deu um chilique. — Matthew ficou vermelho de vergonha. — Fiquei traumatizado. Esse acontecimento mudou tudo: meu intestino, minha ansiedade. Nunca mais fui o mesmo.

— Seu cérebro, seu intestino e suas experiências de vida estão intimamente ligados — expliquei. — Todo tipo de situação estressante e adversa pode acionar uma série de reações que afetam todo o nosso corpo, inclusive o cérebro e o intestino.

Muitas pessoas não sabem dessa relação, e aquela era a primeira vez que Matthew ouvia sobre isso.

— Como isso é possível? — questionou ele.

Este capítulo trará a resposta.

POR QUE O PÂNICO ÀS VEZES NOS FAZ EVACUAR?

Sabe aquela vontade repentina de ir ao banheiro quando se está ansioso? Essa resposta do corpo pode ocorrer antes, durante ou depois de um acontecimento muito estressante. Existem inúmeros motivos que explicam por que o pânico causa esse efeito. Alguns deles são:

- **OS HORMÔNIOS DO ESTRESSE.** Durante o pânico, a adrenalina (o hormônio estressor também conhecido como epinefrina) dispara e se conecta a diferentes tipos de receptores nos intestinos. Quando essa conexão é feita com um receptor alfa, ela gera contrações musculares, causando diarreia aguda. A adrenalina altera o sistema imunológico e atrapalha as boas bactérias da flora intestinal de eliminarem as ruins, o que acarreta diarreia crônica.

- **AS INFLAMAÇÕES.** Algumas pessoas ansiosas também têm altos níveis de um tipo de célula inflamatória chamada interleucina-1 beta (IL-1β), responsável por causar diarreia de três formas diferentes: (1) Ela estimula o músculo liso do cólon; (2) reduz a absorção de água e sódio no intestino e (3) pode danificar a barreira formada pela mucosa intestinal.

- **A COLECISTOQUININA (CCK).** Esse hormônio está presente no cérebro e no intestino. Um aumento nos níveis de CCK gera pânico e ansiedade, além de estimular a ação da vesícula biliar, que libera bile no intestino, estimulando a eliminação de fezes. Esse processo é observado com maior frequência em pessoas com síndrome do intestino irritável.
- **A FLORA INTESTINAL.** O intestino e o cérebro se comunicam constantemente. Quando a mente está ansiosa, desencadeia mudanças no microbioma (o conjunto de bactérias e outros micróbios bons que habitam nosso corpo), o que altera o humor e os desejos alimentares. Em algumas pessoas que sofrem com o pânico, essas mudanças geram o aumento da diarreia.

ANSIEDADE ENTÉRICA

Em muitos casos, a ansiedade se manifesta por meio de sintomas físicos no sistema digestório, como a náusea, o vômito, a diarreia, a constipação, ou a dor abdominal. E há uma boa razão para isso acontecer: o intestino e o cérebro estão intimamente conectados. Os dois sistemas se comunicam entre si por meio de uma rede de nervos, micróbios, hormônios, células imunológicas e outros neurotransmissores.

Às vezes, durante o pânico, não *sentimos* esses sintomas, mesmo quando o intestino é a raiz da ansiedade. No Capítulo 3, você completou o questionário dos nove tipos de ansiedade, e agora analisaremos os subtipos de Ansiedade Entérica e em qual você mais se encaixa.

CHECKLIST AUTOAVALIATIVO SUBTIPOS DE ANSIEDADE ENTÉRICA

PASSO 1: Anote a pontuação que você alcançou (no questionário) em Ansiedade Entérica neste espaço em branco: ___________. Se você fez mais de 7, vá para o Passo 2, no qual descobriremos seu subtipo. Se você fez menos que isso e não se identifica com esta seção, sinta-se livre para pulá-la!

PASSO 2: Marque a(s) caixa(s) com as quais se identifica quando o estresse e a ansiedade estão muito altos.

ANSIEDADE ENTÉRICA *VATA*

☐ Sinto a presença de gases (eructação e flatulência).

☐ Fico mais constipado (o oposto da diarreia).

☐ Sinto cólicas abdominais, principalmente após as refeições.

ANSIEDADE ENTÉRICA *PITTA*

☐ Costumo lidar com refluxo/azia.

☐ Tenho mais diarreia do que constipação.

☐ Quando o pânico se instala, sinto dor ao defecar.

ANSIEDADE ENTÉRICA *KAPHA*

☐ Sinto-me empanturrado após comer porções pequenas de qualquer coisa.

☐ Após defecar, tenho a sensação de que meus intestinos não se esvaziaram completamente.

☐ Minhas fezes geralmente são um pouco gordurosas, pesadas ou viscosas.

PONTUAÇÃO: Circule o subtipo que teve mais caixinhas marcadas e guarde essa informação. Ela será necessária no Capítulo 11, no qual exploraremos mais a fundo o significado de *vata*, *pitta* e *kapha* e como usá-los para criar um Protocolo de Cura Intestinal.

A CONEXÃO INTESTINO-CÉREBRO

— Eu soube imediatamente — contou Eve. — Na teoria, fiz a escolha certa, mas, assim que aceitei o cargo, soube que era a decisão errada. Senti nas minhas entranhas... uma certeza. — Ela deu de ombros. — Não sei como dizer isso de outra forma. Assim que o pensamento lógico saiu de cena, eu simplesmente soube.

***

Você já teve esse tipo de sensação? Talvez ela se manifeste no seu corpo como borboletas no estômago, ou um desconforto abdominal preocupante, como o de Matthew, ou, assim como no caso de Eve, pode ser que suas entranhas sejam fonte de intuições e certezas repentinas.

O intestino influencia tanto o nosso humor e nossos pensamentos que os cientistas o apelidaram de "segundo cérebro". Ele está em constante comunicação com o cérebro, regulando os hormônios, os neurotransmissores, o sistema imunológico, os humores, os pensamentos e os desejos alimentares. E com certeza influencia o pânico.

O EIXO INTESTINO-CÉREBRO

Quero lhe apresentar o eixo intestino-cérebro, um sistema de comunicação complexo. Como em uma via de mão dupla, os sinais entre eles são trocados nos dois sentidos.

O intestino contém trilhões de bactérias que, juntas, formam o que conhecemos como flora intestinal. Elas produzem neurotransmissores, ou seja, substâncias químicas que enviam mensagens entre as células nervosas. Também produzem hormônios, substâncias que atravessam a corrente sanguínea e chegam a outras partes do corpo.

Esse eixo inclui o sistema nervoso. O nervo vago, que é o mais longo do corpo humano, troca sinais com o intestino e o cérebro, e o sistema nervoso entérico é autônomo e próprio do intestino.

AS MUITAS FORMAS DE COMUNICAÇÃO DO INTESTINO

Considerando que esse eixo é um complexo sistema de comunicação, existem quatro canais principais pelos quais os sinais percorrem:

- **A FLORA INTESTINAL.** Ou seja, os micróbios que moram no intestino. Cada cepa de micróbios/bactérias causa efeitos específicos na mente e no corpo. Veremos como eles impactam o humor e aprenderemos mais sobre uma classe específica de bactérias, chamada psicobióticos, que comprovadamente influenciam o humor de maneira positiva e reduzem os episódios de pânico e ansiedade.
- **O SISTEMA NERVOSO.** Os micróbios intestinais influenciam diretamente os sistemas nervoso central (cérebro e medula espinhal, incluindo o nervo vago) e entérico.
- **O SISTEMA IMUNOLÓGICO.** O cérebro e o intestino estão atentos a lesões e possíveis predadores. Se detectarem perigo, irão se comunicar por meio das células inflamatórias, chamadas citocinas, que criam uma cadeia de reações, entre elas a ativação da amígdala (a área cerebral responsável pela regulação das emoções).
- **O SISTEMA ENDÓCRINO.** O cérebro e o intestino usam alguns hormônios para finalizar tarefas. Esse processo envolve a emissão dos sinais hormonais por meio das glândulas, ati-

vando o eixo hipotálamo-pituitária-adrenal (HPA) e fazendo as adrenais liberarem cortisol.

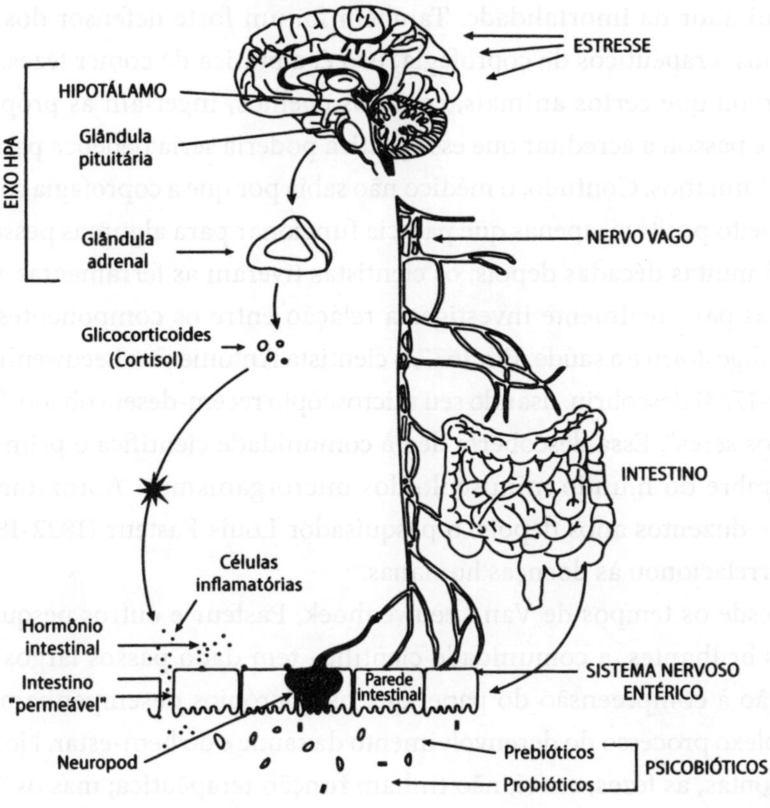

Nas seções a seguir, investigaremos os quatro principais canais do eixo intestino-cérebro mais detalhadamente. Você aprenderá a utilizar os psicobióticos para parar o pânico; encontrará dicas sobre como controlar o nervo vago para restaurar o equilíbrio e a calma no seu intestino e cérebro; conhecerá o mundo da inflamação e da saúde mental; e explorará a relação entre o intestino, os hormônios e o humor.

A DESCOBERTA DOS "PEQUENOS SERES"

A compreensão moderna da relação entre os micróbios intestinais e a saúde humana se baseia em séculos de conhecimentos compartilhados por pensadores e curandeiros. Por exemplo, o médico chinês Ge Hong (283-343 d.C.) foi um filósofo eclético, um alquimista e um pesquisador da imortalidade. Também foi um forte defensor dos benefícios terapêuticos da coprofagia, isto é, a prática de comer fezes. Ele observou que certos animais, como os coelhos, ingeriam as próprias fezes e passou a acreditar que essa prática poderia seria benéfica para os seres humanos. Contudo, o médico não sabia por que a coprofagia surtia um efeito positivo, apenas que parecia funcionar para algumas pessoas.

Só muitas décadas depois, os cientistas tiveram as ferramentas adequadas para realmente investigar a relação entre os componentes do trato digestório e a saúde. Em 1677, o cientista Antonie van Leeuwenhoek (1632-1723) descobriu, usando seu microscópio recém-desenvolvido, "pequenos seres". Essa descoberta deu à comunidade científica o primeiro vislumbre do mundo minúsculo dos microrganismos. Aproximadamente duzentos anos depois, o pesquisador Louis Pasteur (1822-1895) os correlacionou às doenças humanas.

Desde os tempos de Van Leeuwenhoek, Pasteur e outros pesquisadores brilhantes, a comunidade científica tem dado passos largos em direção à compreensão do papel que os micróbios desempenham no complexo processo do desenvolvimento da saúde e do bem-estar. No fim das contas, as fezes, em si, não tinham função terapêutica; mas os "pequenos seres", ou microrganismos saudáveis, presentes na sopa amarela de Ge Hong de fato ofereciam benefícios potenciais à saúde. Vejamos os microrganismos do corpo humano mais detalhadamente.

A FLORA

Mais de cem trilhões de microrganismos vivem no seu corpo, e esse coletivo recebe o nome de flora intestinal. Cada pessoa a herdou de seus ancestrais, e ela é tão única quanto uma digital. Por ter a habilidade de se transformar a cada vinte minutos e de alterar a própria composição em reposta a cada refeição que recebe, a flora tem um papel primordial na capacidade humana de se adaptar rapidamente aos agentes estressores, pois regula o sistema imunológico, os níveis hormonais e os neurotransmissores.

Alguns tipos de bactéria nos ajudam a permanecer saudáveis e nos protegem da ansiedade e do estresse, enquanto outras nos adoecem e deprimem. Cada cepa tem um conjunto único de características, como os tipos de nutrientes que metabolizam, os neurotransmissores que produzem e as doenças que ajudam a prevenir.

É importante escolher um suplemento probiótico que contenha cepas já estudadas e que comprovadamente:

- Tenham eficácia terapêutica para agir onde você precisa
- Trabalhem cooperativamente quando combinadas com outras cepas suplementadas

Imagine que você tenha um jardim com vários tipos de plantas, cada uma com uma função diferente. Algumas manterão a saúde do solo, outras atrairão polinizadores. Você quer garantir que plantas invasoras ou que atraiam pragas não cresçam.

As cepas das bactérias da flora intestinal são como uma variedade de plantas em um mesmo jardim. Cada cepa tem uma função específica, e o ideal é que todas trabalhem em sinergia para a manutenção de um corpo saudável e a proteção contra patógenos.

PSICOBIÓTICOS

Ao longo da última década, os pesquisadores pioneiros John Cryan e Ted Dinan publicaram mais de quatrocentos artigos revisados por pares sobre membros específicos da nossa comunidade microbiana envolvidos na regulação do humor e da mente. Eles chamaram essas bactérias benéficas de *psicobióticos*.

"Um intestino saudável está conectado a uma mente saudável", afirmou Cryan durante uma entrevista após o lançamento do livro *The Psychobiotic Revolution: Mood, Food, and the New Science of the Gut-Brain Connection* [A revolução psicobiótica: humor, comida e a nova ciência da conexão intestino-cérebro, em tradução livre], escrito em coautoria com Scott Anderson. "Estamos falando de uma mudança de paradigma no conceito do funcionamento cerebral."

Os micróbios intestinais têm um papel assustadoramente complexo no humor e na mente. Os micróbios psicobióticos conseguem produzir neurotransmissores que alteram o humor, como o GABA e a acetilcolina, que induzem o relaxamento, a dopamina, que é estimulante, e 90% da serotonina, que é responsável pela regulação de emoções.

Ao que parece, a comunidade de micróbios que vive no intestino é bastante comunicativa e está o tempo todo enviando mensagens para o cérebro. Contudo, nem todos os probióticos têm os mesmos efeitos, e nem todos os suplementos probióticos são desenvolvidos da mesma maneira.

COMO ESCOLHER UM PSICOBIÓTICO

Escolher o psicobiótico certo pode ser desafiador, visto que o seu processo de produção evolui constantemente. Para garantir a escolha do melhor produto possível, considere os fatores-chave descritos a seguir.

A abordagem antiga: uma variedade de recursos

Por anos, os pesquisadores utilizaram vários recursos e combinaram o máximo possível de bactérias benéficas nas fórmulas probióticas comercializadas, como as do gênero *Bifidobacterium* e *Lactobacillus* e a levedura *Saccharomyces boulardii*. Contudo, pesquisas recentes mostram que diferentes cepas probióticas de uma mesma espécie de bactérias desempenham funções diferentes na gestão da saúde e de doenças específicas.

Ao escolher o probiótico certo para você, tente combinar os seus sintomas com as cepas bacterianas que comprovadamente os influenciam: por exemplo, ansiedade atrelada à raiva, ou ansiedade e inflamação, ou ansiedade associada a um ambiente de trabalho altamente estressante.

Quanto mais precisa for a combinação, maior a probabilidade de sucesso. A seguir, apresento um guia relacionando as melhores cepas para cada sintoma.

PROBIÓTICOS PARA ANSIEDADE*

PROBIÓTICO	SINTOMAS PARA OS QUAIS PODE SER ÚTIL	CEPAS ESTUDADAS
Bifidobacterium breve	Níveis altos de cortisol; inflamação; resposta exagerada ao estresse. Tende a ser útil em pessoas com estresse crônico.	CCFM1025
Bifidobacterium longum	Ansiedade depressiva; Ansiedade Mental (principalmente para a confusão mental); baixos níveis de GABA; reatividade emocional a estímulos negativos.	R0175, 1714, NCC3001
Lactobacillus plantarum	Sintomas de burnout causados por excesso de estresse; distúrbios do sono; tomada de decisões influenciada pelas emoções.	PS128TM, W62
Lactobacillus helveticus	Ansiedade colérica; altos níveis de cortisol; inflamação.	R0052
Lactobacillus casei	Dificuldade com a gestão do estresse; inflamação intestinal; baixos níveis de GABA e acetilcolina.	Shirota
Lactobacillus reuteri	Cérebro em estado de estresse crônico; baixos níveis de GABA, de acetilcolina e de serotonina.	DSM 17938, JCM 1117

Lactobacillus rhamnosus	Sintomas do puerpério; patógenos intestinais; estresse crônico	GG, LC-705
* Por favor, note que essa tabela é breve porque o intuito é que não seja exaustiva. Existem outros probióticos e cepas probióticas que auxiliam no tratamento da ansiedade e do pânico.		

A criação do microbioma dos sonhos

Escolher um probiótico com cepas que se complementam é como contratar o time dos sonhos para trabalhar em função do intestino. Alguns probióticos, como *Bifidobacterium breve* e *longum*, formam combinações poderosas. Foi comprovado que eles têm a habilidade de combater a ansiedade como uma equipe e que alcançam resultados melhores do que conseguiriam individualmente. A arma secreta é a sinergia, a arte de selecionar um par de cepas que potencializem os benefícios uma da outra.

Mas nem todos o probióticos funcionam. Alguns entram em conflito e cancelam os efeitos um do outro. Por isso, é importante escolher um suplemento cuidadosamente formulado para incluir as cepas que trabalham em sinergia.

A importância dos testes clínicos

Ao escolher um probiótico, procure um que tenha sido utilizado em testes clínicos conduzidos em seres humanos, porque fornecem evidências de quando os probióticos são eficazes e trabalham em sinergia.

Por exemplo, se você quer um probiótico para auxiliar na manutenção da saúde do eixo intestino-cérebro, procure por algum que tenha passado por testes clínicos em humanos e demonstrou melhorar a saúde intestinal e a função cerebral nos participantes da pesquisa. Se o seu objetivo é encontrar um probiótico para aliviar a ansiedade por meio da redução da histamina, pesquise testes clínicos com resultados que mostrem especificamente níveis reduzidos desse mensageiro químico.

É extremamente importante garantir que a fórmula adquirida seja a mesma estudada nos testes clínicos. Alguns laboratórios de suplementos modificam as fórmulas, o que diminui a eficácia do produto, então escolha um que seja confiável, garantindo que ele não recorrerá a uma estratégia tão fraudulenta.

As evidências mais convincentes abrangem inúmeras pesquisas com resultados positivos, que utilizam medidas objetivas, como marcadores inflamatórios, zonulina e vários marcadores laboratoriais (amostras sanguíneas e fecais). Em alguns casos, também usam dados de imagens por ressonância magnética funcional.

Controle de qualidade

Outra forma de identificar um bom probiótico é procurar pelos que são certificados por outras empresas, como a U.S. Pharmacopeia ou a NSF International. Elas avaliam os probióticos para atestar se atendem aos padrões de qualidade.

Viabilidade

Além dos testes clínicos, procure por laboratórios que façam estudos sobre *viabilidade*, que se refere à quantidade de bactérias vivas em um suplemento. Os probióticos podem perder a viabilidade durante a produção, o armazenamento e o transporte. Portanto, considere algum que comprovadamente mantenha a viabilidade ao longo de todo o processo de produção.

Sei que é muita informação para guardar, então vou facilitar a sua vida. No site drnicolecain.com, você encontrará, em inglês, uma lista atualizada das minhas combinações de probióticos preferidas.

Agora que já falamos sobre os probióticos e as cepas, vamos estudar o nervo vago e o sistema nervoso entérico.

O NERVO VAGO E O SISTEMA NERVOSO ENTÉRICO

O intestino e o cérebro estão mais conectados do que você imagina. O nervo vago (ou décimo nervo craniano) é longo e é responsável pela troca de informações entre o cérebro e o sistema nervoso entérico (discutido no Capítulo 4). Esse sistema é como um minicérebro intestinal, controla desde a digestão até o humor e, por isso, geralmente é chamado de "segundo cérebro".

A ativação do nervo vago é um dos controles mais poderosos que temos para dar um *reset* e sair de um estado de estresse elevado (estimulação autonômica) para um de calma e tranquilidade (estado parassimpático).

No intestino, os micróbios vivem de maneira plena produzindo neurotransmissores, como a serotonina, a acetilcolina, a dopamina e o GABA, e "jogando conversa fora" com o sistema nervoso, o que impacta os sentimentos, os níveis hormonais e até mesmo as funções de cada órgão de tempos em tempos.

O estímulo do nervo vago pode tirar o corpo da ativação simpática (aquele estado em que o coração bate forte, os nervos formigam, o estômago contrai e os pensamentos ficam acelerados) e levá-lo a um estado parassimpático (emoções calmas, enraizadas e tranquilas).

A sinalização do nervo vago dirá ao corpo para relaxar, e a composição de micróbios do intestino enviará uma resposta. Os cientistas identificaram cepas de bactérias intestinais específicas que conseguem se comunicar com o nervo vago.

Nas paredes do trato digestório existem pequenas células chamadas *neuropods*. Elas estão envolvidas pela rede de nervos do trato digestório, o sistema nervoso entérico. Pesquisas sugerem que a flora envia mensagens químicas para os *neuropods* nas paredes intestinais, estimulando-os a liberar aquele sinal por intermédio do sistema nervoso entérico até o nervo vago.

O que acontece a seguir depende do tipo de mensagem química enviada pela flora intestinal. Por exemplo:

- As cepas das bactérias *Bacillus* liberam dopamina ou noradrenalina.
- As bactérias do gênero *Bifidobacterium* secretam GABA.
- As famílias *Enterococcus* e *Streptococcus* favorecem a produção de serotonina.
- A bactérias do gênero *Escherichia* produzem noradrenalina e serotonina, e são famosas por isso.
- A família *Lactobacillus* produz GABA e acetilcolina.

Cada um desses neuroquímicos surte efeitos diferentes na maneira como você se sente física e/ou mentalmente.

A adrenalina é um neurotransmissor que leva à estimulação autonômica ou ao medo, já o GABA faz o contrário, relaxando e acalmando o corpo. Se você está ansioso, seria interessante suplementar com as bactérias dos gêneros *Bifidobacterium* e *Lactobacillus* para induzir o corpo a produzir maiores quantidades de GABA.

Cuidar da saúde intestinal é uma parte importante do tratamento da ansiedade. Veremos mais sobre dietas específicas no Capítulo 11.

O SISTEMA IMUNOLÓGICO INTESTINAL

Você sabia que um corpo inflamado pode levar a ataques de pânico e de ansiedade? Essa informação pode ser um divisor de águas na jornada para se libertar do pânico.

O sistema imunológico intestinal é uma complexa rede de comunicação entre o intestino, o cérebro e o sistema imunológico. Este último é o sistema de defesa contra infecções — formado pelo sistema linfático, pelo baço, pelo timo, pela medula óssea, pelos glóbulos brancos, pelos anticorpos e pelo sistema complemento. Quando o sistema imunológico é ativado, ele libera substâncias químicas chamadas histaminas ou citocinas. Essas células inflamatórias podem viajar por todo o corpo e afetar outros órgãos, entre eles o cérebro.

De acordo com médico, ph.D. e professor emérito de medicina na UCLA David Heber, "setenta por cento do sistema imunológico está localizado no intestino". A flora regula todo o processo como um maestro.

A INFLAMAÇÃO E O CÉREBRO

A inflamação, uma resposta natural a ferimentos e infecções, nos protege ao recrutar células especializadas do sistema imune para o local ferido ou infeccionado, onde elas liberam agentes químicos que combatem o problema e reparam os danos. No cérebro, a inflamação ativa a amígdala, que é responsável pelo processamento de emoções como a ansiedade e o medo. Quando ela é ativada, além da ansiedade, surgem sintomas de estresse e depressão.

A inflamação crônica pode ser um problema imenso para a saúde emocional e física.

INTESTINO PERMEÁVEL, CÉREBRO PERMEÁVEL

As inflamações excessivas ou crônicas também danificam as células intestinais, o que causa hiperpermeabilidade do trato digestório (por isso o nome "intestino permeável") ou "vazamentos" na barreira intestinal. Como consequência desses vazamentos, as bactérias, toxinas e outras substâncias nocivas podem sair do trato gastrointestinal e entrar na corrente sanguínea, que não é o lugar adequado para elas.

Ao entrar na circulação, essas substâncias podem causar problemas por todo o corpo, incluindo danos à barreira hematoencefálica, a membrana semipermeável que protege o cérebro das substâncias prejudiciais que circulam na corrente sanguínea.

Quando a barreira hematoencefálica é danificada, ela se torna permeável, permitindo a entrada dessas substâncias nocivas no cérebro. Os danos subsequentes podem consistir em uma miríade de sintomas que vão de ataques de pânico a doenças neurodegenerativas.

CAUSAS DA PERMEABILIDADE INTESTINAL

INTESTINO PERMEÁVEL = CÉREBRO PERMEÁVEL

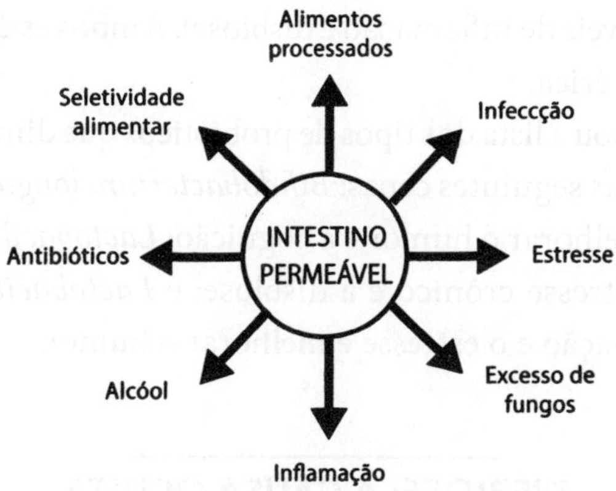

Sophia

Por ser aposentada e continuar trabalhando como consultora para uma empresa de engenharia, Sophia geralmente é convidada para palestrar em conferências. Porém havia um problema: ela tinha fobia de falar em público.

Sempre que aceitava dar uma palestra, sentia o estômago se revirar, gerando gases, estufamento, dor abdominal e crises insistentes de diarreia.

Nem sempre a situação foi tão debilitante para Sophia. No início, ela sofria com o que descreveu como "frio" na barriga, mas os sintomas pioraram com o tempo. Os médicos testaram diferentes remédios, mas os antidepressivos cortavam sua libido, os benzodiazepínicos causavam confusão mental, os betabloqueadores a deixavam hipotensa, os antiácidos não faziam nem cócegas na dor e os anti-histamínicos só a deixavam com sono.

Sophia estava sofrendo com sintomas de Ansiedade Entérica (veja o Capítulo 3). Um dos melhores testes para identificar a causa dessa ansiedade é uma análise global das fezes, e ela concordou em fazê-la na esperança de que os resultados respondessem por que ela se sentia daquela forma e o que fazer. E, de fato, eles ofereceram um monte de respostas.

O teste específico que ela fez analisou a disbiose, a inflamação, os marcadores de saúde do microbioma intestinal e os patógenos. Os resultados revelaram que ela tinha níveis excessivos de cândida (um tipo de fungo associado a sintomas digestivos e de ansiedade) e excesso de bactérias produtoras de gás metano (o que causa flatulência, acúmulo de gases e níveis consideráveis de inflamação e disbiose). Ambos estão relacionados à Ansiedade Entérica.

Sophia analisou a lista dos tipos de probióticos que diminuem a ansiedade e circulou as seguintes cepas: *Bifidobacterium longum*, para aliviar a ansiedade e melhorar o humor e a cognição; *Lactobacillus rhamnosus*, para tratar o estresse crônico e a disbiose; e *Lactobacillus casei*, para reduzir a inflamação e o estresse e melhorar o humor.

DISBIOSE: A CAUSA OCULTA DA ANSIEDADE

A disbiose é uma condição na qual a flora intestinal fica desregulada. Está associada à perda das bactérias benéficas, crescimento excessivo das nocivas ou redução da diversidade microbiana. E é causado por inúmeros fatores, como estresse, ambientes tóxicos, dieta, desregulações hormonais e medicações. A disbiose está relacionada a muitos problemas de saúde, inclusive a ansiedade e o pânico.

A DISBIOSE E O PÂNICO

8 SINAIS DE QUE O SEU PÂNICO ESTÁ ASSOCIADO À DISBIOSE

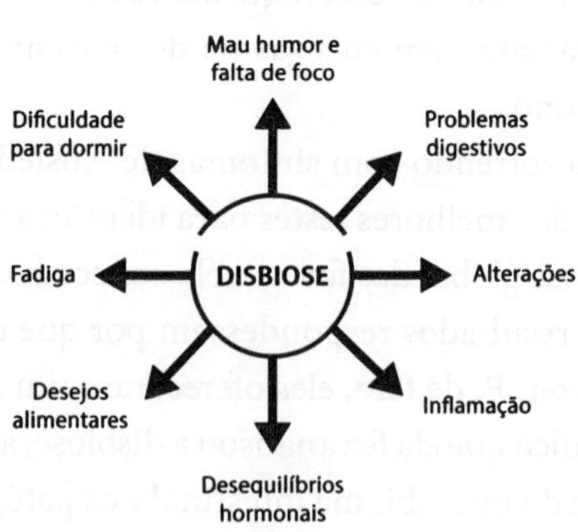
Mau humor e falta de foco
Dificuldade para dormir
Problemas digestivos
Fadiga
DISBIOSE
Alterações
Desejos alimentares
Inflamação
Desequilíbrios hormonais

Quando o assunto é a disbiose, há um consenso: quanto mais ela perdurar, piores e mais amplos serão os sintomas. Como no caso de Sophia, o que às vezes começa como uma desatenção ou ansiedade chatinhas pode escalonar com a piora da disbiose e se transformar em ataques de pânico intensos.

Na Parte III, você terá acesso aos meus protocolos preferidos para a cura rápida do intestino e do cérebro permeáveis e o combate à disbiose.

O SISTEMA ENDÓCRINO DO EIXO INTESTINO-CÉREBRO

Já lhe disseram que você tem "problemas" hormonais? Talvez você tenha um diagnóstico de hipotireoidismo, ou os seus níveis de estrogênio estejam desregulados, ou, ainda, seu nível de cortisol esteja baixo. Se investigarmos um pouco, provavelmente descobriremos que o intestino é, parcialmente, responsável por todas essas coisas.

O sistema entérico segue uma coreografia elaborada para deixar você preparado para sobreviver em qualquer circunstância, então, se elas forem minimamente estressantes, o trato digestório estará pronto para responder ao estresse.

O INSTESTINO E OS HORMÔNIOS SEXUAIS. A flora intestinal talvez esteja mais interessada nos seus hormônios sexuais do que você — e ela interage com eles de várias formas. Por exemplo, as enzimas beta-glucuronidase produzidas pelos clostrídios e as bactérias das espécies *Escherichia coli* e *Bacteroides* conseguem reativar e reabsorver estrogênio no intestino, interferindo nos níveis desse hormônio. Esse é um dos motivos pelos quais os antibióticos afetam a composição do microbioma e acarretam a redução de estrogênio.

O INTESTINO E OS HORMÔNIOS TIREOIDIANOS. O intestino exerce grande influência sobre os hormônios tireoidianos. Aqui estão três modos de como isso acontece:

- **DISBIOSE.** Os desequilíbrios na flora intestinal, ou disbioses, estão associados à sensibilidade não celíaca ao trigo e à doença celíaca, que geralmente ocorre concomitantemente a doenças autoimunes na tireoide, como a tireoidite de Hashimoto e a doença de Graves.
- **NUTRIENTES.** Para produzir os hormônios tireoidianos, o corpo precisa de micronutrientes específicos, como iodo, ferro, cobre, selênio e zinco, que são absorvidos e processados pelo intestino.
- **BACTÉRIAS BENÉFICAS.** Algumas cepas bacterianas, como a *Lactobacillus reuteri*, melhoram a função tireoidiana ao aumentar os níveis de T4 livre.

O INTESTINO E OS HORMÔNIOS ADRENAIS. Eles trabalham juntos para auxiliar no enfrentamento de qualquer estresse que a vida coloque no seu caminho.

Um estudo de 2021, publicado no *International Journal of Molecular Sciences*, revelou que a microbiota intestinal altera a expressão dos genes envolvidos na produção de cortisol, um hormônio do estresse. Isso significa que essas bactérias ajudam as glândulas adrenais a suprirem as necessidades corporais ao realmente mudar a expressão genética das pessoas. Além de colaborar nas respostas ao estresse, o cortisol também previne excessos inflamatórios. Como você pode ver, o intestino e os hormônios estão intimamente conectados. Isso quer dizer que se você está sofrendo com o pânico, cuidar da saúde intestinal pode contribuir na melhoria geral da saúde e na diminuição dos riscos de ataques de pânico. Não deixe de ler o Capítulo 11, que tem muitas dicas para melhorar a saúde intestinal, considerando a alimentação, a suplementação e hábitos.

EXAMES PARA ANSIEDADE ENTÉRICA

Os exames laboratoriais ajudam a identificar desequilíbrios no microbioma intestinal e nos sistemas imunológico e nervoso que contribuem com os sintomas no trato digestório, como a ansiedade, a depressão e a fadiga. Estes são os meus exames preferidos:

- **ANÁLISE FECAL.** Existem diferentes tipos de exames de fezes para medir diferentes marcadores. Por exemplo, alguns medem a diversidade da flora intestinal, identificam deficiências digestivas e investigam causas inflamatórias, e outros verificam as quantidades de bactérias e vírus específicos.
- **EXAME DE ÁCIDOS ORGÂNICOS.** Os ácidos orgânicos são produzidos pelo corpo, o que faz parte de um metabolismo normal. Os níveis deles na urina auxiliam na avaliação do intestino e dos sistemas imunológico e nervoso.
- **EXAMES IMUNOLÓGICOS.** Os anticorpos IgG são produzidos quando o sistema imunológico é exposto a uma proteína alimentar, mas não se sabe se essa exposição está causando reações problemáticas. Assim, o teste de eliminar e reintroduzir os alimentos é uma forma muito mais apurada de identificar se um alimento contribui para os sintomas. Esse teste alimentar será explicado no Capítulo 11.

Existem inúmeros exames laboratoriais à disposição e nem todos têm a mesma qualidade. Aqui estão algumas dicas para fazer a melhor escolha possível:

- Prefira laboratórios mais metódicos, que combinem testes de PCR, cultura e microscopia.
- Os parâmetros dos marcadores biológicos são diferentes, por isso, selecione exames que usem parâmetros baseados em pesquisas científicas.

- Se possível, escolha laboratórios endossados pelos líderes do ramo, como os membros do American College of Gastroenterology.*

Como saber se um laboratório ou exame específico se enquadra nesses critérios? Para começar, eles deveriam colocar essas informações no site oficial. Mas eu fiz esse trabalho para você: veja meus exames médicos preferidos, em inglês, no site drnicolecain.com.

GUIA BÁSICO PARA UM INTESTINO FELIZ

Quanto mais feliz seu intestino estiver, maiores serão as chances de você também estar feliz com sua mente. Falaremos mais sobre isso no Capítulo 11, mas existem duas mudanças principais que você pode fazer desde já para regular seu intestino.

- **ALTO CONSUMO DE FIBRAS.** Cada pessoa tem uma demanda diferente de fibras, e, dependendo do estado atual do seu intestino, talvez você precise aumentar a ingestão de fibras aos poucos. Tente começar com cinco gramas diários durante alguns dias; depois, aumente para dez gramas; e depois, vinte. Procure manter a dose diária em torno de vinte a trinta gramas. Dica: você consegue encontrar um ótimo calculador de fibras no site, em inglês, OmniCalculator.com.

Aqui estão alguns exemplos de alimentos ricos em fibras e amados pela flora intestinal:

- Grãos integrais, como aveia cozida, cevada, quinoa e arroz dos tipos integral e selvagem.
- Verduras, como brócolis e couve.

* Neste caso, converse com um médico de confiança sobre os exames corretos a serem pedidos. [*N. do R.T.*]

- Leguminosas, como lentilha, ervilha e feijão.
- Frutas, como banana e maçã.

- **INGESTÃO DE ALIMENTOS FERMENTADOS.** A flora intestinal ama isso. O meu preferido é o iogurte natural. Se você for vegano, existem muitas opções incríveis à base de plantas para experimentar. Outras opções são kimchi, chucrute, kombucha e kefir, mas lembre-se de que eles também podem elevar os níveis de histamina (vamos falar sobre isso no Capítulo 6).

O intestino abriga centenas de espécies bacterianas, e elas têm gostos, comportamentos e preferências únicos. Ingerir uma grande variedade de alimentos é uma das melhores formas de mantê-las felizes e saudáveis.

Matthew

Talvez você esteja se perguntando como Matthew curou a Ansiedade Entérica. Ele criou um plano feito sob medida para as suas necessidades individuais — algo que você também aprenderá a fazer nos passos descritos neste livro. O plano dele está a seguir; você irá observar algumas referências a tópicos que ainda não abordamos, mas não se preocupe, analisaremos esses e outros conceitos em breve!

Além disso, lembre-se de que, assim como o pânico se manifesta de um jeito único em cada pessoa, o plano de tratamento também é diferente para cada uma. Seu corpo naturalmente lhe dirá o que é necessário curar. As curas de Matthew, Esme, David, Aria, Jenny e Charlotte foram únicas, e a sua também será.

O PROTOCOLO ANTIPÂNICO DO MATTHEW

Minha Estratégia do Semáforo:

HÁBITOS QUE ME MANTÊM NO SINAL VERDE: Praticar jiu-jitsu; dormir regularmente; fazer terapia; seguir à risca meu protocolo de alimentação saudável; estimular o nervo vago.

SINAIS DE QUE ESTOU NO MOMENTO DE ATENÇÃO: Um sentimento inquietante de "certeza" nas entranhas; os pensamentos passam a analisar obsessivamente meu estado de saúde e o que o meu corpo está sentindo.

SINAIS DE QUE ESTOU NO SINAL AMARELO: Me sinto ansioso quanto à minha saúde; fico preocupado com cada pequena sensação; começo a me isolar.

HÁBITOS, SUPLEMENTOS E REMÉDIOS QUE ME LEVAM DE VOLTA AO ESTÁGIO DE SINAL VERDE: Um psicobiótico + 250 mg de *Saccharomyces boulardii* por dia. E 6g de fibra solúvel por dia.

SINAIS DE QUE ESTOU NO MOMENTO DE INSTABILIDADE: Andar de um lado para o outro; pensamentos acelerados; muita atividade no trato digestório; irritabilidade intestinal.

SINAIS DE QUE ESTOU NO SINAL VERMELHO: Pânico extremo; dor de barriga intensa; diarreia; isolamento social.

MEUS RECURSOS PARA ENFRENTAR AS CRISES: Pedir ajuda à minha irmã; ligar para a linha telefônica de emergência 988; usar meu Kit Pânico; renovar a prescrição do meu medicamento com o médico.

Meu dosha:

- Sinais e sintomas que indicam o desalinhamento do meu *dosha*: Ansiedade Entérica vata, excesso de gases, estufamento, pensamentos acelerados, distração e inquietação.

- Alimentos que me ajudam a equilibrar o meu *dosha*: óleo de gergelim, verduras cozidas, tubérculos.

- Temperos que me ajudam a equilibrar o meu *dosha*: curry, gengibre, cravo, noz-moscada, canela.

- Hábitos que me ajudam a equilibrar o meu *dosha*: andar descalço na grama; sentar com as costas apoiadas em uma árvore; mastigar vagarosa e conscientemente; inspirar levando a cabeça na direção dos pés e expirar; usar um cobertor pesado; usar um cobertor térmico.

FORMATAÇÃO DO PÂNICO

PASSO 1: Hábitos que acalmam o sistema nervoso: Preparar um kit pânico com especiarias naturais, sândalo, canela e cravo. Incluir uma bolsa térmica quente e fria. Incluir um brinquedo antiestresse com textura. Praticar o alongamento do período de expiração quando estiver fazendo os exercícios respiratórios.

PASSO 2: Hábitos de uma mente sã: Praticar meditação para manter a atenção focada. Fazer sudoku. Aprender japonês. Dedicar dez minutos por noite a cada atividade.

PASSO 3: Hábitos reintegrativos: Praticar automassagem e ser gentil com o meu corpo e/ou treinar prestar atenção nele. Praticar a interocepção trinta minutos por dia. Ouvir a meditação de Imaginação Somatográfica toda semana.

PASSO 4: Hábitos restaurativos: Praticar jiu-jítsu. Fazer terapia, focar a "avaliação estrutural da minha casa" e *Parts Work*. Praticar o exercício do vulcão três vezes a cada três horas quando estiver trabalhando sentado no escritório ou em casa.

NUTRIÇÃO. Alimentos antipânico aos quais estou dando prioridade: De acordo com o exame de fezes, preciso de mais diversidade microbiana e fibras para reduzir inflamações. Acrescentar salmão fresco ao cardápio da semana. Comer vegetais no vapor ou outras verduras cozidas diariamente. Ingerir fibras. Só comer açúcar refinado aos domingos.

META DE EXERCÍCIOS FÍSICOS: Escolher três exercícios e me comprometer a praticá-los.

- Atividade 1: Eu vou (defina um exercício) praticar jiu-jítsu por 2 horas (defina dias específicos) às segundas, terças e quintas.
- Atividade 2: Eu vou (defina um exercício) caminhar por 20 minutos (defina dias específicos) todos os dias.
- Atividade 3: Eu vou (defina um exercício) à academia por 45 minutos (defina dias específicos) aos sábados.

RECEITA FITOTERÁPICA ANTIPÂNICO: Tintura para o alívio de Ansiedade Entérica Vata com 40% de erva-cidreira (*Melissa officinalis*), 30% de solidéu-da-virgínia (*Scutellaria lateriflora*), 25% de funcho (*Foeniculum vulgare*), 5% de gengibre (*Zingiber officinale*). Tomar três doses grandes no suco ou na água toda manhã e toda noite.

SUPLEMENTOS ANTIPÂNICO: Suplemento específico para ansiedade: "sono feliz em pó" antes de sair de casa.

PRÓXIMOS PASSOS

A história de Matthew é única devido às experiências e necessidades emocionais e físicas individuais dele, mas essa é a beleza dos princípios ensinados neste livro. Ele conseguiu aprender a ouvir o próprio corpo por intermédio dos sintomas e, com a ajuda de exames específicos, criou um plano que recalibrou o próprio cérebro e corpo, não para que estivessem programados para o pânico, mas para que fossem mais confiantes e livres.

E você também consegue.

Aqui estão algumas questões extras para considerar:

1. **PERGUNTE-SE:** *Como a informação sobre o eixo intestino-cérebro me afeta? O que meus sintomas estão tentando me dizer?* Investigar a fundo pode trazer à tona dados surpreendentes e criar canais de cura inesperados.
2. **FAÇA EXAMES MÉDICOS LABORATORIAIS:** Acessar informações sobre o que acontece no seu intestino pode indicar a melhor forma fazer seus sintomas específicos pararem.
3. **ESTIMULE O NERVO VAGO:** Lembre-se de que o nervo vago é o botão que liga e desliga o sistema nervoso autônomo. Quanto mais você praticar, mais conseguirá frear os sentimentos de pânico quando quiser e de maneira eficaz. Leia mais sobre como estimular o nervo vago entrando no site drnicolecain.com e digitando *vagus* na barra de pesquisa.
4. **APLIQUE SOLUÇÕES HOLÍSTICAS:** Agora que sabe mais sobre o eixo intestino-cérebro, você já pode reunir as informações que obteve até aqui, ir para a Parte III e explorar os recursos holísticos que talvez possam lhe ajudar o quanto antes.

EIXO INTESTINO-CÉREBRO – ML, NL

A ansiedade que se manifesta no seu intestino se chama Ansiedade Entérica.

O intestino e nossa mente se comunicam por meio do eixo intestino-cérebro.

Os micróbios intestinais regulam os hormônios, a imunidade, os neurotransmissores e outras funções corporais.

Os psicobióticos são um grupo de bactérias benéficas para o humor.

A microbiota intestinal pode estimular o nervo vago a parar o pânico e induzir a calma.

6

OS NEUROTRANSMISSORES E O PÂNICO

— Tenho altos e baixos, mas os baixos estão cada vez mais frequentes e intensos.

Pelo telefone, ouço David digitar no computador. Ele costuma fazer outras coisas durante as nossas chamadas.

— Lido com isso a vida inteira. Mas agora está afetando negativamente a minha esposa e os meus filhos. Não consigo dormir, então acabo ficando irritado, ansioso ou prestes a explodir. Isso faz eu me sentir culpado e com ainda mais raiva. Não sei mais o que fazer. Não quero tomar medicamentos, mas com certeza tem algo de errado no meu cérebro. Meu terapeuta me encaminhou para uma consulta psiquiátrica na próxima sexta porque aparentemente tenho algum desequilíbrio químico.

Este é o tipo de coisa que costumamos ouvir quando os sintomas da nossa saúde mental começam a interferir na vida: que as substâncias químicas cerebrais estão desreguladas e que existem remédios indicados para corrigir isso.

Mas a história de David vai muito além.

Nos últimos cinco anos, mais ou menos, ele também tem sofrido com dores de cabeça, tonturas, problemas digestivos e propensão a desastres. Um clínico geral analisou seu hemograma básico e lhe deu um atestado de boa saúde (à exceção do suposto desequilíbrio químico em seu cérebro), mas David não ficou convencido, então investigou um pouco mais.

Ele descobriu algo que desejou ter percebido 46 anos antes. Mais sobre isso no Capítulo 7.

NESTE CAPÍTULO

Neste capítulo, você será instruído sobre as substâncias químicas do cérebro: como funcionam, o que fazem e alguns mitos que as rodeiam desde a década de 1960. Você vai aprender:

- A avaliar se possivelmente tem algum desequilíbrio químico no seu cérebro.
- O papel dos neurotransmissores no pânico.
- Como e por que os neurotransmissores se desregulam.
- Quais testes fazer para investigar os desequilíbrios químicos.

A TEORIA DO DESEQUILÍBRIO QUÍMICO

Em 1937, os cientistas italianos Maffu Vialli e Vittorio Espamer fizeram uma descoberta que se tornou uma das mais importantes para a neurociência: uma molécula sinalizadora que eles chamaram de enteramina e que, anos mais tarde, ficou conhecida como *serotonina*. Ela estava localizada em pequenas células do intestino. Nos anos seguintes, outros pesquisadores identificaram diversas substâncias químicas além dessa, como a dopamina, a adrenalina e o GABA.

Em 1974, cerca de 37 anos depois da descoberta da serotonina, foi publicado o primeiro artigo propondo um novo tratamento para melhorar o humor: uma droga chamada fluoxetina (Prozac), projetada para aumentar os níveis dessa substância no cérebro. A teoria era de que os baixos níveis do neurotransmissor causavam depressão e ansiedade e que, portanto, induzir a produção dele no cérebro com um inibidor seletivo de recaptação da serotonina (ISRS) melhoraria o humor. Essa foi a gênese da teoria do desequilíbrio químico, a qual — apesar de ter sido questionada em muitas publicações posteriores — dominou a compreensão médica sobre saúde mental.

Até pouco tempo atrás.

Em 2022, uma meta-análise e revisão sistemática imensa, publicada pelo periódico *Molecular Psychiatry*, desbancou essa teoria. A conclusão do estudo pode ser resumida à seguinte citação: "Não há evidências convincentes de que a depressão esteja associada a, ou seja causada por, baixas concentração ou baixa atividade de serotonina."*

E foi assim que voltamos à estaca zero.

Este, no entanto, é um ótimo lugar para se estar, porque quando não temos as respostas, podemos procurar por elas. Em vez de presumir que as pessoas têm desequilíbrios químicos, temos a oportunidade de fazer perguntas como:

- Por que os antidepressivos funcionam para algumas pessoas, mas não para outras?
- Por que trinta minutos depois de tomar um ISRS, como o Prozac, os níveis de serotonina nas sinapses neurais aumentam rapidamente, mas leva cerca de duas semanas para o paciente se sentir melhor?
- O que mais pode estar acontecendo sob a superfície?
- O que fazemos agora?

Fico muito feliz que você tenha perguntado.
Vou começar lhe apresentando os neurotransmissores.

---

* A relação neurotransmissores-distúrbios de humor ainda é extremamente relevante e nós não voltamos à estaca zero. Sabemos que doenças como a depressão são multifatoriais, mas isso não anula a ação dos antidepressivos. Mais sobre o assunto em: <https://g1.globo.com/saude/noticia/2022/07/23/estudo-sugere-que-depressao-nao-esta-relacionada-com-baixos-niveis-de-serotonina-o-hormonio-da-felicidade.ghtml> Acesso em 29 de maio de 2025. [*N. do R.T.*]

CONHECENDO OS NEUROTRANSMISSORES

Ao longo deste capítulo, você vai aprender *muito* sobre neurotransmissores: o que são, como são feitos, como ocorre sua degradação, de que maneira se relacionam ao pânico, como investigar as possíveis desregulações, e muito mais.

Criei *checklists* autoaplicáveis para lhe ajudar a identificar os neurotransmissores mais relevantes para você, mas deixo aqui três ressalvas:

1. **OS NEUROTRANSMISSORES SÃO INFLUENCIADOS POR INÚMERAS VARIÁVEIS.** Suas experiências, seus traumas, seus níveis nutricionais, sua flora intestinal, o processo de desintoxicação que seu corpo faz, sua genética, *outros* neurotransmissores e diversos fatores além desses influenciam o todo. Então, vou lhe ensinar sobre os neurotransmissores, mas quero que lembre-se de que eles são apenas uma parte.

2. **OS MEDICAMENTOS E SUPLEMENTOS ALTERAM O EQUILÍBRIO QUÍMICO.** Mesmo que você faça uso de medicamentos, as informações aqui podem ajudar muito. Por exemplo, digamos que você tome um antidepressivo projetado para aumentar a serotonina e, mesmo assim, os resultados da sua autoavaliação revelam que você está com níveis baixíssimos dessa substância. Tendo essa informação, você pode recorrer a exames que testem os metabólitos da serotonina e confirmar se ela está funcionando. Então, qualquer que seja sua situação, não se preocupe, este capítulo ainda pode ser muito útil e relevante para o seu tratamento.

3. **É POSSÍVEL PREENCHER UMA INFINIDADE DE LIVROS COM INFORMAÇÕES SOBRE O SISTEMA NERVOSO.** Já fizeram isso. Embora não seja possível abordar todas neste livro, me empenhei em condensar as informações mais úteis e relevantes.

Ok, agora vamos para a parte boa.

• *Serotonina*

Se fizessem um concurso de popularidade dos neurotransmissores, a serotonina ganharia de lavada. Os antidepressivos do tipo ISRS estão entre as dez medicações mais prescritas no mundo todo. Existe até o *Serotonin Club*, uma sociedade internacional dedicada à pesquisa de tudo que estiver relacionado ao tema. Com esse tipo de publicidade, não é de se admirar que essa substância química tenha dominado o mercado da saúde mental por décadas.

Pense nela como uma amiga que sempre leva o crédito pelos sentimentos bons. Está se sentindo feliz e animado? O funcionamento da sua serotonina deve estar redondinho! Está mal-humorado e triste? Precisa de mais serotonina! Por mais que a serotonina, de fato, desempenhe um papel importante no humor, ela é apenas parte de um sistema complexo que regula a nossa forma de pensar e sentir.

Para ajudar-lhe a embarcar na jornada de aprendizado sobre todos os neurotransmissores reguladores do humor, criei um *checklist* da serotonina. Tudo o que você precisa fazer é ticar as caixas, ou a caixa, com as quais se identifica!

CHECKLIST AUTOAVALIATIVO
SINAIS DE DESREGULAÇÃO SEROTONINÉRGICA

Instruções: marque as caixas, ou a caixa, com as quais se identifica e anote a pontuação total no espaço indicado.

- ☐ Aumento do apetite, com desejos por doces e carboidratos
- ☐ Dificuldade para pegar no sono e/ou permanecer dormindo
- ☐ Enxaqueca
- ☐ Diarreia, enjoo ou síndrome do intestino irritável
- ☐ Alta sensibilidade à dor

TOTAL: ______/5

PONTUAÇÃO: Se você marcou mais de duas caixas, considere fazer exames para detectar níveis de serotonina muito baixos.

- ☐ Temperatura corporal alta, suor e febre
- ☐ Pupilas dilatadas
- ☐ Espasmos, tremores e rigidez muscular
- ☐ Agitação extrema
- ☐ Inquietação

TOTAL: ______/5

PONTUAÇÃO: Se você marcou mais de duas caixas, considere fazer exames para detectar níveis de serotonina muito altos. Esse excesso está associado a uma condição chamada síndrome serotoninérgica, que pode ser fatal.

É imperativo saber que marcar as caixas não indica necessariamente níveis anormais de serotonina, mas pode auxiliar na identificação de quais áreas precisam ser melhor investigadas.

Status do relacionamento entre a serotonina e o humor:
É complicado.

A teoria do desequilíbrio químico sugere que a depressão e a ansiedade são causadas por níveis baixos de serotonina, e hoje sabemos que isso não está totalmente correto.

Contudo, existem vários estudos que teorizam sobre como e por que a serotonina afeta o humor. Alguns apontam que ela:

- **PROMOVE O CRESCIMENTO DE NOVOS NEURÔNIOS CEREBRAIS.** Algumas pesquisas sugerem que isso ocorre nas partes cerebrais que controlam o medo, a memória e o humor Porém, esses efeitos podem variar dependendo do tipo do receptor de serotonina que está ativado no cérebro. Por exemplo, a ativação de certos receptores na amígdala (a área cerebral responsável pela resposta de luta ou fuga) pode ajudar a reduzir a ansiedade; a ativação de outros receptores, em contrapartida, pode intensificá-la.

- **REDUZ INFLAMAÇÕES.** O processo inflamatório está associado à ansiedade e à depressão, e a serotonina pode ajudar a reduzir a inflamação e regular o sistema imune. Alguns ISRSs, como o citalopram (Celexa), a fluoxetina (Prozac) e a sertralina (Zoloft), têm efeitos anti-inflamatórios mais fortes do que outros, como a paroxetina (Paxil) e a fluvoxamina (Luvox), o que os torna mais úteis para pessoas cujos sintomas de pânico estão relacionados à inflamação. Contudo, existem formas naturais e holísticas de promover essa redução, e elas podem ser ainda mais eficazes sem os efeitos colaterais dos antidepressivos. A Parte III traz bastante informação sobre essas estratégias.

- **POTENCIALIZA AS RESPOSTAS AO ESTRESSE.** Outra teoria é a de que a serotonina diminui a ansiedade ao potencializar a capacidade de reação ao estresse. Ela faz isso ao estimular a liberação de cortisol pelo eixo hipotálamo-pituitária-adrenal (HPA).

- **COMUNICA-SE POR MEIO DA CONEXÃO INTESTINO-CÉREBRO.** Além do cérebro, as células do sistema imune (como os mastócitos), do estômago e do intestino delgado também produzem serotonina. Parte da microbiota no intestino também a produz, como as espécies *Lactococcus*, *Lactobacillus*, *Streptococcus*, *Escherichia coli* e *Klebsiella*. A serotonina produzida no intestino influencia o cérebro, e vice-versa. Esse tema é mais explorado no Capítulo 5.

> **Fato curioso:** Você sabia que apenas cerca de 5% da serotonina presente no corpo é produzida no cérebro? Os outros 95% são produzidos no intestino. Isso só reforça o fato de que a saúde intestinal é de extrema importância.

O mais provável é que as nossas experiências emocionais resultem da mistura de todas as teorias listadas acima (e outras). O humor e a predisposição ao pânico e à ansiedade são influenciados por inúmeros fatores, como o sistema de resposta ao estresse, a flora intestinal, os níveis de inflamação e a quantidade de nutrientes e minerais importantes no corpo.

À medida que for avançando na jornada para tornar-se à prova de pânico, é importante reconhecer como a dieta, o processo inflamatório e o humor estão interconectados. Mesmo as menores mudanças na rotina da sua saúde podem ter um impacto enorme no seu bem-estar geral.

Vamos nos aprofundar na ciência por trás da serotonina para descobrir como compor seu Protocolo Antipânico. Para isso, vou abordar os seguintes tópicos:

- A ciência por trás da serotonina
- O excesso de algo bom pode ser negativo?
- A serotonina é ideal para você?
- Examinando os níveis de serotonina

A ciência por trás da serotonina

A serotonina é composta de triptofano, um aminoácido encontrado em vários alimentos, como peixes, ovos, bananas e perus. Embora o triptofano seja frequentemente associado à sonolência que se sente após jantar peru, a quantidade presente na ave é insuficiente para dar sono. É mais provável que a sensação de letargia seja consequência da quantidade de comida ingerida.

Para transformar o triptofano em serotonina, o corpo passa por várias etapas que demandam vitaminas e minerais específicos, como as vitaminas B1, B2, B3, B6, C e D, além de ferro e magnésio.

Por fim, o triptofano vira uma substância chamada ácido 5-hidroxi-indolacético (5-HIAA), que é excretado pelo corpo em forma de urina. É importante saber disso porque é possível descobrir um pouco sobre a metabolização da serotonina ao analisar os níveis de 5-HIAA por meio do exame de urina. (Falaremos mais sobre isso ainda nesta seção.)

É a partir desse ponto que as coisas podem começar a sair do controle. Quando há inflamação, a metabolização muda e o triptofano pode ser direcionado para uma rota diferente, conhecida como via das quinureninas, envolvida na regulação da resposta inflamatória. Isso significa que, mesmo que tenha uma quantidade suficiente de substâncias químicas ideais no cérebro, você ainda pode desenvolver sintomas de ansiedade ou depressão caso seu corpo não as processe de maneira adequada.

A via das quinureninas, na verdade, é composta de *duas* ramificações. Uma é útil, a outra, problemática. Conseguimos auxiliar a parte útil na redução de inflamações no cérebro ao suplementar vitamina B3 (niacina).

Lembre-se destes dois pontos importantes: (1) é preciso manter os níveis inflamatórios baixos, e (2) certifique-se de ingerir as vitaminas e os nutrientes certos em quantidades suficientes para auxiliar as principais rotas corporais.

Você está se perguntando como identificar a causa das inflamações e das desregulações na microbiota intestinal, e quais outros fatores influenciam os níveis de serotonina? É aqui que entram os exames. Mas, primeiro, precisamos conversar sobre o lado sombrio da serotonina.

O excesso de algo bom pode ser negativo?
O fracasso da serotonina

O que acontece quando você ingere grandes quantidades de um antidepressivo como a sertralina (Zoloft)?

Agitação. Tremores. Palpitações. Diarreia. Pressão alta. Pupilas dilatadas. Você corre o risco de desenvolver a síndrome serotoninérgica — uma condição desencadeada pelo excesso de serotonina no organismo, e que pode ser fatal.

Mas e se você trocasse a medicação estimuladora de serotonina por quantidades cavalares de algo natural, como o 5-hidroxitriptofano (5-HTP)? Daria no mesmo.

Muitos anos atrás, Jenny, uma paciente minha, compartilhou o que aconteceu com ela depois de ter tomado "algo bom" em excesso.

— Eu estava passando por um período ruim. Muito ruim. Tinha acabado de terminar um relacionamento, minha mãe estava doente e se mudou para a minha casa e meu orçamento estava apertado.

Jenny sempre defendeu que a saúde devia vir em primeiro lugar. Após ser diagnosticada com transtorno bipolar, ela se esforçou para mudar de vida, a começar pela saúde. Conseguiu um emprego como instrutora de educação física e era coach de nutrição e mindfulness. Sempre que adoecia ou se machucava, ela recorria a alternativas naturais e holísticas, geralmente com uma boa taxa de sucesso.

Contudo, essa vez foi diferente. Ela se sentia tão sobrecarregada que era como se estivesse se afogando, seu sono era precário e lutava para manter os pensamentos acelerados e ansiosos sob controle.

— Fui a uma consulta e a médica sugeriu que eu tentasse usar um antidepressivo, e eu concordei. Mas demorava muito para fazer efeito, e eu estava desesperada. Então, menos de uma semana depois fui a uma loja de produtos naturais e comprei 5-HTP. Já tinha lido que essa substância também estimula a produção de serotonina, e quem não quer mais de algo que faz bem? — disse ela.

Pouco depois, os sintomas de Jenny mudaram, e não foi para melhor.

— Começou com uma confusão mental. Eu me lembro de estar deitada na cama, e as paredes começarem a se mexer. Tentei me convencer de que era impossível as paredes ganharem vida, mas os meus pensamentos eram muito confusos e assustadores. No automático, tentei recorrer ao meu parceiro, mas eu estava sozinha.

Jenny saiu da cama e tropeçou no corredor a caminho do quarto da mãe.

— Minha mãe tentou ajudar. Ela preparou um banho para mim e me ofereceu chá, mas, por algum motivo, pensei que estava tentando me machucar. Meus pensamentos eram paranoicos e ilógicos.

Logo depois, Jenny teve febre e começou a vomitar. A mãe chamou uma ambulância.

— Quando os médicos chegaram, eu estava no chão me balançava de trás para frente, alternando entre gargalhadas e choro. Eles me perguntaram se eu tinha me drogado ou usado algum medicamento novo.

O diagnóstico?

Provavelmente síndrome serotoninérgica, na qual o corpo e o cérebro basicamente ficam com níveis exorbitantes de serotonina.

Mas Jenny tinha outro fator de risco para uma reação adversa a esse neurotransmissor que o médico dela não detectou. Você percebeu?

A serotonina é ideal para você?

A serotonina não é só uma solução multiuso para aliviar a depressão, a ansiedade, ou os problemas com o sono; para algumas pessoas, o aumento dela, na verdade, pode piorar o quadro.

CONTRAINDICAÇÕES PARA AS SUBSTÂNCIAS ESTIMULADORAS DE SEROTONINA

- Ter transtorno bipolar e não fazer uso de um estabilizador de humor

- Já seguir um protocolo para aumento de serotonina
- Tomar remédios que interagem com as medicações estimuladoras de serotonina, como inibidores da monoamina oxidase (IMAOs), alguns medicamentos para enxaqueca ou drogas ilegais, como o MDMA (ecstasy)
- Ter hipersensibilidade à serotonina
- Estar grávida ou lactante

A solução padrão dada a Jenny para tratar os sintomas de depressão, insônia e ansiedade foi aumentar os níveis serotoninérgicos. Infelizmente, os resultados não foram os que ela esperava. Pode ter sido pelo excesso de serotonina, mas ela também tinha o diagnóstico de transtorno bipolar, uma condição que deixa a pessoa ainda mais propensa a episódios de mania ou hipomania se ela tomar um medicamento ou suplemento estimulador de serotonina.

Só consigo imaginar como o desfecho seria diferente se Jenny tivesse sido ensinada a olhar os sintomas como mapas que indicam o que precisa ser curado e como. Essa história, assim como muitas outras, é parte do motivo pelo qual escrevi este livro.

Examinando os níveis de serotonina

Como a serotonina não atravessa a barreira hematoencefálica, qualquer exame que não acesse o cérebro ou o fluido cefalorraquidiano diretamente só fornecerá estimativas, na melhor das hipóteses, do que está acontecendo com a serotonina no cérebro. Em vez de exames diretos, prefira a segunda melhor opção: os testes de metabólitos da serotonina.

Meu exame preferido para analisar possíveis desregulações é o teste de ácidos orgânicos (OAT). Ele mede os metabólitos da serotonina que conseguem atravessar a barreira hematoencefálica, como os ácidos 5-hidroxi-inodol-acético, quinolínico e quinurênico. Contudo, o OAT mede os metabólitos tanto do cérebro e quanto do intestino, por isso talvez a origem deles nem sempre fique muito evidente.

SEROTONINA – ML, NL

- Os clínicos gerais costumavam acreditar que o aumento de serotonina estava associado a menores níveis de ansiedade e depressão. Mas foram feitas descobertas que evidenciam que não é tão simples assim.
- Cerca de 95% da serotonina é produzida pela flora intestinal.
- Quando o corpo passa pelo processo inflamatório, a metabolização da serotonina é desviada para a via das quinureninas.
- Uma metabolização saudável conta com muitos cofatores nutricionais, como as vitaminas B1, B2, B3, B6, C e D, além do ferro e do magnésio.

Dopamina

"Tecnicamente, só amamos três coisas na vida: a serotonina, a oxitocina e a dopamina."

Permita-me apresentar a dopamina, o seu neurotransmissor do bem-estar preferido. Ela faz parte do sistema de recompensa cerebral e, portanto, está ligada à sensação de prazer. Sabe aquele sentimento que surge quando você sente cheiro de bolo recém-saído do forno? Ou aquela sensação gostosa quando ganha um presente que queria muito, ou ouve sua música preferida no rádio? Agradeça à dopamina por isso.

Várias coisas estimulam essa liberação: os alimentos (principalmente aqueles que são ricos em açúcar, sal e gordura), os exercícios físicos (treino aeróbico e musculação), as novidades e diversões, as interações sociais positivas, algumas suplementações e as drogas e bebidas alcoólicas.

E, se você tiver uma sobrecarga de dopamina, talvez acabe se perguntando: "Estou em êxtase, ou apenas sentindo os efeitos das substâncias químicas no meu cérebro?" A resposta é SIM.

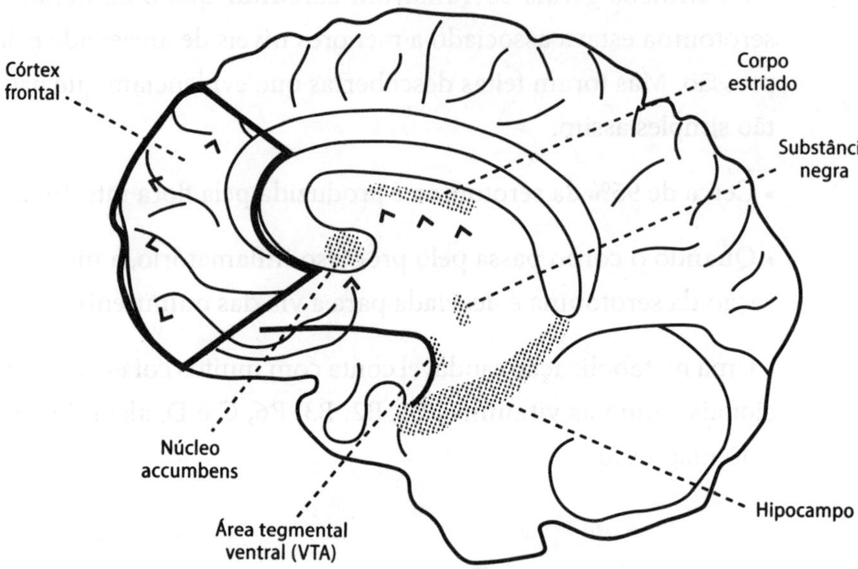

O prazer começa com uma fagulha no fundo de seis regiões cerebrais importantes: o núcleo accumbens, a área tegmental ventral, a substância negra, a amígdala, o hipotálamo e o córtex pré-frontal.

A estimulação dessas áreas ativa um certo tipo de neurônio denominado neurônio dopaminérgico, que libera dopamina por todo o seu sistema.

A consequência? Uma sensação intensa de recompensa que o deixa querendo mais daquilo. Além de gerar esses sentimentos de bem-estar que amamos e dos quais dependemos, esse neurotransmissor desempenha outros papéis na saúde:

- **REGULAÇÃO DO HUMOR.** Um humor regulado se resume a equilíbrio. Apesar de os baixos níveis de dopamina estarem associados à depressão, o excesso dela causa ansiedade e paranoia.

- **COORDENAÇÃO MOTORA.** Baixos níveis dopaminérgicos podem acarretar transtornos de movimento, como a doença de Parkinson.

- **MOTIVAÇÃO E RECOMPENSA.** Esse neurotransmissor reforça comportamentos porque desperta a vontade de repetição. Se você se sente "meio assim" ou desmotivado, a dopamina pode ser (parcialmente) responsável.

- **MEMÓRIA.** A ação da dopamina no hipocampo, uma região cerebral importante para a consolidação das memórias, é essencial para o armazenamento e a recordação das memórias de longo-prazo.

- **FOCO E ATENÇÃO.** Essa substância é essencial para a concentração. Os medicamentos dopaminérgicos estão entre os mais procurados para o tratamento do Transtorno de Déficit de Atenção e Hiperatividade.

Abaixo, elaborei um *checklist* comparativo dos sinais de excesso e de insuficiência desse neurotransmissor. Apesar de não ser uma ferramenta diagnóstica, pode ser útil para identificar a necessidade de maiores investigações.

CHECKLIST AUTOAVALIATIVO: EXCESSO x INSUFICIÊNCIA

Instruções: marque as caixas, ou a caixa, com as quais se identifica e anote a pontuação total no espaço indicado.

☐ Rigidez e/ou tremor muscular
☐ Dificuldade de foco e atenção
☐ Apatia (falta de interesse ou motivação)
☐ Anedonia (incapacidade de sentir prazer)
☐ Desejo por açúcar e/ou carboidratos
TOTAL: ______/5

PONTUAÇÃO: Se você marcou mais de uma caixa, considere fazer uma avaliação completa para detectar níveis muito baixos de dopamina.

☐ Pânico, agitação e/ou paranoia
☐ Suor excessivo, desregulação da temperatura corporal
☐ Inquietação mental e corporal
☐ Vícios em drogas, sexo, telas ou apostas
☐ Excesso de confiança e tendência a assumir riscos
TOTAL: ______/5

PONTUAÇÃO: Se você marcou mais de duas caixas, considere fazer uma avaliação completa para detectar níveis muito altos de dopamina.

Qual foi a sua pontuação? Existem sinais de que você está sofrendo alguma desregulação dopaminérgica? Se sim, vamos nos aprofundar no assunto nas próximas seções. Você vai aprender um pouco sobre a ciência por trás da dopamina e dicas para reequilibrar os níveis desse neurotransmissor.

A ciência por trás da dopamina

Seja paciente durante os próximos parágrafos, porque vamos nos aprofundar ainda mais na ciência. O meu objetivo ao ensinar esses detalhes é torná-lo apto a identificar as possíveis áreas em que há desequilíbrio dopaminérgico. Também quero lhe equipar com estratégias embasadas em pesquisas para realinhar sua química cerebral.

A dopamina faz parte de um grupo de três substâncias químicas chamadas catecolaminas, que inclui a noradrenalina e a adrenalina. Todas vêm do mesmo aminoácido: a tirosina.

De forma breve, a metabolização da dopamina começa com a absorção de fenilalanina e L-tirosina a partir de alimentos como as oleaginosas, os ovos, as leguminosas, os peixes e as aves. A fenilalanina é convertida em L-tirosina, que se transforma em L-dopa, um precursor da dopamina. A vitamina B6 auxilia na conversão da L-dopa em dopamina, que é usada pelo cérebro e pelo corpo antes de ser degradada. Esse processo de degradação ocorre de três maneiras. Para que a dopamina seja transformada em noradrenalina o cobre e a vitamina C precisam entrar em ação. Depois, a S-Adenosil-L-Metionina (SAMe) e converte a noradrenalina em adrenalina, que eventualmente é quebrada em VMA e excretada pela urina.

Agora que você aprendeu o básico da produção de dopamina, vejamos como seu processo de regulação pode dar errado.

Desregulação dopaminérgica

Identificar as falhas na metabolização e no processo de degradação da dopamina pode ser bastante útil. Aqui estão as três principais causas de desregulação que vejo na prática clínica:

- **DESEQUILÍBRIO NUTRICIONAL.** Para manter níveis de dopamina excelentes, é importante garantir que o corpo tenha os nutrientes necessários para produzi-la e metabolizá-la. Isso inclui aminoácidos, enzimas, as vitaminas B6 e C e todos os nutrientes utilizados em todas as vias de desintoxicação.

- **ROUBO DE ENZIMAS PELA SEROTONINA.** A serotonina e a dopamina utilizam uma enzima chamada L-aminoácido aromático descarboxilase (AADC). Suplementos e medicamentos serotoninérgicos, como o 5-hidroxitriptofano ou o escitalopram (Lexapro), exigem mais AADC, o que pode limitar a disponibilidade enzimática para a produção de dopamina. Do mesmo modo, tomar estimulantes dopaminérgicos, como a L-tirosina ou o bupropiona (Wellbutrin), pode limitar o acesso de AADC para a produção de serotonina. Esse é o motivo pelo qual as pessoas que tomam ISRSs podem se sentir deprimidas, desmotivadas ou com vontade de ingerir açúcares/carboidratos. Então, o aumento da serotonina "rouba" a quantidade de enzimas necessárias para a produção de dopamina.

- **ESTRESSE OXIDATIVO.** Essa condição ocorre quando há um desequilíbrio entre a produção de radicais livres e a capacidade corporal de eliminá-los. Os radicais livres são moléculas instáveis que causam danos celulares e teciduais. O estresse oxidativo está relacionado a vários problemas de saúde, inclusive a depressão e as doenças de Parkinson e de Alzheimer.

- **OBSTRUÇÃO DAS VIAS.** Já foi provado que diversas toxinas ambientais interferem na dopamina cerebral, como os pesticidas organofosforados, o chumbo e o mercúrio. Essas toxinas podem interferir na produção, liberação, recaptação e metabolização da dopamina, o que leva a desregulações cerebrais e efeitos potencialmente nocivos ao comportamento, ao humor e à cognição. A exposição crônica a essas toxinas pode aumentar o risco de transtornos neurodegenerativos, como a doença de Parkinson.

Examinando os níveis de dopamina

A dopamina não atravessa a barreira hematoencefálica, portanto, não é fácil avaliar os níveis dessa substância a partir do cérebro. No entanto, há várias formas de medir essa atividade indiretamente. Apenas tenha em mente que, nesse caso, não tem como saber se os metabólitos de dopamina que estão sendo analisados foram produzidos no cérebro ou em outra parte do corpo. Dito isto, o meu preferido é o exame de ácidos orgânicos, que avalia os seguintes metabólitos da dopamina: o ácido homovanílico e o ácido 3,4-di-hidroxifenilacético.

DOPAMINA – ML, NL

- A adrenalina, a noradrenalina e a dopamina formam um grupo de substâncias químicas excitatórias denominadas catecolaminas e, quando produzidas em excesso, podem induzir à ansiedade.
- O aminoácido L-tirosina, presente em vários alimentos, é um precursor da dopamina.
- Níveis muito altos de dopamina podem piorar os quadros de ansiedade e pânico.
- A serotonina e a dopamina compartilham uma enzima, portanto, o aumento excessivo de uma pode acarretar a insuficiência da outra.

Adrenalina e noradrenalina

— Eu amava a adrenalina. Era uma "onda" diferente de todas as outras. Era quando o meu corpo se sentia mais vivo. Tudo ficava mais radiante, nítido e intenso — confessou Aria. — Até ela se virar contra mim, e essas mesmas sensações que me deixavam mais eficaz e rápida se tornaram alarmantes, desesperadoras e devastadoras. Desde "o acontecido", todos os dias sinto medo de que a adrenalina volte. A empolgação se transformou em pavor e, agora, "o medo do medo" se tornou o meu maior incentivo.

***

Você já teve um pico de adrenalina? Talvez, uma onda de pura empolgação enquanto seu corpo se preparava para algo eletrizante, como pular de paraquedas ou se casar. Ou, talvez, uma descarga de terror absoluto que passou rápido e queimando pelas suas células.

A adrenalina, também conhecida como epinefrina, é tanto um hormônio quanto um neurotransmissor, e é usada pelo corpo para lhe preparar para enfrentar os mais diferentes cenários. Embora possa ser algo divertido e empolgante no contexto certo, quando você está prestes a fazer uma apresentação, dormir ou dirigir o carro, a sensação de que tem adrenalina correndo por suas veias pode ser extremamente problemática.

Lembre-se, porém, de que apresentar níveis muito baixos de adrenalina também tem consequências negativas. Sintomas como baixo índice glicêmico, fadiga e fraqueza surgem quando não há adrenalina suficiente no corpo. O segredo é manter o equilíbrio, e neste capítulo você aprenderá a reconhecer os sinais de desregulação e o que pode fazer para resolver o problema. Comecemos com uma breve autoavaliação para identificar possíveis indicadores de que tem algo errado com seus níveis de adrenalina.

CHECKLIST AUTOAVALIATIVO: ADRENALINA ALTA *VERSUS* BAIXA

Instruções: marque as caixas, ou a caixa, com as quais se identifica e anote a pontuação total no espaço indicado.

☐ Aceleração cardíaca*
☐ Sensibilidade à dor reduzida
☐ Paladar, olfato e audição aguçados e fotofobia
☐ Aumento da força e/ou performance (correr mais intensamente, mais rápido, por mais tempo e levantar pesos mais pesados são alguns exemplos)
☐ Pressão alta
TOTAL: ______/5

☐ Desaceleração cardíaca
☐ Pressão baixa
☐ Tonteira
☐ Fraqueza
☐ Dor nas articulações
TOTAL: ______/5

PONTUAÇÃO: Se você marcou mais de duas caixas, considere fazer uma avaliação completa para identificar as causas do alto nível de adrenalina e noradrenalina. Se você marcou mais que duas caixas no segundo *checklist*, considere fazer uma avaliação completa para identificar as causas do baixo nível de adrenalina e noradrenalina.

Qual foi a sua pontuação no *checklist* acima? Existem sinais de que o seu corpo está sobrecarregado de adrenalina e noradrenalina? Por mais que o *checklist* não substitua os exames laboratoriais adequados, os sintomas são dados que podem auxiliar a identificar a causa do pânico.

Entender os mecanismos subjacentes às suas reações corporais é essencial para fazer mudanças efetivas. Ao identificar a causa, você pode tomar atitudes certeiras para resolver o problema. Se você se identifica

* Durante o repouso, os batimentos cardíacos devem ficar entre 60 e 100 bpm. (É possível checar os batimentos pelo pulso: conte o número de batidas em um intervalo de 15 segundos. Depois, multiplique esse número por quatro para calcular o seu bpm.)

com a experiência de excesso de adrenalina vivida pela Aria, esta sessão será essencial na sua jornada de cura.

OS EFEITOS DA ADRENALINA E DA NORADRENALINA

O QUE ACONTECE DURANTE O MODO "LUTA, FUGA, CONGELAMENTO"

Quando o corpo é exposto a um perigo em potencial, ele passa por uma série de alterações psicológicas.

- **OLHOS.** Para permitir a entrada de mais luz, as pupilas dilatam. Isso permite visualizar com mais precisão o ambiente ao redor e avaliar possíveis ameaças. Contudo, também pode levar à superestimulação e à sensibilidade à luz. Esses sintomas estão associados à Ansiedade Nervosa.

- **CORAÇÃO.** Os batimentos aumentam em velocidade e intensidade para levar mais sangue oxigenado para os músculos de fuga, como o quadríceps e o posterior de coxa. A pressão sanguínea pode subir, e o coração pode bater forte, palpitar ou saltar. Essas sensações são comuns na Ansiedade Torácica.

- **VIAS RESPIRATÓRIAS.** As vias respiratórias se abrem, a respiração fica mais rápida e mais profunda, o que pode acabar gerando hiperventilação e dispneia, ou a sensação de "falta de ar". Isso também é associado à Ansiedade Torácica.

- **MÚSCULOS.** O fluxo sanguíneo é redirecionado dos músculos menores para os maiores. Isso viabiliza reações mais rápidas e fortes. Como consequência, alguns músculos se sentem mais fracos, e outros, mais fortes, o que pode ser um sintoma de Ansiedade Nervosa.

- **PELE.** À medida que o sangue é desviado da pele para os grupos musculares maiores, a pele fica perceptivelmente mais pálida e talvez até fria. Podem ocorrer, ainda, dor, dormência e formigamento no rosto e nos dedos das mãos e dos pés. Esses sintomas também estão associados à Ansiedade Nervosa.

A ciência por trás da adrenalina e da noradrenalina

Para começar, vamos esclarecer alguns termos confusos. É fácil se perder com palavras como *adrenalina*, *noradrenalina*, *epinefrina* e *norepinefrina*. Para simplificar, a *adrenalina* e a *epinefrina* são a mesma substância química; do mesmo modo, a *noradrenalina* e a *norepinefrina* são a mesma coisa. Para manter a coesão, usarei apenas os termos *adrenalina* e *noradrenalina*.

Considerando que elas têm efeitos diferentes no corpo, vamos analisar a diferença entre a adrenalina e a noradrenalina mais detalhadamente. Quando o cérebro percebe algum perigo, o sistema nervoso simpático é ativado e libera uma substância chamada acetilcolina, que percorre a coluna por meio das ramificações nervosas. Elas têm dois destinos principais: os feixes nervosos periféricos à coluna espinhal (conhecidos como gânglios simpáticos) e as glândulas adrenais.

Quando a acetilcolina aciona o gânglio simpático, ele libera noradrenalina para ativar a resposta de luta-fuga-congelamento por todo o corpo. Por exemplo, no corpo de uma pessoa que tenha a "síndrome do jaleco branco", a pressão sanguínea poderá subir sempre que ela precisar ir ao médico, diferentemente de outros contextos. A noradrenalina, que é menos potente do que a adrenalina, atua principalmente na regulação da pressão sanguínea.

As glândulas adrenais produzem adrenalina quando estamos em perigo. Como vimos, ela é produzida a partir do aminoácido tirosina, presente em vários alimentos, como soja, frango, peru, peixes, amendoim, amêndoa, abacate, banana, leite, queijos variados, a fava, a semente de abóbora e o gergelim. A L-tirosina também está disponível em suplementos; ela costuma ser usada para aumentar os níveis dopaminérgicos, mas também pode ampliar a produção de adrenalina, que pode gerar ansiedade. É importante que você saiba desse provável efeito colateral se estiver suplementando a L-tirosina.

A tirosina é convertida primeiro em dopamina, depois em noradrenalina e, por fim, em adrenalina. Esse processo exige a participação de enzimas e vitaminas. Qualquer anormalidade nesse trajeto pode afetar a produção de adrenalina e levar a ataques de pânico. Portanto, pode ser útil investigar possíveis anormalidades para identificar a causa do pânico.

Porém, tudo fica muito confuso quando os metais pesados entram na história. Exploraremos esse tópica mais a fundo no Capítulo 7, mas agora vale a pena mencionar que o corpo confunde as toxinas dos metais pesados com minerais. Quando presentes em grandes quantidades, essas toxinas substituem os minerais e atrapalham os processos metabólicos das células.

O cobre é um mineral essencial para a conversão da dopamina em noradrenalina. Contudo, metais pesados como o mercúrio (presente em loções iluminadoras para a pele), o cádmio (encontrado nos talcos, batons e cremes de barbear) e o chumbo (presente em hidratantes corporais, blushes, sombras e batons) substituem o cobre e prejudicam o processo metabólico celular.

Se você suspeita que o seu corpo tenha sido exposto a metais pesados ou os esteja acumulando, não se preocupe. Falaremos sobre isso mais detalhadamente na Parte III.

ADRENALINA (EPINEFRINA)

- Produzida principalmente pelas glândulas adrenais
- É extremamente excitatória e potente

- Age em todos os tecidos corporais para ajudar nas respostas de luta, fuga e congelamento em situações de estresse/perigo
- Ativa receptores alfa e beta por todo o corpo

NORADRENALINA (NOREPINEFRINA)

- Majoritariamente produzida pelos nervos
- É menos excitatória e potente
- Regula a pressão sanguínea, mas também ajuda na resposta de luta-fuga-congelamento
- É convertida em adrenalina por meio da enzima PNMT, com o auxílio do SAMe

O corpo tem um sistema bastante sofisticado para manter o equilíbrio. Quando está em forma, você consegue aproveitar as sensações de calma, relaxamento e foco, além de ser capaz de reações rápidas em caso de perigo. Contudo, a adrenalina e a noradrenalina sobem durante o pânico.

Quando há adrenalina o suficiente para suprir as necessidades, é preciso eliminar o excesso por meio do processo de desintoxicação. Nesse ponto, duas enzimas têm um papel essencial: a monoamina oxidase-A (MAO-A) e a Catecol-O-Metiltransferase (COMT).

As funções delas variam de acordo com a genética do indivíduo. A existência de mutações nos genes da MAO-A e/ou da COMT influenciam os efeitos da adrenalina no organismo.

EXAMINANDO OS NÍVEIS DE ADRENALINA

- **DUTCH.** É um exame de urina que não só avalia os hormônios sexuais, como também mede as taxas das catecolaminas adrenalina e dopamina. Infelizmente, esse exame não é coberto pela maioria dos planos de saúde, mas pesquise a possibilidade de usar a sua conta poupança de saúde (CPS).

- **EXAME DE URINA.** O exame de catecolaminas urinárias também mede os níveis desses hormônios. Ele requer a coleta de urina ao longo de 24 horas. Geralmente é feito para descartar a possibilidade de um raro tumor benigno nas adrenais chamado feocromocitoma. Procure saber se o seu plano cobre esse exame.

- **EXAME DE SANGUE.** O exame de catecolaminas plasmáticas mede a quantidade desses hormônios em um horário específico. É útil em casos de aparente pânico ou estimulação autonômica para descartar a possibilidade de feocromocitoma. Exames de sangue, em geral, costumam ser cobertos pelos planos de saúde.

- **EXAME DE METANEFRINA.** Por fim, esse exame, também feito a partir da coleta de urina durante 24 horas, investiga a presença de metanefrinas, uma substância produzida quando o organismo quebra catecolaminas. Também é um exame comum em caso de suspeita de feocromocitoma. Pode ser necessária uma justificativa médica para a autorização do exame pelo plano de saúde.

Dica rápida: Interpretar esses exames pode ser difícil e confuso, por isso criei o *Holistic Wellness Collective* [Coletivo do bem-estar holístico, em tradução livre], um ambiente virtual em que você pode fazer perguntas e aprender mais sobre os resultados dos exames laboratoriais e os tratamentos holísticos e tirar qualquer outra dúvida relacionada à saúde holística. Acesse o meu site, drnicolecain.com, e junte-se a nós.

ADRENALINA E NORADRENALINA – ML, NL

- Níveis elevados de adrenalina e noradrenalina podem induzir o pânico e a ansiedade.

- A adrenalina e a noradrenalina são responsáveis por muitas das sensações presentes no modo de luta, fuga ou congelamento (estimulação autonômica).

- O cobre e outros metais pesados podem causar paranoia e medo porque interferem nos mecanismos relacionados à metabolização da adrenalina e da noradrenalina.

- A adrenalina e a noradrenalina, que geram ansiedade, podem ter origem no cérebro ou em outras partes do corpo.

GABA

O ácido gama-aminobutírico (GABA) é um tranquilizante natural. Em níveis saudáveis, essa substância gera calma, relaxamento e sonolência; quando em desequilíbrio, há maiores riscos de desenvolver ansiedade, pânico e dificuldade para dormir. Ele é o principal neurotransmissor inibitório do sistema nervoso central e ajuda a reduzir a atividade neuronal. Quando liberado, liga-se a receptores específicos na superfície dos neurônios, conhecidos como receptores GABA, e torna os neurônios menos excitáveis ou até inativos. Consequentemente, o corpo e o cérebro desaceleram, portanto, nos sentimos mais sedados.

Os sinais de desregulação gabaérgica dizem muito sobre a saúde geral do sistema nervoso. Preparei um checklist rápido para você usar como parte do seu processo de coleta de dados.

CHECKLIST AUTOAVALIATIVO: SINAIS DE DESEQUILÍBRIO GABAÉRGICO

Instruções: marque as caixas, ou a caixa, com as quais se identifica e anote a pontuação total no espaço indicado.

☐ Frequência cardíaca acelerada em repouso (acima de 80 bpm)
☐ Espasmos, cãibras, contrações, tremores e/ou convulsões musculoesqueléticos
☐ Dificuldade para pegar no sono e/ou permanecer dormindo
☐ Pensamento inquietos ou acelerados (ansiedade mental)
☐ Inquietação corporal (não consegue ficar parado)
TOTAL: ______/5

PONTUAÇÃO: Se você marcou mais de duas caixas, considere fazer uma avaliação completa para detectar níveis muito baixos de GABA.

☐ Frequência cardíaca baixa (menor que 60 bpm)
☐ Fraqueza muscular
☐ Fadiga, letargia extrema e sonolência
☐ Memória, concentração e/ou atenção ruim
☐ Hipoventilação, respiração lenta e superficial
TOTAL: ______/5

PONTUAÇÃO: Se você marcou mais de duas caixas, considere fazer uma avaliação completa para detectar níveis muito altos de GABA.

Qual foi a sua pontuação? Lembre-se de que assinalar as caixas não quer dizer que você *tem* um desequilíbrio gabaérgico, mas pode lhe direcionar a uma investigação mais profunda, caminho para o qual este capítulo lhe indicará.

Então, vamos começar.

A ciência por trás do GABA

A produção de GABA pode ser dividida em duas etapas principais, como mostrado na imagem a seguir.

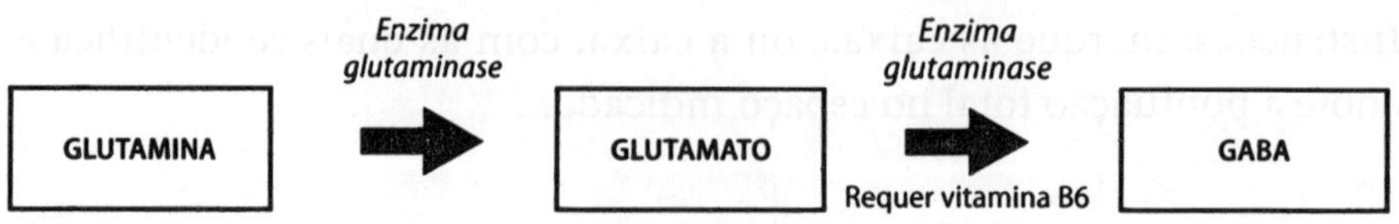

Como você pode ver, o corpo precisa de vitamina B6 para produzir GABA. A deficiência dessa vitamina B6 contribui para os sintomas de pânico e ansiedade. Estas são algumas boas fontes de B6: peixes, leguminosas, oleaginosas, sementes, grãos integrais e peru. Também é possível suplementá-la. O meu suplemento de B6 preferido é o piridoxal-5-fosfato (P5P), que você encontra na maioria das lojas de produtos naturais. Geralmente, recomendo que os meus clientes comecem com uma dose baixa, entre 10 e 50 mg por uma semana, e prestem atenção em como se sentem antes de aumentar a dose.

O GABA também é produzido por algumas cepas bacterianas do intestino, como as *Lactobacillus brevis*, *Lactococcus lactis* e *Bifidobacterium dentium*.

Embora a quantidade de GABA seja relativamente baixa nos alimentos, é possível aumentar de leve seus níveis no organismo ao acrescentar à dieta mais alimentos e bebidas que contenham GABA.

DICA NUTRICIONAL. Ao planejar uma dieta para aumentar os níveis de GABA, é importante manter em mente que alguns deles também são ricos em histamina. Enquanto o GABA promove calma e relaxamento, a histamina tem efeitos estimulantes e pode levar à ansiedade. Você aprenderá mais sobre a histamina ainda neste capítulo.

ALIMENTOS E BEBIDAS RICOS EM GABA

- **ALIMENTOS FERMENTADOS.** Alguns alimentos, como o kimchi, o missô e o tempeh, contêm GABA devido ao processo de fermentação. É importante apontar que comidas fermentadas também tendem a ter mais histamina.
- **CHÁS.** Certos tipos de chá, como o chá verde (baixo teor de histamina) e o preto (alto teor de histamina), contêm GABA.
- **OLEAGINOSAS E SEMENTES.** Algumas oleaginosas e sementes, como as amêndoas e as sementes de girassol, contêm GABA

e têm baixos níveis de histamina. A noz contém GABA, mas é rica em histamina.

- **FRUTAS E VERDURAS.** Algumas frutas e verduras, como tomate, espinafre e frutas cítricas, contêm GABA. Esses alimentos também podem aumentar seus níveis de histamina.

Agora que você tem acesso ao GABA, seja produzido pelo próprio corpo, seja implementado na sua dieta, você está feliz, calmo e tranquilo.

Ou não?

Benzodiazepínicos: medicamentos milagrosos ou a receita para um pesadelo?

— Eu ficava parado à porta da minha casa quando criança, esperando o inevitável — relembrou Matthew. — Às vezes, vinha em um *flash*, um punho de ferro socando a minha barriga. Outras vezes, só pensar no medo era o suficiente para eu suar. — Matthew imitou a voz do seu pânico: — "Ataco em cinco minutos, enquanto ele ainda está perto de casa? Ou espero até ele estar bem longe de um banheiro?" É sempre uma batalha interna: enfrentar o medo e o risco de passar por uma situação constrangedora ou voltar para a segurança da minha casa?

"O Xanax revolucionou minha vida. Possibilitou que eu saísse de casa de novo. Você pode dizer que é só uma espécie de Band-Aid, mas não sei se consigo abrir mão disso."

Se você já tomou algum benzodiazepínico para o tratamento de pânico, ansiedade e/ou insônia, a próxima sessão é para você. Se nunca fez uso dessa medicação, sinta-se livre para avançar para a sessão "Próximos passos".

Os medicamentos mais comumente usados para o alívio do pânico são os psicotrópicos conhecidos como benzodiazepínicos, que incluem o Xanax, ao qual Matthew recorreu para conseguir sair de casa.

VOCÊ ESTÁ TOMANDO ALGUM BENZODIAZEPÍNICO? Estes são os benzodiazepínicos mais receitados para o pânico e a insônia:

- Alprazolam (Xanax)
- Lorazepam (Lorax)
- Oxazepam (Serax)
- Clorodiazepóxido (Psicosedin)
- Diazepam (Valium/Ansilive/Somaplus)
- Clonazepam (Rivotril)
- Loprazolam (Ativan/Dormonoct)
- Temazepam (Restoril)
- Lormetazepam (Noctamid/Loramet)
- Clorazepato (Tranxene/Tranxilium)
- Clobazam (Frisium)

Os benzodiazepínicos, também conhecidos como benzos, são fármacos que combatem a ansiedade ao se conectar aos receptores GABA-A, que são os receptores de GABA mais comuns no cérebro. São responsáveis por uma ampla variedade de efeitos, inclusive sobre a ansiedade, o sono e as convulsões.

A estimulação dos receptores GABA-A e GABA-B pode promover o relaxamento, mas a natureza singular quanto aos efeitos calmantes do GABA depende do tipo de receptor ao qual ele se conecta.

Isso é especialmente importante se você já fez, ou ainda faz, uso de benzos.

Os benzodiazepínicos, como já mencionado, reduzem a ansiedade ao se ligar aos receptores GABA-A. Porém, ao logo do tempo, essa ativação os torna menos sensíveis ao GABA, um processo chamado de dessensibilização de receptores. Quando isso ocorre, é preciso tomar mais benzos para alcançar os receptores e acalmar o cérebro. Isso gera mais ansiedade e induz à necessidade de maiores doses do benzodiazepínico.

É possível combater alguns dos efeitos negativos desses medicamentos nos receptores GABA com ervas trofoterápicas (restauradoras do cérebro e do sistema nervoso) e aminoácidos, que exploraremos detalhadamente no Capítulo 11.

A estimulação dos receptores GABA-B oferece uma alternativa promissora aos benzodiazepínicos para o alívio da ansiedade, porque alcança receptores diferentes. Isso cria uma "ponte GABA" que auxilia a diminuição da ansiedade à medida que a dose do benzodiazepínico é reduzida.

A seguir está a lista dos meus suplementos preferidos para estimular a "ponte GABA" nos receptores GABA-A e GABA-B:

OS RECEPTORES GABA-A

Os benzodiazepínicos são a medicação mais comum direcionada aos receptores GABA.

FORMAS NATURAIS DE ESTIMULAR OS RECEPTORES GABA-A:

- Raiz de ashwagandha (*Withania somnifera*)
- Papoula-da-califórnia (*Eschscholtzia californica*)
- Folhas de Ginkgo (*Ginkgo biloba*)
- Jujuba chinesa (*Ziziphus jujuba*)
- Kava-kava (*Piper methysticum*)
- Folhas de erva-cidreira (*Melissa officinalis*)

- Magnólia chinesa (*Schisandra chinensis*)
- Passiflora (*Passiflora incarnata*)
- Flor de erva-de-são-joão *(Hypericum perforatum)*
- Teanina (do *Happy Sleepy Powder*)
- Raiz de valeriana (*Valeriana officinalis*)

CONSEQUÊNCIAS DESSA ESTIMULAÇÃO:

Redução da ansiedade, da tensão muscular e das convulsões, além de sedação e sonolência.

OS RECEPTORES GABA-B

REMÉDIOS QUE ESTIMULAM ESSES RECPTORES:

- Baclofeno (usado no tratamento de espasmos musculares)
- Pregabalina (Lyrica) (para tratar dores nos nervos e ansiedade)
- Phenibut (não recomendado devido ao alto risco de dependência)

FORMAS NATURAIS DE ESTIMULAR OS RECEPTORES GABA-B:

- Passiflora (*Passiflora incarnata*)
- Psicobiótico *Lactobacillus rhamnosus* (cepa JB-1)

CONSEQUÊNCIAS DESSA ESTIMULAÇÃO:

- Relaxamento muscular
- Redução da dor
- Sensação de calma

Quando os receptores GABA são estimulados, os efeitos dessa substância são potencializados, a atividade do sistema nervoso diminui e os ataques de pânico são atenuados. Os benzodiazepínicos são ótimos nisso.

Esse tipo de alívio potente é um dos motivos pelos quais, só nos EUA, há mais de 92 milhões de prescrições de benzos. No entanto, apesar dos efeitos quase milagrosos no enfrentamento do pânico, os benzodiazepínicos têm desvantagens significativas.

- **DEPENDÊNCIA.** A dependência em benzodiazepínicos pode se desenvolver rapidamente, mesmo quando tomados da maneira adequada. É possível se tornar tolerante a eles com apenas três semanas de uso regular. A Associação Americana de Psiquiatria recomenda que esses fármacos não sejam tomados por mais de duas a quatro semanas.

- **EFEITOS COLATERAIS.** São variados, mas alguns deles são: depressão, problemas de memória, confusão mental e piora da coordenação motora.

- **ABSTINÊNCIA.** Alguns especialistas estimam que cerca de 33% dos usuários têm dificuldade para parar de tomá-los. Eu diria, com base em milhares de atendimentos que já fiz, que esse número é significativamente maior. É importante não interromper o uso de maneira repentina para evitar os sintomas de abstinência, que podem ir de levemente perturbadores a debilitantes e durar dias ou anos.

Apesar disso, a prescrição dos benzodiazepínicos é rotineira, e eles são tomados por períodos bem maiores, às vezes por anos, o que faz muitas pessoas se sentirem como Matthew, entre a cruz e a espada: de um lado, ansiedade, dor, insônia ou convulsões, e do outro, a receita para um pesadelo.

Vencendo a batalha sem os benzodiazepínicos

Mas aqui está a boa notícia: é possível se tornar à prova de pânico *sem* benzos. Já ajudei milhares de pacientes a alcançarem isso, inclusive eu e Matthew. E você é o próximo.

Existe um mundo de informações sobre os benzodiazepínicos e o desmame que vai além do escopo deste livro. Por mais que eu lhe forneça estratégias para se tornar à prova de pânico, se você faz uso de benzodiazepínicos, não haverá informação suficiente no livro para realmente lhe preparar para o desmame. Mas ainda posso ajudar! Organizei um curso abrangente, para você fazer no próprio ritmo, que aborda vários aspectos sobre os benzos, inclusive as estratégias de desmame. Você consegue encontrá-lo, em inglês, no site drnicolecain.com.

PRÓXIMOS PASSOS

As pesquisas na área da neurociência do trauma nos ensinam exatamente como se curar do pânico e da ansiedade, e as ferramentas da medicina holística promovem mudanças duradouras. Sei que você está sofrendo com a ansiedade há muito tempo. (Sejamos sinceros, até mesmo um dia com o pânico já é muito.) Matthew também pensava assim. Ele teve de lidar com a ansiedade desde a infância e acreditava já ser tarde demais para mudar. Mas prometo que se você seguir diligentemente as técnicas ensinadas neste livro e perseverar, verá resultados.

Então, vamos começar com os próximos passos relativos ao GABA. A primeira coisa a se fazer é procurar alguns exames.

EXAMINANDO OS NÍVEIS DE GABA

Considerando que o GABA não atravessa a barreira hematoencefálica, hemogramas simples não mostram os níveis dessa substância no sistema nervoso central (incluindo o cérebro) com precisão. Por isso, a forma mais eficaz de avaliar é por meio de fatores indiretos envolvidos na produção e no processamento de GABA.

- **NÍVEIS DE VITAMINA B6.** Lembre-se de que a vitamina B6 é essencial para a produção de GABA no corpo. Sem ela, os níveis desse neurotransmissor são insuficientes, o que aumenta o risco de pânico. Para conseguir informações mais precisas, você precisará fazer um exame específico *e* um exame complementar. O específico analisará o nível de B6 real no sangue, e o complementar irá medir as enzimas que precisam de B6. São eles:

    - Específico: Plasma piridoxal 5-fosfato (PLP)
    - Complementar: Inflamação, painel metabólico abrangente (CMP), que é um conjunto de testes com exames adicionais úteis, como os de fosfatase alcalina, de aspartato aminotransferase e de albumina sérica, além de avaliar a função renal e os níveis de fosfato.

- **HISTAMINA.** Se houver a suspeita de que sua histamina esteja desregulada, além dos baixos níveis de GABA, você pode levar dois por um ao fazer um *hemograma completo com testagem histamínica*, que mede a resposta dos níveis dessa substância química no sangue após uma dose de histamina, com e sem vitamina B6. Uma reação baixa à B6 indica deficiência.

- **NEUROIMAGEM.** A ressonância magnética com espectroscopia é uma técnica de imagem não invasiva usada para medir os níveis de GABA no cérebro. Ela fornece informações sobre a neurotransmissão gabaérgica, que pode ser útil na compreensão de doenças relativas à substância, como os transtornos de ansiedade e a epilepsia.

- **METABÓLITOS GABA.** O ácido 4-hidroxibutanóico (GHB) e os metabólitos do succinato semialdeído (SSA) são examinados a partir da urina. Lembre-se de que esse exame não diferencia o GABA cerebral daquele que é produzido em outras partes do corpo.

GABA – ML, NL

- O GABA é um neuroquímico que promove o relaxamento, mais conhecido como o "calmante da natureza".

- A vitamina B6 é essencial para converter o neurotransmissor excitatório glutamato no calmante GABA.

- Os medicamentos benzodiazepínicos ajudam ao induzir o aumento dos níveis gabaérgicos, mas são extremamente viciantes.

- Não há como examinar os níveis de GABA diretamente porque ele não atravessa a barreira hematoencefálica.

Glutamato

O que é glutamato?

O glutamato é como o seu melhor amigo superempolgado: acorda você, lhe dá energia e pode ser bastante estimulante. Trata-se de um neurotransmissor excitatório, o que significa que quando os níveis de glutamato aumentam, as mensagens passam mais rápido de uma célula nervosa para a outra. Quando ele é liberado, há produtividade. Por exemplo, o glutamato é importante para o aprendizado, a memória e a vigília, além de atuar na sua capacidade de identificar e sentir dor. Níveis baixos são associados à depressão, insônia, falta de concentração e fadiga física e mental.

Porém, como em quase tudo na vida, o equilíbrio é crucial. O excesso, mesmo de algo bom, é problemático, e o glutamato não é exceção. Imagine que aquele seu melhor amigo superempolgado tomou muitas bebidas energéticas — seria meio difícil lidar com ele. Da mesma forma, níveis excessivos de glutamato podem desencadear várias questões, como ansiedade, inquietação, pânico, desatenção, hiperatividade, amplificação da dor (hiperalgesia), maior probabilidade de desenvolver transtorno de estresse pós-traumático após um evento adverso, dentre outras.

É imprescindível identificar se os seus ataques de pânico estão relacionados a altos níveis de glutamato. Assim, você poderá tomar medidas para reequilibrar esses níveis.

CHECKLIST AUTOAVALIATIVO: SINAIS DE NÍVEIS ELEVADOS DE GLUTAMATO

Instruções: Marque as caixas, ou a caixa, com as quais se identifica e anote a pontuação total no espaço indicado.

☐ Maior sensibilidade à dor (ex.: fibromialgia)

☐ Hiperestimulação mental e emocional: ansiedade, pânico, pensamentos acelerados e/ou intrusivos

☐ Inquietação física: desejo excessivo de mexer o corpo, tiques, tremores e espasmos

☐ Problemas de atenção, Transtorno de Déficit de Atenção (principalmente com hiperatividade)

☐ Padrão de pensamentos obsessivo-compulsivos. (Veja o Capítulo 3 para mais informações sobre ansiedade mental)
TOTAL: ______/5

PONTUAÇÃO: Se você marcou a primeira caixa e pelo menos mais uma, considere conversar com o seu médico sobre fazer uma avaliação completa para detectar o alto nível de glutamato. Lembre-se: assinalar as caixas não significa que você *tem* glutamato alto, mas o *checklist* pode lhe direcionar a maiores investigações, sobre as quais falaremos neste capítulo.

Você se identifica? Então, vamos explorar o glutamato juntos na próxima sessão.

Introdução ao glutamato

O glutamato vem de um aminoácido chamado glutamina, que é produzida dentro do corpo e liberada pelos músculos, pulmões e cérebro. Também é possível obtê-la por meio de dieta e suplementos. Além de ser precursora do glutamato, a glutamina desempenha inúmeras funções importantes no corpo: auxilia o sistema imune, nutre o intestino, contribui para o crescimento muscular e ajuda a regular o humor.

Esta sessão pode parecer científica demais, mas prometo que ela lhe dará uma melhor compreensão sobre o papel da glutamina no pânico e na ansiedade, e o que você pode fazer em relação a isso.

Voltemos à conexão glutamina-glutamato.

O corpo precisa da glutamina para produzir glutamato, e isso requer a ação de uma enzima chamada glutaminase.

Suponhamos que o seu mecanismo enzimático esteja ótimo, e o glutamato foi produzido. E agora?

O corpo usa esse glutamato para todo tipo de função: enviar mensagens entre os neurônios no cérebro, fornecer energia, gerar memórias, além de nos fazer sentir que estamos inspirados e auxiliar na realização de tarefas, ele também ajuda as células a produzirem proteínas, o que mantém o corpo saudável e com energia, auxilia na regulação do ciclo sono-vigília (ritmo circadiano) e muito mais!

O glutamato é, ainda, o precursor do GABA, o que significa que ele é *transformado em* GABA — ah, sim, aquele neurotransmissor incrivelmente calmante que nos ajuda quando sentimos insônia ou o pânico se instala! Sem glutamato, é impossível produzir GABA.

Um tratamento que frequentemente vejo sendo usado para a ansiedade e o pânico é uma dieta baixa em glutamato. O raciocínio é que "menos glutamato equivale a menos estimulação, que equivale a menos ansiedade". Porém, sem o glutamato, não haverá GABA, que é o melhor neurotransmissor relaxante. Então, apesar de uma dieta baixa em glutamato ser boa para muitas pessoas e até totalmente necessária para outras, não podemos parar por aqui.

Ao dar uma espiadinha na bioquímica do glutamato e do GABA, podemos ver uma etapa importante que costuma passar despercebida. Na imagem abaixo, você verá que dois elementos são essenciais para converter o glutamato em GABA: uma eficiente enzima glutamato descarboxilase e vitamina B6.

UMA OBSERVAÇÃO SOBRE A IMPORTÂNCIA DAS VITAMINAS DO COMPLEXO B: Elas são imprescindíveis para quebrar o glutamato e produzir o GABA necessário. Sem elas, os elementos essenciais ao corpo ficam em falta. Isso acarreta a predisposição à ansiedade e/ou a ataques de pânico.

Um elemento crítico adicional na relação glutamato-GABA é os receptores. Temos aqui uma boa metáfora para auxiliar na compreensão dos receptores celulares.

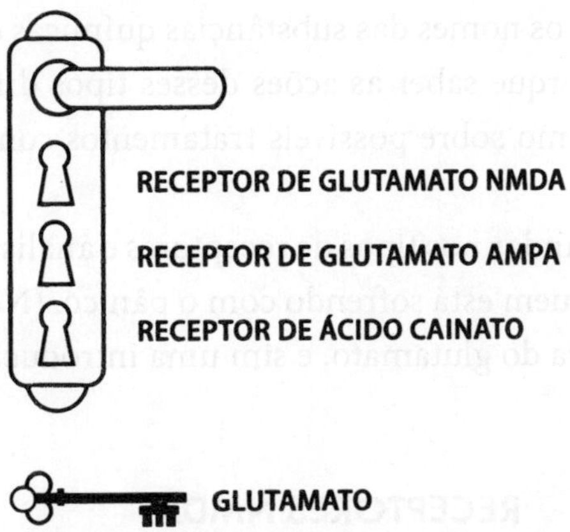

Toda célula tem receptores, que são como as fechaduras das portas. Cada fechadura destrava tipos diferentes de reações. As moléculas variáveis, como o glutamato, são as chaves capazes de abrir as portas para liberar as reações.

Imagine que cada uma das suas células têm uma porta, e nela há uma fechadura, que representa o receptor celular. O receptor precisa ser destrancado com uma chave para que a porta se abra. Se uma substância química, ou chave, alcança a célula e se encaixa no receptor/fecho, a porta se abre, e a reação acontece. Mas se a chave não entra na fechadura, a porta não abre.

Neste exemplo, queremos que o glutamato se encaixe no receptor para que a porta da célula se abra e permita a passagem desse glutamato que será transformado em GABA. As células têm diferentes tipos de fechaduras que a chave (glutamato) consegue abrir. Reações diferentes acontecem dependendo da substância química presente e do receptor estimulado.

RECEPTORES DE GLUTAMATO

O corpo tem três tipos primários de receptores de glutamato:

- Receptores NMDA
- Receptores AMPA
- Receptores de ácido caínico

Esses receptores têm os nomes das substâncias químicas que os ativam. Isso é importante porque saber as ações desses tipos diferentes de receptores nos dá insumo sobre possíveis tratamentos com fármacos ou suplementos.

Vamos nos aprofundar nos tipos de receptores e analisar por que eles são relevantes para quem está sofrendo com o pânico. (Nota: Esta não é uma análise exaustiva do glutamato, e sim uma introdução.)

RECEPTORES NMDA

Existem muitos receptores NMDA por todo o sistema nervoso. Quando o glutamato os estimula, é aberta a porta da excitabilidade e da ativação de áreas específicas do cérebro.

A amígdala é uma parte do cérebro que processa emoções. Quando há excesso de glutamato nessa área, ficamos mais suscetíveis a emoções fortes, inclusive pânico e estresse.

O córtex cerebral, incluindo o córtex pré-frontal (CPF), é o "freio" do cérebro. Quando o glutamato ativa os receptores no CPF, exercemos maior controle sobre as emoções fortes.

O hipocampo é uma parte do cérebro que processa memórias. Se não há glutamato o suficiente nessa área, sofremos com dificuldade de aprendizagem, memória ou concentração.

Mas o que acontece se o glutamato estimular muita a amígdala e pouco o CPF? O resultado é o pânico *mais* uma sensação de descontrole.

Nem todos têm controle sobre o pânico. É provavelmente por isso que você pegou este livro. Existem motivos para termos mais dificuldade de nos controlarmos em alguns momentos. Se você tem pânico mais a sensação de descontrole, uma possível causa pode ser o glutamato; e, do que isso, pode ser devido a mudanças na atividade do glutamato.

Estudos mostraram que as pessoas com transtorno de estresse pós-traumático (TEPT) têm menos atividade de glutamato no CPF. Em momentos de carga emocional, elas tendem a sentir mais medo e ter menos controle e pensamento lógico.

Por isso é tão importante combinar a terapia para a cura do trauma com os neuroquímicos (que são o foco deste capítulo). Ao tratar as causas subjacentes do TEPT, os neuroquímicos tendem a se reequilibrar naturalmente.

Mas, por enquanto vamos falar sobre a categoria de tratamentos contra a ansiedade conhecida como "antagonistas de receptores NMDA", que são uma classe de medicamentos que bloqueiam os receptores de NMDA. São uma nova alternativa aos antidepressivos tradicionais e aos benzodiazepínicos para o tratamento do pânico e da ansiedade.

A cetamina é um dos antagonistas de receptores NMDA mais conhecidos. É um anestésico dissociativo que faz a pessoa se sentir desconectada das dores e dos arredores. Foi originalmente desenvolvida como um analgésico para emergências e procedimentos cirúrgicos. Contudo, já foi descoberto que ela tem potencial valor terapêutico para condições como a depressão, a ansiedade e a ideação suicida.

OS BENEFÍCIOS DA CETAMINA PARA A SAÚDE MENTAL:

- Melhora a plasticidade cerebral e promove a cura ao aumentar o fator neurotrófico derivado do cérebro.
- Tem potencial para reduzir a ansiedade e a depressão ao inibir ou bloquear os receptores NMDA em todo o cérebro.
- Pesquisas preliminares sugerem que a cetamina pode diminuir a reativação de memórias traumáticas, permitindo que as vítimas gerem novas sensações e associações.

No entanto, a cetamina não é totalmente segura, porque pode causar dependência e ter efeitos colaterais como alucinação, ansiedade, confusão mental, esquecimento, aumento da pressão e rigidez muscular.

RECEPTORES AMPA

Assim como os receptores NMDA, os AMPA são estimulados pelo glutamato e enviam um sinal estimulante e excitatório para todo o sistema nervoso. Os pesquisadores têm estudado a possibilidade de bloquear os receptores AMPA com o intuito de acalmar o sistema nervoso. Contudo, a maioria dos fármacos destinados aos receptores AMPA não foram bem-sucedidos.

Mas um bloqueador AMPA promissor é o canabidiol (CBD). As pesquisas preliminares sugerem que o CBD reduz a atividade dos receptores AMPA, o que pode reduzir o estresse físico e emocional e a ansiedade.

RECEPTORES DE ÁCIDO CAÍNICO (KARS)

Os receptores de ácido caínico (KARs) estão presentes em todo o cérebro. Quando estimulados, geram excitabilidade nervosa, o que leva à ansiedade e ao pânico. Bloquear os KARs pode ajudar a diminuir a ansiedade e o pânico.

A teanina é um aminoácido capaz de bloquear os receptores KARs e AMPA. É um método natural de reduzir a ansiedade e o pânico. O topiramato (Topamax) é um medicamento antiepilético e para enxaqueca aprovado por bloquear os receptores KARs e AMPA. Ele também auxilia no tratamento da depressão e da ansiedade porque previne a estimulação excessiva do glutamato. Para mais informações sobre a ansiedade depressiva, veja o Capítulo 3.

Glutamato em excesso?

Aqui está o que você precisa fazer primeiro.

Se suspeita que os seus sintomas sejam causados por níveis elevados de glutamato, há dois passos essenciais a serem dados. Primeiro, considere fazer exames laboratoriais completos que lhe indicarão seus níveis de glutamato.

Não existem muitos exames confiáveis para avaliar os níveis de glutamato, mas separei algumas poucas ideias de por onde começar.

- **ANÁLISE DE AMINOÁCIDOS NA URINA.** Este exame informa uma média geral dos níveis de glutamato e de GABA no corpo, isto é, não informa especificamente os do cérebro.

- **HEMOGRAMA.** Alguns exames de sangue medem os níveis de glutamato no plasma sanguíneo. Porém, também não é um exame muito confiável, visto que só fornece um registro dos níveis de glutamato naquele momento em vez de um panorama geral.

- **RESSONÂNCIA MAGNÉTICA.** A ressonância é uma imagem do cérebro que mostra em quais áreas há acúmulo de glutamato. Infelizmente, é um exame caro e dificilmente coberto pelos planos de saúde.

Levando em consideração os exames limitados, geralmente não os prescrevo, a não ser que os tratamentos não estejam chegando a lugar algum.

Procure se aprofundar nos inúmeros motivos pelos quais seus neurotransmissores podem estar desregulados. Abordarei essas causas detalhadamente no Capítulo 7.

GLUTAMATO – ML, NL

- Níveis elevados de glutamato causam ansiedade, pânico, insônia e maior sensibilidade à dor.

- O glutamato é essencial para a aprendizagem, a memória, a vigília e a motivação.

- Se você tem deficiência de vitamina B6, seu corpo não conseguirá transformar o glutamato em GABA.

- A falta de glutamato no córtex pré-frontal aumenta os riscos de desenvolver TEPT.

Histamina

Caramba... depois de uma noite terrível de ansiedade e assistir a aula sobre histamina, decidi ir à farmácia comprar um anti-histamínico para experimentar. Queria dar pelo menos uma chance. E me SINTO MUITO MELHOR. Estou maravilhada porque realmente não imaginei que tivesse alguma disfunção relacionada com a histamina. Em todas as pesquisas que fiz ao longo dos anos, sempre ficava: 'Não... esse não é o meu problema. Sim, meus olhos lacrimejam e coçam um pouco quando tenho contato com pólen, e provavelmente vou espirrar por alguns dias. Mas, de verdade, esse é o único incômodo que já tive.' Quem iria imaginar?

– membro do *Holistic Wellness Collective*, 43 anos

Não achei que eu tivesse problemas com a histamina até ouvir a aula sobre histamina no **Holistic Wellness Collective**. *Agora estou na metade de um detox de histamina de trinta dias e já percebo diferenças consideráveis. É engraçado, porque eu nunca tinha feito essa conexão antes, mas a única coisa que ajudou quando os meus sintomas pioraram foi tomar Benadryl,* e melhorei como mágica. Desde que comecei a desintoxicação de histamina, a minha ansiedade, o meu sono e a minha energia estão melhores. Estou maravilhada.*

– membro do *Holistic Wellness Collective*, 52 anos

Ansiedade, alergias e dores de cabeça

O que a ansiedade, as alergias e as dores de cabeça têm em comum? Todas são desencadeadas pela *histamina*. Ela é especial porque pode funcionar como um neurotransmissor, uma célula endócrina e uma

* No Brasil, o Benadryl não é disponibilizado para via oral. Uma alternativa é o Loratadina, que é o anti-histamínico mais comum no país. [*N. do R.T.*]

parte do sistema imune. De todas essas formas diferentes, a histamina envia informações entre o corpo e o cérebro. Dependendo da origem e do que ela fará no corpo, a desregulação histamínica pode se manifestar como ansiedade nervosa, endócrina ou imunológica.

Talvez você esteja mais familiarizado com o papel da histamina nos sintomas alérgicos: coceira nos olhos, coriza ou urticária — você recorre ao Benadryl (um anti-histamínico) e passa o resto do dia lutando para não tirar uma soneca. Então, antes que você pegue o anti-histamínico ou o bloqueador de histamina para lidar com a próxima crise alérgica, vamos olhar com mais atenção para alguns links entre os ataques de pânico e a histamina. Também abordaremos uma variedade de gatilhos, sintomas e consequências potenciais relacionados aos níveis elevados de histamina, além das possíveis soluções para normalizá-los.

Quando um paciente entra no meu consultório sofrendo com sintomas de ansiedade, alergia e/ou dor de cabeça, uma das primeiras ações é investigar se há altos níveis histamínicos.

CHECKLIST AUTOAVALIATIVO: SINAIS DE NÍVEIS ELEVADOS DE HISTAMINA

Instruções: marque as caixas, ou a caixa, com as quais se identifica e anote a pontuação total no espaço indicado.

☐ Excesso de energia mental: ansiedade, pânico, agitação, insônia e /ou mania

☐ Problemas com o ciclo menstrual: TPM, menstruação irregular, cólica, sangramento intenso, sangramento intermenstrual

☐ Alergias: congestão nasal, coriza, comichão, olhos lacrimejantes, coceira na pele, urticária, brotoejas

☐ Dores de cabeça e/ou enxaquecas

☐ Transtornos digestivos: problemas estomacais, náusea, vômito, diarreia, síndrome do intestino irritável

TOTAL: _______/5

PONTUAÇÃO: Se você marcou mais de duas caixas, considere conversar com o seu médico sobre fazer uma avaliação completa para detectar o alto nível de histamina.

Você tem algum desses sintomas? Se sim, continue lendo!

De onde vem a histamina?

A hista*mina* é uma substância química que o corpo consegue produzir a partir do aminoácido histi*dina* que não é produzido pelo corpo e, por isso, deve ser obtido por meio da dieta. Algumas fontes principais incluem álcool, trigo, alimentos enlatados, aqueles que contêm vinagre, alimentos defumados, queijos curtidos, a maioria das frutas cítricas, os abacates e as frutas secas. Outras comidas e bebidas, como os conservantes artificiais, os corantes, a banana, o leite de vaca, o abacaxi, os mariscos, os tomates e o gérmen de trigo, também fazem o corpo liberar histamina. No Capítulo 11 tem uma lista completa de alimentos ricos em histamina.

O processo de conversão da histidina em histamina requer a enzima histidina descarboxilase e vitamina B6, como é possível ver na imagem a seguir. A produção de histamina acontece em todo o corpo, inclusive na flora intestinal, nas células estomacais, nas células imunes, como os mastócitos e basófilos, e em alguns neurônios no cérebro. Uma vez produzida ou ingerida, ela é liberada no cérebro e no corpo.

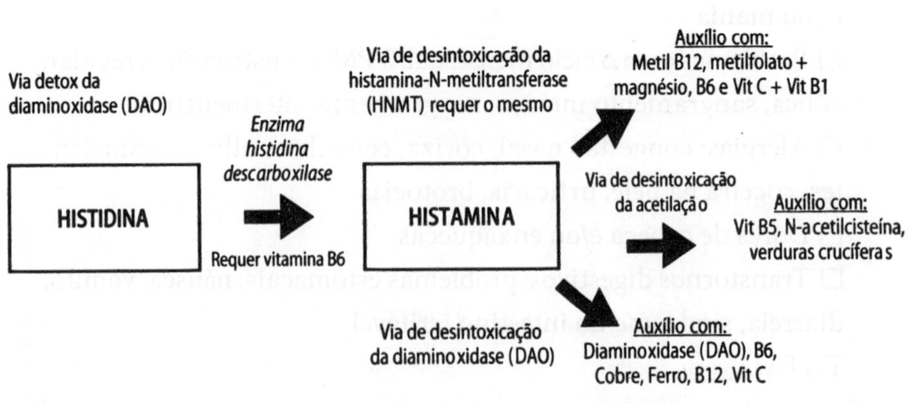

Histamina: a causa oculta da ansiedade?

Mas digamos que você não tenha sintomas alérgicos. Você se sente ansioso, mas não fica com o nariz entupido ou os olhos lacrimejando, além de não ter comido alimentos diferentes nem mudado algum sabão de limpeza ou produto de higiene pessoal recentemente. Contudo, você se *sente* ansioso.

Ainda é possível que a sua ansiedade seja causada pela histamina, pois ela atua em diferentes funções, dentre elas:

- Controle do humor
- Regulação do sistema imune
- Auxílio na produção do suco gástrico, para a digestão dos alimentos
- Regulação do ciclo sono-vigília
- Equilíbrio hormonal e estimulação do estrogênio
- Auxílio no combate ao estresse

Histamina em excesso ou intolerância a histamina pode gerar vários sintomas, dentre eles:

- Alergias (espirros, coriza, olhos lacrimejando, coceiras, brotoejas)
- Ansiedade
- Insônia
- Dor de cabeça
- Problemas estomacais (náusea, refluxo, vômito, alterações no apetite, úlceras estomacais)

- Desequilíbrios hormonais (como síndrome do ovário policístico, predominância de estrogênio e tensão pré-menstrual)

Os receptores de histamina estão em todo o corpo, no sistema imune, no intestino e no cérebro. Os efeitos da histamina são imensamente influenciados pela estimulação de receptores específicos.

Vejamos os quatro tipos primários de receptores histamínicos.

- **RECEPTORES H1.** Os receptores H1 estão relacionados a alergias, inflamações (vistas na ansiedade imune) e ativação do sistema nervoso (vista na ansiedade nervosa). Quando esses receptores são estimulados, o corpo pode gerar reações alérgicas, como asma, dermatite atópica, congestão nasal e ansiedade. Um exemplo extremo de reação alérgica é a chamada síndrome de ativação dos mastócitos (SAMe), na qual os mastócitos são ativados e liberam quantidades imensas de histamina, o que pode ser confundido com ansiedade ou transtorno do pânico.

    SAMe x INTOLERÂNCIA HISTAMÍNICA. A SAMe e a intolerância histamínica são confundidas com frequência. Na intolerância, os mastócitos liberam histamina em excesso. Na SAMe, os mastócitos secretam múltiplo mediadores, inclusive histamina.

    TRATAMENTO. Os anti-histamínicos e outros fármacos antialérgicos foram desenvolvidos na tentativa de combater esses sintomas. Os remédios da primeira geração, como a difenidramina (Benadryl), tendem a ser mais sedativos e podem ajudar com a inquietação, a ansiedade, o pânico e a insônia que acompanha as reações alérgicas. As gerações mais novas de anti-histamínicos bloqueadores de receptores H1, como a cetirizina (Zyrtec), combatem os sintomas alérgicos sem promover sonolência. Para aprender mais sobre histamina e inflamação, veja o Protocolo de Desintoxicação Histamínica no Capítulo 11.

• **RECEPTORES H2.** Esses receptores histamínicos estão ligados ao refluxo, às úlceras e à ansiedade. São encontrados primordialmente no intestino e no cérebro. Por causa dos receptores H2 no cérebro, a histamina pode ser bastante excitatória.

> **ANSIEDADE ENTÉRICA.** Se você sofre com ansiedade entérica e faz uso de algum medicamento bloqueador de receptores H2, como os antiácidos ranitidina (Antak) ou cimetidina (Tagamet), talvez tenha notado que eles combatem os problemas digestivos, mas não melhoram o humor. Isso ocorre porque esses medicamentos chegam rapidamente ao intestino, mas não atravessam a barreira hematoencefálica de imediato para acalmar o cérebro. Reuni para você algumas soluções excelentes que funcionam muito bem porque tratam a origem do excesso de histamina em vez de apenas bloqueá-la.

• **RECEPTORES H3.** Esses receptores regulam a neurotransmissão ou o envio de sinais de um neurônio para o outro. São os "freios" do cérebro. Também regulam a liberação de outros neurotransmissores, como a acetilcolina, o glutamato, o GABA, a serotonina e a dopamina. É fácil culpar a histamina pelas consequências do estímulo dos receptores H1 e H2 que acabamos de ver, mas a histamina tem nuances. Não queremos que ela seja completamente eliminada e de uma só vez. O segredo é conseguir a quantidade certa de histamina para os receptores certos e no momento certo.

• **RECEPTORES H4.** Presentes nas células imunes do cérebro, na medula óssea, no baço, no timo, nos pulmões e no intestino, os receptores H4 agem na modulação do sistema imune. Se a histamina estiver alta e estimular os receptores H4 no cérebro, pode haver a ativação do sistema imunológico e processos inflamatórios associados ao pânico e à ansiedade.

Histamina em excesso? Então aqui está o que você precisa fazer primeiro.

Busque exames que avaliem os níveis dessa substância no seu corpo. Se forem altos e os sintomas corresponderem, considere recorrer ao Protocolo de Desintoxicação Histamínica, no Capítulo 11.

EXAMINANDO OS NÍVEIS HISTAMÍNICOS

- **EXAME METIL HISTAMINA, 24 H, URINA.** Geralmente é feito durante a bateria de exames para descartar a suspeita de SAMe.
- **TESTE CUTÂNEO.** Costuma ser feito por um alergista. Consiste em furar a pele com uma quantidade pequena de determinado alérgeno para observar possíveis reações.
- **HEMOGRAMA COMPLETO.** Mede os níveis de histamina no sangue. Não é tão confiável quanto os exames específicos para o diagnóstico de SAMe.
- **EXAME DE FEZES.** A histamina é produzida no intestino pela microbiota, e o exame de fezes averigua se essa região é a responsável pelos níveis elevados da substância.
- **REMOÇÃO E REINTRODUÇÃO ALIMENTAR.** Dieta que consiste em remover os alimentos ricos em histamina por um período de três a seis semanas e, depois, reintroduzi-los gradualmente para observar se surge algum sintoma.

HISTAMINA – ML, NL

- A histamina pode ser tão estimulante para o sistema nervoso quanto a adrenalina.
- Às vezes, a ansiedade não é originada no cérebro, e sim no corpo, na forma de histamina.

- Altos níveis de histamina estão associados a sintomas alérgicos, dores de cabeça, problemas digestivos, ansiedade e pânico.

- A desintoxicação histamínica ajuda na prevenção e no tratamento do pânico.

PRÓXIMOS PASSOS

Você aprendeu tanto sobre neurotransmissores que se qualquer uma dessas substâncias fosse abordada na próxima noite de jogos de perguntas e respostas, você seria invencível. Agora você está mais bem-equipado para entender alguns dos motivos por trás dos diagnósticos e tratamentos mais comuns usados para o pânico e a ansiedade.

Este é o seu próximo passo: descobrir a causa.

Você se lembra do David, do início deste capítulo? Disseram que ele precisava de medicamentos para corrigir um "desequilíbrio químico", mas, como você descobrirá no próximo capítulo, essa era só a ponta do iceberg.

No Capítulo 7, você aprenderá tudo sobre os hormônios sexuais, adrenais e tireoidianos. Está preparado?

NEUROTRANSMISSORES – ML, NL

- Os neurotransmissores vivem em um estado de adaptação contínua, mudando de uma hora para a outra.

- A natureza dessas adaptações fornece dados sobre o que acontece abaixo da superfície.

- Descobrir a causa das desregulações e dos sintomas lhe direcionará para os tratamentos certos.

- O corpo é projetado para se curar sozinho, e o seu trabalho é garantir o bom funcionamento desse processo.

7

OS HORMÔNIOS E O PÂNICO

— Finalmente resolvi marcar uma consulta — me contou Charlotte, ao telefone, uma semana após o nosso bate-papo à dose de chá de kava-kava. — A minha médica fez o básico (checou minha pressão e meu pulso) e me fez algumas perguntas. A pressão e o pulso estavam um pouco altos, mas, como sempre fico nervosa em hospitais, não nos preocupamos muito com isso. — Ela pausou, e a imaginei dando de ombros. — Enfim, contei-lhe que estou agitada, ansiosa, perdendo peso, com dificuldade para dormir e cheia de preocupações com os meus filhos. Ela me entendeu e disse que o "estresse materno" era um problema real, que eu tinha sorte de ter perdido tão rápido o peso que ganhei na gravidez, porque ela já estava nesse processo há dois anos. Ela me passou um remédio [um benzodiazepínico], mas você sabe que não vou tomar.

Perguntei se lhe passaram exames.

— Meu plano de saúde só cobre check-ups anuais — Charlotte estava se referindo ao hemograma básico que ela fazia anualmente. — As minhas taxas estavam ótimas na última consulta que fiz no outono, então a médica falou que não precisava refazê-los.

"Mas algo nisso tudo está me deixando desconfortável", acrescentou logo depois. "Quando fiz os exames da última vez, eu estava bem, mas agora não estou. Então não faria sentido que a minha médica quisesse verificar se algo mudou?"

Concordei com ela. É importante lembrar que os nossos corpos estão em constante mudança, e como Charlotte desenvolvera os sintomas após o último check-up, fazia sentido pedir novos exames para averiguar possíveis alterações.

Charlotte decidiu procurar uma segunda opinião, e o novo médico concordou em pedir alguns exames básicos. Os resultados mostraram que os sintomas dela não eram só "estresse materno", mas um problema no sistema endócrino.

— Não queria ficar cheia de preocupações — disse ela. — Mas estou aliviada por ter feito o hemograma. Finalmente tenho uma resposta e um plano.

Fique ligado. Ainda neste capítulo, você entenderá os detalhes do problema de Charlotte.

BEM-VINDO AO MARAVILHOSO MUNDO DA ENDOCRINOLOGIA!

A endocrinologia é o ramo da medicina que aborda os inúmeros papéis que os hormônios e o sistema endócrino desempenham na saúde humana. Neste capítulo, nosso foco será a intrigante conexão entre a endocrinologia e a ansiedade, conhecida como Ansiedade Hormonal (sobre a qual você leu no Capítulo 3).

Primeiro, o básico. O sistema endócrino é um grupo de glândulas e órgãos cujo trabalho é produzir hormônios que controlam funções importantes no corpo e liberá-los na corrente sanguínea.

Os hormônios agem como mensageiros que transmitem informações por todo o corpo. Considere-os como os aparelhos celulares do sistema endócrino. Primeiro, as glândulas enviam uma mensagem (um hormônio, por exemplo) para um receptor específico (ou mais de um). As células e os órgãos de destino recebem mensagens de texto hormonais, traduzem-nas e colocam essa informação transformadora em ação.

Neste capítulo, vamos explorar alguns dos hormônios conhecidos pelo potencial de indução ao pânico, incluindo os tireoidianos, o cortisol, o estrogênio, a testosterona e a progesterona. Depois, exploraremos como otimizar a produção, o equilíbrio e a função hormonal para evitar esse risco.

Conhecendo os seus hormônios

Comecemos com um dos meus hormônios preferidos. Ele é produzido por uma glândula em forma de borboleta, situada na parte inferior do pescoço, com cerca de cinco centímetros.

Tireoide

Essa glândula está na região anterior do pescoço, logo acima da clavícula e abaixo da laringe. (Se você cantarolar com a boca fechada, conseguirá senti-la.) Ela produz hormônios que controlam inúmeros processos biológicos importantes em quase todas as células corporais.

A produção dos hormônios tireoidianos é controlada por um ciclo de retroalimentação. Quando o nível hormonal está baixo no sangue, o hipotálamo produz o hormônio liberador de tirotropina (TRH), que se dirige à glândula pituitária, localizada no cérebro, que libera o hormônio tireoestimulante (TSH). Este último direciona-se à tireoide, que começa a produzir os hormônios tireoidianos: a tiroxina (T4) e a triiodotironina (T3). O T4 não é muito biologicamente ativo, então as células hepáticas, renais e cerebrais precisam convertê-lo em T3 para maior benefício do organismo. Isso requer nutrientes, como o iodo, o selênio e o zinco.

À medida que os níveis do hormônio tireoidiano aumentam no sangue, o hipotálamo e a glândula pituitária recebem um sinal para pararem a produção de TRH e TSH. Esse ciclo de retroalimentação auxilia na manutenção dos níveis dentro de uma variação mínima — a não ser que ele seja impactado por condições como problemas ambientais, doenças virais ou autoimunes, ou desequilíbrios no eixo hipotálamo-pituitária-

-tireoide. Quando a regulação do hormônio tireoidiano não está ideal, você pode apresentar:

- *Hiper*tireoidismo, uma condição que ocorre devido à produção excessiva de hormônio tireoidiano.
- *Hipo*tireoidismo, quando a tireoide não produz hormônio tireoidiano suficiente.

Apesar de o pânico ser majoritariamente associado ao *hiper*tireoidismo, o *hipo*tireoidismo também gera ansiedade. Falaremos mais sobre isso posteriormente.

Comecemos com uma autoavaliação tireoidiana.

CHECKLIST AUTOAVALIATIVO DA TIREOIDE: EXCESSO x FALTA DE HORMÔNIOS TIREOIDIANOS

Instruções: Marque as caixas, ou a caixa, com as quais você se identifica e anote a pontuação total no espaço indicado.

SINTOMAS COMUNS DE HIPERTIREOIDISMO

☐ Perda de peso inesperada, apesar de seguir uma dieta saudável
☐ Intolerância ao calor e sudorese
☐ Pressão sanguínea alta e aceleração dos batimentos cardíacos
☐ Tremores nas mãos e nos dedos
☐ Aceleração dos movimentos peristálticos, diarreia
TOTAL: _______/5

PONTUAÇÃO: Se você marcou mais de duas caixas, considere fazer uma avaliação completa para identificar a superativação da tireoide (*hiper*tireoidismo) e a tireoide de Hashimoto.

SINTOMAS COMUNS DE HIPOTIREOIDISMO

Ganho de peso inesperado, apesar de seguir uma dieta saudável e se exercitar

☐ Ganho de peso, mesmo fazendo uma dieta saudável e exercício físico
☐ Intolerância ao frio, mesmo em climas quentes
☐ Pele, cabelo e unhas secos e quebradiços
☐ Fadiga, lentidão e fraqueza mesmo após descansar
☐ Constipação
TOTAL: _______/5

PONTUAÇÃO: Se você marcou mais de duas caixas, considere fazer uma investigação completa para identificar a subativação da tireoide (*hipo*tireoidismo) e a tireoide de Hashimoto.

Esta autoavaliação não equivale a um diagnóstico. Ela ajuda a nortear a investigação sobre possíveis desregulações tireoidianas, que podem ser uma causa subjacente do seu pânico. Os detalhes sobre os exames de tireoide serão discutidos mais adiante neste capítulo.

A definição dos melhores tratamentos para solucionar a Ansiedade Hormonal dependem do desequilíbrio específico que a desencadeou. É importante investigar as inúmeras condições que interferem no hormônio tireoidiano, como:

- **INFLAMAÇÃO.** Uma reação inflamatória exagerada e/ou crônica pode prejudicar a tireoide devido ao estresse oxidativo, causando desequilíbrios no eixo cérebro-tireoide e, possivelmente, doenças autoimunes.

- **DESEQUILÍBRIOS HORMONAIS.** Como elemento fundamental do sistema endócrino, os hormônios sexuais e do estresse influenciam o funcionamento da tireoide. Por exemplo, o estrogênio e o cortisol podem reduzir os níveis de hormônio tireoidiano ativo, já a progesterona e a testosterona podem aumentá-los.

- **ALTERAÇÕES NOS NEUROTRANSMISSORES.** Os neurotransmissores também influenciam os níveis do hormônio tireoidiano. Estudos sugerem que níveis baixos de serotonina e dopamina podem acarretar a diminuição da atividade da tireoide, enquanto níveis altos talvez a aumentem.

- **ALTERAÇÕES NA FLORA INTESTINAL.** Pesquisas sobre o eixo tireoide-intestino revelam que as bactérias intestinais têm a importante função de regular o funcionamento da tireoide. A disbiose, que exploramos a fundo no Capítulo 5, está associada a uma pior absorção dos micronutrientes necessários, reações inflamatórias exageradas e desequilíbrio do funcionamento da tireoide, já a diversidade microbiana está associada a uma saúde tireoidiana melhor.

- **TOXINAS AMBIENTAIS.** A exposição a metais tóxicos, como o mercúrio, o chumbo e o cádmio podem interferir na produção e na metabolização do hormônio tireoidiano.

A tireoide é apenas uma parte de uma intrincada rede na qual cada componente se afeta mutuamente. Pense nela como uma orquestra: com violinista, baixista, harpista e outros músicos. Cada membro toca a parte que lhe cabe, mas, se algum deles estiver desafinado, toda a performance pode acabar prejudicada. O mesmo acontece na Ansiedade Hormonal.

Três causas da ansiedade hormonal relacionadas à tireoide

SOBRECARGA DA TIREOIDE

O hipertireoidismo se manifesta por meio de diversos sintomas físicos e emocionais, como batimentos cardíacos rápidos e/ou irregulares quando em repouso, problemas digestórios, perda de peso, pressão alta, ansiedade, sudorese e irritabilidade ou sobrecarga — e tudo isso contribui para o pânico.

Existem várias causas para o hipertireoidismo, como o excesso de sinais enviados pelas glândulas cerebrais estimulando a produção de hormônio pela tireoide ou a superativação da própria glândula tireoide por causa de reações imunes exageradas. A doença de Graves (uma disfunção imunológica) é o tipo mais comum de distúrbio da tireoide associado à sobrecarga. A tireoidite de Hashimoto, por sua vez, é uma condição autoimune que causa a queda dos níveis de hormônios a um estado de insuficiência tireoidiana (em um primeiro momento), mas também pode levar os níveis de hormônios da tireoide a atingir picos aleatórios.

REDUÇÃO DA FUNÇÃO TIREOIDIANA

O hipotireoidismo pode se manifestar por meio de inúmeros sintomas desagradáveis, como depressão, ansiedade, constipação, ganho de peso e ressecamento da pele, do cabelo e das unhas. Há muitos motivos para a redução da produção dos hormônios tireoidianos, alguns deles são: hipoatividade glandular, interferência de variáveis externas, como uma quantidade inadequada de iodo na dieta, redução do estímulo cerebral e/ou da glândula pituitária causada pela desregulação endócrina.

SÍNDROME DO T3 BAIXO

A síndrome do T3 baixo — também conhecida como doença não tireoidiana ou síndrome do eutireoideo doente — é uma condição na qual a glândula tireoide parece funcionar adequadamente de acordo com exames laboratoriais básicos e, ainda assim, a pessoa apresenta sintomas de baixos níveis do hormônio tireoidiano. (Tem uma explicação para isso!)

Apenas imagine a frustração. Você gabarita todos os sintomas de hipotireoidismo, mas, ao ir ao médico e fazer exames, os resultados estão dentro do que é considerado adequado. *É impossível que a tireoide seja a causa dos sintomas*, os médicos concluem.

Não pare de investigar.

Nos casos em que a tireoide produz hormônio tireoidiano suficiente, mas a pessoa desenvolve sintomas de hipotireoidismo mesmo assim, o cenário é este: quando se está muito doente, sob grande estresse, ou com deficiência de alguns nutrientes, como o iodo, o zinco, ou o selênio, o corpo pode tentar compensá-los ao alterar a metabolização da forma ativa do T3 para a *inativa*, cujo nome é T3 reverso. A forma inativa desse hormônio é capaz de se ligar aos mesmos receptores, mas não os ativa, e, por isso, causa sintomas de hipotireoidismo: ansiedade, fadiga, queda capilar e ganho de peso.

Infelizmente, o diagnóstico da síndrome do T3 baixo costuma passar despercebido. Parte disso se explica pelo fato de que muitos médicos examinam *só* os níveis de TSH, que geralmente estão normais. Nessa síndrome, o padrão dos resultados laboratoriais é visível no painel de teste da tireoide.

Nota: É preciso ter os resultados de todos os exames do painel de teste da tireoide para obter clareza sobre todo o mapeamento da tireoide. Medir as taxas de hormônios livres, em vez dos níveis totais, fornece uma avaliação mais precisa das condições dos hormônios tireoidianos.

PAINEL DE TESTE DA TIREOIDE

- TSH: normal
- T4 livre*: norma[1]
- T3 livre: normal/baixo
- T3 reverso: alto

* Medir a taxa dos hormônios livres, em vez dos totais, fornece uma avaliação mais precisa das condições dos hormônios tireoidianos.

Agora que você tem uma compreensão básica de como a tiroide funciona, vamos conversar sobre o exame.

O exame de tireoide

Aqui estão algumas dicas para aproveitar ao máximo o exame de tiroide:

- Evite tomar suplementos de biotina ou remédios naturais para a tireoide 72 horas antes do exame de sangue.
- Faça o exame pela manhã, antes de tomar quaisquer remédios.
- Tome café da manhã ou faça um lanche antes do exame, pois o jejum pode interferir nos resultados.
- Faça e investigue todo o painel de teste da tireoide, incluindo o TSH, o T3 livre, o T4 livre e o T3 reverso, assim como os anticorpos anti-tireoperoxidase (anti-TPO), anti-tireoglobulina (TgAb) e imunoglobulina estimuladora da tireoide (TSI).

INTERPRETAÇÃO DOS EXAMES DA TIREOIDE

EXAME DA TIREOIDE	VALORES NORMAIS DE REFERÊNCIA*	HIPERTIREOIDISMO	HIPOTIREOIDISMO
TSH*	0,45 a 4,5 mlU/L	Baixo	Alto
T3 livre	2,0 a 4,4 pg/mL	Alto/Normal	Baixo/Normal
T4 livre	0,93 a 1,6 ng/dL	Alto/Normal	Baixo/Normal
T3 reverso	9,2 a 24,1 ng/dL	Varia	Varia/Alto
* Os intervalos das referências e as unidades de medida variam de um laboratório para o outro. Incluí os mais comuns.			

Lembre-se: o TSH pode estar normal, mesmo se a tireoide não estiver produzindo o hormônio tireoidiano corretamente!

A história de Charlotte

Vamos voltar um pouco ao Capítulo 1, ao início da história de Charlotte. Vejamos os sintomas dela: pânico, dificuldade para dormir, perda de peso inesperada, intolerância ao calor e tremores — os quais ela tentou tratar ingerindo quantidades cavalares de chá de kava-kava. Charlotte estava apresentando alguns dos principais sintomas de hipertireoidismo. E, para diagnosticar uma disfunção na tireoide, são necessários exames laboratoriais, que felizmente foram prescritos pelo segundo médico a quem ela recorreu. Os resultados revelaram o seguinte:

PANORAMA DA TIREOIDE

- TSH: baixo, em 0,179 uLU/mL (o intervalo de referência do laboratório era 0,45 - 4.500 uLU/mL)
- T3 livre: alto, em 14 pq/mL (o intervalo de referência do laboratório era 2,0 - 4,4 pq/mL)
- T4 livre: alto, em 12 ng/dL (o intervalo de referência do laboratório era 0,93 - 1,6 ng/dL)
- T3 reverso: abaixo do ideal, em 19,4 (o intervalo de referência do laboratório era 9,2 - 24,1 ng/dL)
- Anticorpos tireoidianos: alto

Diagnóstico: hipertireoidismo autoimune.

Próximos passos? Lembre-se de que um tratamento eficaz sempre trata as causas dos sintomas. A primeira médica recomendara a Charlotte o uso de um benzodiazepínico para tratar a ansiedade, mas essa medicação seria apenas um paliativo, não trataria a autoimunidade subjacente. Em vez disso, Charlotte continuou investigando e conseguiu informações mais precisas sobre os próximos passos.

Você saberá a continuação dessa história no Capítulo 8.

TIREOIDE - ML, NL

- Desregulações nos níveis dos hormônios da tireoide estão associadas ao pânico e à ansiedade.

- Um exame global da tireoide deve sempre incluir TSH, T3 livre, T4 livre e T3 reverso.

- Os resultados dos exames que avaliam só o TSH podem ser perfeitamente normais, ainda que você de fato tenha algum desequilíbrio no hormônio tireoidiano.

- A tireoide é impactada pelos hormônios, pelo intestino, pelos neurotransmissores, pelo meio-ambiente, pelo estresse, dentre outros.

HORMÔNIOS ADRENAIS

A glândula tireoide e seus hormônios não são os únicos capazes de afetar o humor e os níveis de estresse e ansiedade. Na próxima sessão, falaremos sobre as adrenais e os hormônios que elas produzem.

Cortisol

Você sente, às vezes, que está no limite, pronto para explodir com a menor das provocações? Ou se percebe lento e exausto, mesmo após dormir por uma noite inteira? Talvez as menores questões gerem crise de ansiedade e até pânico. Esses sintomas podem ocorrer devido ao desequilíbrio nos níveis de cortisol, um hormônio que auxilia nas reações ao estresse.

Ele é liberado pelas glândulas adrenais quando precisamos enfrentar desafios, como um prazo no trabalho ou uma briga com o parceiro.

Sob circunstâncias ideais, o cortisol também nos ajuda a nos sentirmos energizados e focados para lidar com o agente estressor. Contudo, o excesso de cortisol pode gerar problemas, como ansiedade, pânico, depressão, ganho de peso e insônia. Se, por outro lado, o cortisol estiver muito baixo, não é possível encarar o estresse comum e diário, porque o esgotamento e a exaustão prevalecem.

Falaremos mais sobre exames de cortisol ainda neste capítulo, mas aqui está um *checklist* simples para lhe auxiliar a identificar um possível padrão.

CHECKLIST AUTOAVALIATIVO EXCESSO x FALTA DE CORTISOL

Instruções: Marque as caixas, ou a caixa, com as quais se identifica e anote a pontuação total no espaço indicado.

☐ Pressão alta
☐ Propensão a feridas
☐ Glicose alta
☐ Estrias arroxeadas
☐ Ganho de peso rápido (principalmente rosto e abdômen)
TOTAL: _______/5

PONTUAÇÃO: Se você marcou mais de duas caixas, considere fazer uma avaliação completa para identificar o *cortisol alto* e as possíveis causas.

☐ Perda de peso rápida
☐ Pressão baixa (tontura ao se levantar)
☐ Pele e gengivas com pigmentação alaranjada
☐ Glicose baixa
☐ Infecções recorrentes (adoecer com frequência)
TOTAL: _______/5

PONTUAÇÃO: Se você marcou mais de duas caixas, considere fazer uma avaliação completa para identificar o *cortisol baixo* e as possíveis causas.

No primeiro *checklist*, há alguns sintomas clássicos associados a *altos níveis de cortisol*. Pense no cortisol alto como um interruptor travado na posição "ligado", enchendo o corpo com hormônios do estresse, mesmo quando não há perigos iminentes. Como mencionado, isso leva ao pânico, à insônia, ao ganho de peso, à pressão alta e à acne — ai!

No segundo *checklist*, estão os sintomas do problema oposto: *baixos níveis de cortisol*. É como um interruptor que foi permanentemente desligado, deixando-lhe esgotado, com fraqueza muscular, tontura ou até desmaio.

Os sintomas emocionais de ansiedade e depressão podem estar relacionados tanto aos níveis *altos* quanto aos níveis *baixos* de cortisol, um quebra-cabeças difícil de resolver. O corpo tenta se comunicar, mas cabe a nós decodificarmos a mensagem e desenvolver um plano para ele se sinta melhor. Mas, para fazer isso, precisamos primeiro entender um pouco da anatomia adrenal.

Glândulas adrenais: as pequenas ignições do corpo

As adrenais são duas glândulas pequenas localizadas acima dos rins, uma à esquerda, e outra à direita. São compostas por duas partes funcionais: a medula e o córtex. Cada uma é responsável por produzir o próprio grupo de hormônios:

- A medula produz substâncias como a adrenalina, a noradrenalina e a dopamina. (Veja o Capítulo 6 para saber mais sobre elas.)

- O córtex libera alguns hormônios, dentre eles estão a aldosterona, o cortisol, o DHEA e a testosterona.

As adrenais trabalham em conjunto com o hipotálamo e a glândula pituitária, no cérebro, para formar o eixo hipotálamo-pituitária-adrenal (HPA). Quando o corpo precisa de uma injeção de energia, como quando acordamos pela manhã ou durante períodos muito estressantes, o eixo HPA entra em ação.

O INCRÍVEL CICLO DE RETROALIMENTAÇÃO FUNCIONA ASSIM:

- O hipotálamo, uma glândula do tamanho de uma ervilha, está localizado no cérebro e secreta o hormônio liberador de corticotrofina (CRH).
- O CRH é enviado para a pituitária, localizada na base do cérebro, e estimula a liberação do hormônio adrenocorticotrófico (ACTH).
- O ACTH é levado pela corrente sanguínea até as glândulas adrenais, acima dos rins.
- As adrenais secretam cortisol, que age no corpo aumentando a velocidade, a força e o foco.
- Níveis mais altos de cortisol causam um ciclo de retroalimentação que inibe o cérebro de liberar sinais estimuladores de cortisol.

A função do cortisol não é fazer você se sentir um super-humano ao enfrentar perigos. Ele também suprime as funções secundárias (como a digestão e a reprodução, por exemplo) para garantir que o corpo esteja focado na tarefa considerada urgente naquele momento. Assim que o perigo passa, a produção do cortisol diminui, com o auxílio do útil ciclo de retroalimentação que mantém as adrenais sob controle (a não ser que esse ciclo não esteja funcionando corretamente).

É natural que os níveis de cortisol flutuem ao longo do dia, mas seu tempo de ação pode ser problemático. Como você pode observar na figura a seguir, o nível de cortisol atinge o pico pela manhã, fornecendo um rompante de energia e motivação para começar o dia, e reduz gradualmente à tarde, alcançando o ponto mais baixo à noite, permitindo que o corpo durma, descanse e se renove.

CORTISOL DIURNO – NORMAL

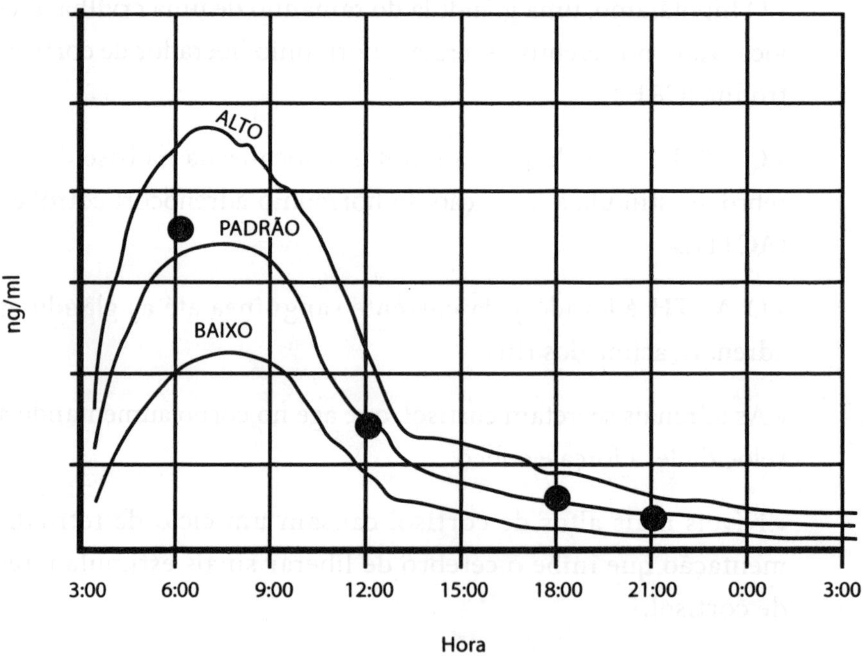

Mas isso nem sempre funciona corretamente. Você já acordou em pânico no meio da noite ou se sentiu ansioso ao pôr-do-sol? Os horários dos seus sintomas também podem lhe ajudar a identificar a causa subjacente. Fique ligado, logo falaremos sobre isso.

Fadiga adrenal: um mito?

A história de David

Se você se lembra do Capítulo 6, sabe que David trabalha em um emprego altamente estressante e tem um longo histórico de muita ansiedade e agitação. Isso é agravado pela fadiga, pela confusão mental, pela dependência de cafeína, pelos problemas digestivos e pelo ganho de peso inesperado. "Um caso clássico de fadiga adrenal", concluiu o médico integrativo. "As suas adrenais estão exaustas por conta do estresse crônico, que lhe deixa cansado, irritado e gera ganho de peso."

David voltou para casa com uma lista de suplementos, incluindo os glandulares adrenais (feitos a partir de glândulas, órgãos ou tecidos animais), as ervas adaptogênicas e os micronutrientes. Mas eles ofereceram pouquíssimo alívio, porque não estavam tratando a raiz do problema.

Isso já lhe aconteceu?

Talvez você já tenha ouvido falar de fadiga adrenal, uma condição que supostamente gera uma ampla variedade de sintomas, como fadiga, ganho de peso, confusão mental e depressão. É uma insuficiência adrenal causada por uma longa fadiga hormonal. Contudo, nossa compreensão acerca dos sintomas evoluiu.

Isso é relevante para você porque, ao tratar os sintomas sem considerar a causa principal, é impossível chegar ao resultado desejado: o fim do pânico.

Existem alguns motivos pelos quais as pessoas aceitam o conceito de uma fadiga adrenal generalizada. Primeiro, alguns sites e algumas empresas produtoras de suplementos afirmam que é uma condição comum, facilmente tratada com suplementos e fitoterápicos (influência comercial). Segundo, algumas pessoas têm sintomas facilmente atribuídos à fadiga adrenal, como fadiga, ganho de peso e confusão mental (generalização dos sintomas).

No entanto, esses sintomas podem estar relacionados a inúmeras questões, como estresse, uma dieta precária e condições médicas subjacentes (a anemia, o hipotireoidismo, a hipoglicemia, a taquicardia postural ortostática, a apneia do sono e as infecções virais são alguns exemplos). Se você tem esses sintomas e acha (ou lhe disseram) que podem ser causados por fadiga adrenal, é importante recuar e investigar mais a fundo.

Foi o que David fez.

Para evitar o que chamo de "chuva de exames", isto é, exames laboratoriais caros que podem ou não encontrar o problema, decidimos ser mais estratégicos.

Para começar, pedi que David preenchesse vários *checklists* que nos auxiliariam a identificar quais exames poderiam ser úteis ou deveriam ser priorizados, e quais poderiam esperar. Espalhei esses *checklists* ao longo do livro na esperança de que eles lhe ajudem a decidir por onde começar e a reduzir a necessidade de fazer exames caros e potencialmente desnecessários.

OS RESULTADOS ALTERADOS DE DAVID:

- Ansiedade entérica (do tipo pitta)
- Cortisol alto
- Marcadores inflamatórios altos
- Testosterona baixa

COM BASE NISSO, O AUXILIEI A FAZER ESTES EXAMES:

- **EXAME HORMONAL DE URINA SECA.** O DUTCH avalia os níveis de cortisol, de hormônios sexuais e de outros marcadores relevantes. (Não é coberto pela maioria dos planos de saúde.)
- **EXAMES INFLAMATÓRIOS.** Examinamos a homocisteína, a taxa de sedimentação de eritrócitos, a proteína C-reativa, a

interleucina-6, o fator de necrose tumoral alfa e o hemograma completo (todos foram cobertos pelo plano dele).

• **EXAME DE FEZES.** Para avaliar a saúde intestinal, que impacta a inflamação, a absorção de nutrientes e mais. (Também não é coberto pela maioria dos planos de saúde, mas certifique-se de checar, uma vez que os planos costumam ampliar, de tempos em tempos, os serviços e procedimentos que cobrem.)*

• **TESTE DE ALERGIA.** Um teste de puntura mede as reações histamínicas a alérgenos específicos.

OS RESULTADOS DO DUTCH REVELARAM QUE DAVID TINHA:

• Cortisol alto todo o dia e toda a noite. (O médico dele suspeitara do oposto, que as adrenais estavam "fadigadas", e o cortisol, baixo.)

• Testosterona baixa.

• Ácido metilmalônico alto, que é um marcador de deficiência de vitamina B12.

• Ácido quinolínico alto, que é um marcador inflamatório. (Lembre-se de que os marcadores de inflamação aguda são sintomas da ansiedade imunológica. Leia mais sobre isso em "A ciência por trás da serotonina", no Capítulo 6.)

* No Brasil, planos de saúde de o Sistema Único de Saúde (SUS) cobrem o exame de fezes. [*N. do R.T.*]

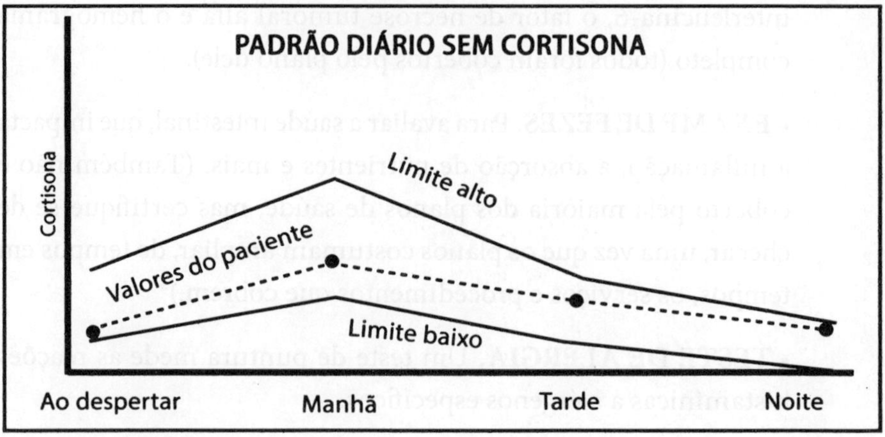
PADRÃO DIÁRIO SEM CORTISONA
Cortisona
Limite alto
Valores do paciente
Limite baixo
Ao despertar
Manhã
Tarde
Noite

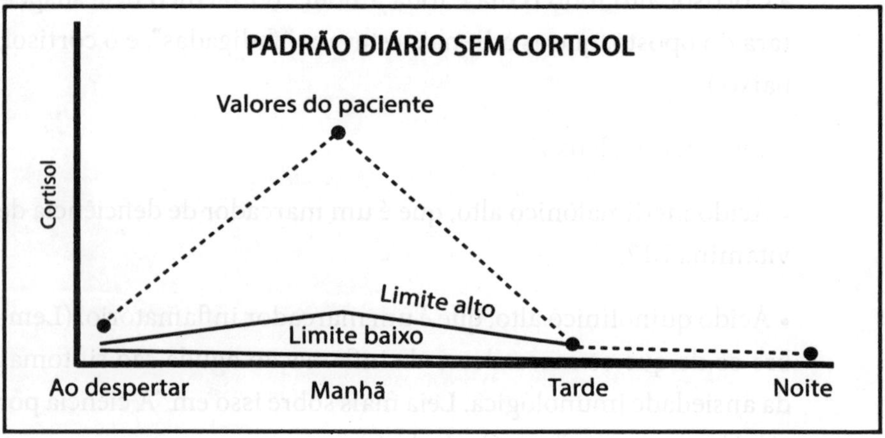
PADRÃO DIÁRIO SEM CORTISOL
Cortisol
Valores do paciente
Limite alto
Limite baixo
Ao despertar
Manhã
Tarde
Noite

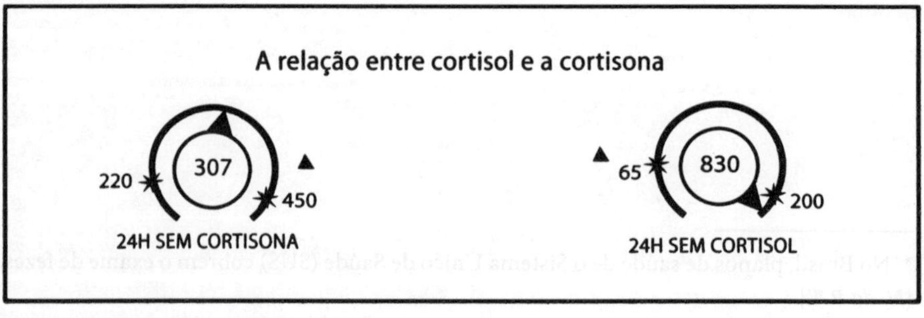
A relação entre cortisol e a cortisona
307
220
450
24H SEM CORTISONA
830
65
200
24H SEM CORTISOL

RESULTADOS DO EXAME DE FEZES:

- Níveis elevados de um marcador inflamatório chamado IgA secretora fecal, que aumenta quando há inflamação e dano da barreira intestinal, o que é conhecido como "intestino permeável".

- Desequilíbrio na microbiota intestinal, uma condição chamada de disbiose, aprendida no Capítulo 5.

RESULTADOS DO HEMOGRAMA:

- Homocisteína alta.
- Níveis normais de outros marcadores inflamatórios

Mas por quê?
Nossos próximos passos incluem:

- **INVESTIGAR AINDA MAIS FUNDO PARA IDENTIFICAR TODAS AS CAUSAS PRINCIPAIS:** Pedi um exame para avaliar a homocisteína devido ao excesso de ácido quinolínico, altos níveis de cortisol e de marcadores inflamatórios, e porque um teste anterior mostrou que a vitamina B12 estava baixa.

- Suspeitei que uma questão genética específica explicaria vários desses resultados, então pedi um exame de homocisteína e um teste genético.

- **COMEÇAR O PROTOCOLO DE CURA ENTÉRICA:** ao qual você terá acesso no Capítulo 11.

Fique ligado para saber o que descobrimos. Mas, primeiro, voltemos às adrenais.

Disfunção da glândula adrenal

Então, se a "fadiga adrenal" não atrapalha o ciclo de retroalimentação adrenal nem causa sintomas desagradáveis, qual é a verdadeira causa?

CORTISOL BAIXO

Digamos que você se sinta ansioso e estressado o tempo inteiro, que não consiga focar e se sinta sempre cansado. Você já tentou de tudo para se sentir melhor, mas nada funciona.

Saiba que você não está só. Milhões de pessoas sofrem com a ansiedade e o estresse, e muitas delas não sabem que os baixos níveis de cortisol podem ser a causa disso, até porque há sintomas variados, como ansiedade, perda de peso, tontura e dificuldade de concentração. Pode até mesmo mudar a cor da sua pele (acrescentando mais pigmento laranja). Todos esses sintomas podem agravar uns aos outros, o que aumenta a ansiedade e a predisposição ao pânico.

COMO O CORTISOL BAIXO CAUSA A ANSIEDADE E O PÂNICO:

- **LEVA AO AUMENTO DA PRODUÇÃO DE ADRENALINA.** Quando entra no modo de luta ou fuga, o corpo precisa de cortisol para ajudar a lidar com o estrese. Contudo, se o cortisol estiver baixo, o corpo compensa produzindo adrenalina em excesso. Isso induz sintomas como ataques de pânico, batimentos acelerados, palidez, tremores, sudorese, tontura, náusea e dores de cabeça.

- **DIMINUI A TOLERÂNCIA AO ESTRESSE.** O cortisol ajuda o corpo a lidar com o estresse ao regular o metabolismo, o nível glicêmico e o sistema imunológico. Por isso, níveis baixos de cortisol dificultam o controle do estresse, gerando exaustão e fadiga.

- **PRODUZ ALTOS NÍVEIS DE INFLAMAÇÃO.** O cortisol ajuda a manter as inflamações sob controle. Portanto, quando ele está baixo, as inflamações aumentam. Isso pode gerar alterações cerebrais (inclusive neuroinflamações) que estão associadas à ansiedade e a outros transtornos de saúde mental.

- **PRODUZ ALTOS NÍVEIS DE ESTROGÊNIO.** O cortisol e o estrogênio compartilham ciclos de retroalimentação complexos e similares. Quando os níveis de cortisol estão baixos, o cérebro acha que não há atividade hormonal suficiente e envia sinais para a produção de outros hormônios, como o hormônio liberador de corticotrofina e o adrenocorticotrófico. No entanto, esses sinais também podem fazer os ovários produzirem mais estrogênio. A tentativa do corpo de equilibrar a atividade hormonal pode induzir o aumento dos níveis de estrogênio, o que aumenta o risco de ansiedade de várias maneiras, sobre as quais aprenderemos na sessão "Estrogênio" deste capítulo.

- **AFETA A REGULAÇÃO DA GLICEMIA.** O cortisol auxilia a regulação glicêmica. Quando há aumento de estresse, ele ajuda o organismo a quebrar o glicogênio (uma forma de açúcar armazenado) e a convertê-lo em glicose para fornecer energia. Níveis baixos de cortisol dificultam o acesso a esse estoque de açúcar, o que provoca sintomas com tremedeira, vertigem e tontura — todos muito parecidos com um ataque de pânico, por isso é importante saber a diferença.

Para investigar se alterações glicêmicas estão contribuindo com a sua ansiedade, examine os níveis de glicose e insulina em jejum em comparação com os resultados duas horas após comer.

- Quando em jejum, a glicose deve variar entre 70 e 100 mg/dL (3,9 e 5,6 mmol/L), e a insulina, entre < 25 mIU/L ou < 174 pmol/L.

- Duas horas após comer (pós-prandial), a glicose deve ser menor que 140 mg/dL, e a insulina, 16 – 166 mIU/L ou 111 – 1153 pmol/L.

Testar os níveis de glicose e insulina costuma ser uma boa opção, porque geralmente esses exames são cobertos pelos planos de saúde. Outra opção, que é bem mais completa (mas raramente coberta pelos planos) é a monitoração contínua da glicose, na qual o paciente usa um aparelho que mede os níveis glicêmicos no sangue ao longo do dia.

OK, A SEGUIR: QUAL é a causa dos baixos níveis de cortisol?

Uma vez que os baixos níveis de cortisol são confirmados, o próximo passo é identificar a(s) causa(s) subjacente(s). Incluí as oito mais comuns na figura abaixo:

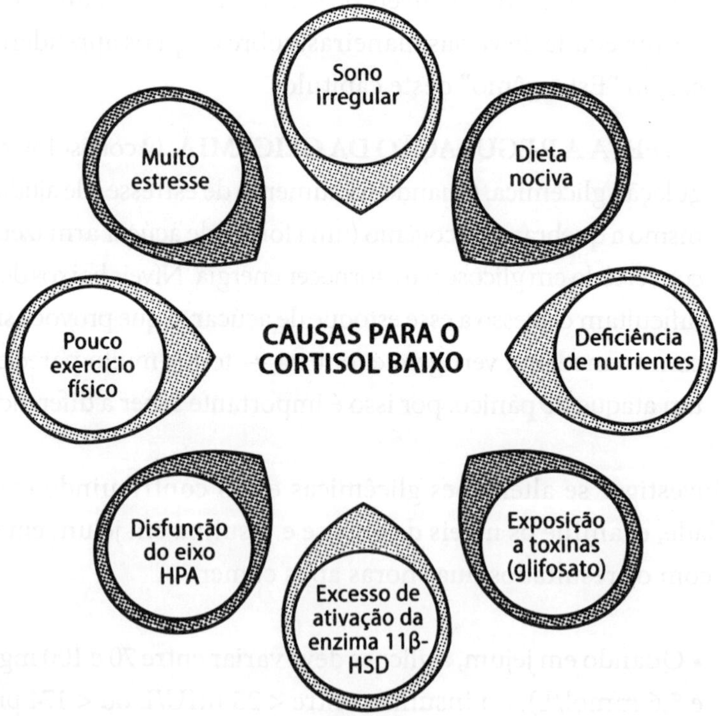
Sono irregular
Muito estresse
Dieta nociva
CAUSAS PARA O CORTISOL BAIXO
Pouco exercício físico
Deficiência de nutrientes
Disfunção do eixo HPA
Exposição a toxinas (glifosato)
Excesso de ativação da enzima 11β-HSD

O cortisol e os ataques de pânico

Agora que você aprendeu como os baixos níveis de cortisol geram pânico e ansiedade, falaremos sobre como o excesso de cortisol também causa ansiedade. Lembre-se de que a principal função do cortisol é desencadear a ação corporal. Vemos isso na resposta luta-fuga-congelamento. Contudo, o excesso de cortisol, ou sua produção no momento errado (como quando você está tentando dormir), pode ser um verdadeiro incômodo.

CORTISOL ALTO

Você está se sentindo acelerado e agitado, como se a cabeça estivesse prestes a explodir, mas, ao mesmo tempo, há a sensação de estar emocional e fisicamente em frangalhos. Você já tentou de tudo — suplementos, ervas, meditação —, mas nada ajuda. Por fim, ao examinar os seus níveis de cortisol, descobre resultados astronômicos.

Existem muitas razões pelas quais os níveis de cortisol podem se elevar e causar pânico. Aqui estão algumas das mais comuns:

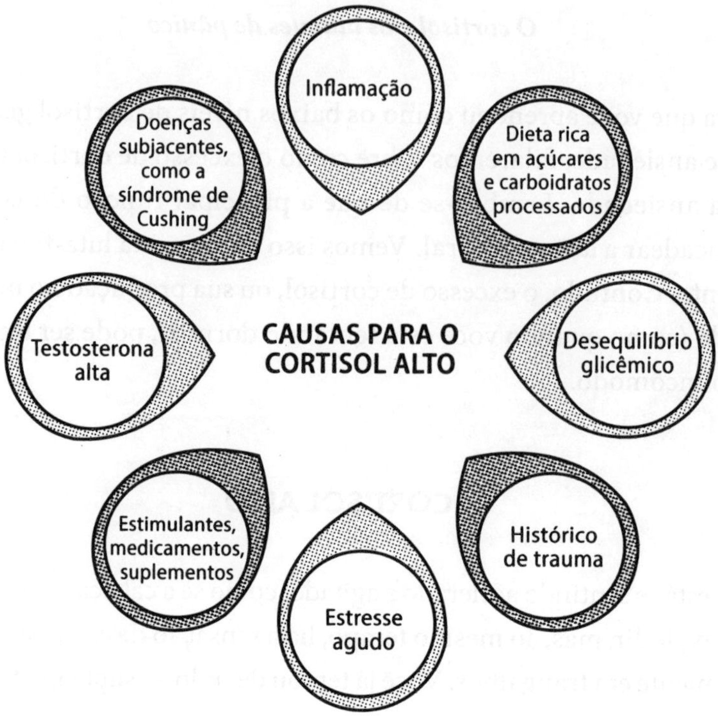

Inflamação
Dieta rica em açúcares e carboidratos processados
Desequilíbrio glicêmico
Histórico de trauma
Estresse agudo
Estimulantes, medicamentos, suplementos
Testosterona alta
Doenças subjacentes, como a síndrome de Cushing
CAUSAS PARA O CORTISOL ALTO

Examinando o cortisol

O cortisol também pode ser analisado por meio de exames de sangue, saliva e urina. O melhor método para você dependerá das suas necessidades particulares.

- Os exames de sangue são os mais comuns e podem ser realizados no consultório médico ou no laboratório. Costumam ser cobertos pelos planos de saúde.
- Os exames de saliva são menos invasivos e podem ser feitos em domicílio, mas é menos provável que sejam cobertos pelos planos.
- Os exames de urina também podem ser feitos em casa, mas também é menos provável que sejam cobertos pelos planos.*

* No Brasil, todos os exames citados nestes tópicos são cobertos pelo Sistema Único de Saúde (SUS). [*N. do R.T.*]

Nota: Tanto os exames de saliva como os de urina fornecem dados sobre a flutuação dos níveis de cortisol em um período de 24 horas, o que é útil caso você apresente sintomas que mudam ao longo do dia e da noite. Você consegue informações atualizadas sobre o meu exame laboratorial preferido no link drnicolecain.com/book-resources/.

CORTISOL – ML, NL

- Tanto os níveis elevados de cortisol quanto os baixos podem induzir o pânico e a ansiedade.
- O cortisol deve atingir seu ápice pela manhã e reduzir ao longo do dia e da noite.
- A produção de cortisol requer os seguintes nutrientes: vitaminas C, B5, B6, magnésio, zinco, ferro e sódio.

A história de Esme

— Olha que curioso. — Esme se jogou no sofá. — O útero é um órgão sádico, cujo objetivo é transformar a vida das mulheres em um verdadeiro inferno.

Como muitas mulheres, Esme achava a menstruação inerentemente terrível, pois a fazia experimentar alterações de humor drásticas, cólicas incapacitantes e a sensação de que o corpo que está constantemente traindo ela.

— Tenho estado em pânico literalmente todos os dias da última semana. Também estou irritada, cheia de espinhas por todo o rosto e ombros e com cólicas que estão me matando.

Em um esforço para identificar o que está desencadeando os ataques de pânico, Esme mantém um registro de todos os seus sintomas. Ela pegou o diário na mochila.

— Mas a questão é que estou começando a suspeitar que existe um padrão. — Ela leu em voz alta o que havia escrito no mês anterior: — A semana anterior à minha menstruação é um inferno, tanto física como mentalmente. Os ataques de pânico ficam mais intensos e frequentes, sinto fisgadas de dor no peito, claustrofobia, e meu sono é terrível. Também fico muito mais impaciente e irritada e tenho descontado nos meus colegas de quarto. Além disso, ainda tem o "bônus" dos pelos crescendo no meu queixo. Arranquei aquela merda assim que vi. A acne está muito pior. A minha zona T e os meus ombros estão cheios de cistos. O meu intestino está um caos. Piora quando como fast food, é melhor ficar sem.

Esme tirou os olhos do diário e, olhando para mim, completou:

— É sempre assim. Todos... os... meses. Os meus hormônios estão drenando a minha vontade de viver.

A conclusão dela era perspicaz e trágica. Perspicaz porque ela acertou que os hormônios têm um impacto profundo na saúde física e mental, e trágica porque sua mente e seu corpo estavam em guerra.

No entanto, foi nesse momento que Esme teve uma epifania:

— Antes, meu pânico parecia ser generalizado e não fazia o menor sentido para mim. Mas agora que tenho registrado os sintomas há algum tempo, comecei a achar que não é aleatório como imaginei. E se grande parte do meu problema tiver a ver com os meus hormônios? E se os meus hormônios e o meu útero na verdade forem parcialmente responsáveis pelos ataques de pânico?

O peso da questão pairou no ar.

Esme tinha acabado de dar mais um passo no sentido de compreender as mensagens enviadas pelos próprios sintomas.

OS HORMÔNIOS SEXUAIS

Os olhos de Esme passavam rapidamente pelas páginas com os resultados dos seus exames enquanto eu lhe explicava o que eles significavam.

— Acho que tenho uma ideia do que está acontecendo — falei. — Seu estrogênio e a sua progesterona estão normais, mas a testosterona e o hormônio luteinizante estão elevados. O colesterol e a insulina também estão altos, mas o nível glicêmico está muito bom, na verdade.

— Então eu estava certa. — Ela não desviou os olhos da página. — Esse tempo todo, não era uma questão psicológica.

— Sim, você estava certa. Todos os seus sintomas... os ataques de pânico, a acne, as cólicas, a TPM... são sinais enviados pelo seu corpo de que algo está desregulado. Os seus exames apontam para o diagnóstico de síndrome do ovário policístico, ou SOP.

— Já ouvi falar sobre isso — disse, balançando a cabeça. — Essa síndrome bagunça os hormônios, e sei que afeta o humor.

— Exatamente — assenti. — Agora que temos uma noção melhor do que estamos enfrentando, podemos preparar um plano feito sob medida para você.

Mas então aconteceu algo que me pegou desprevenida. Ela começou a chorar.

— Me d-d-desculpa — pediu, pressionando os olhos com um maço de lenços —, preciso de um momento.

Enquanto ela assoava o nariz, tentei dar-lhe o espaço necessário para se expressar. E, depois de um longo período, ela falou.

— Sabe, a vida inteira me disseram que havia algo de errado comigo. — Sua voz estava trêmula. — Minha mãe dizia que eu era temperamental, meu pai, que eu era muito sensível. Os médicos chegaram a sugerir que se eu não me controlasse, nunca chegaria a lugar nenhum. Senti tanta culpa e vergonha. — Ela inspirou profundamente para se acalmar e olhou nos meus olhos. — Mas talvez não fosse minha culpa.

— Esme — falei —, você e o seu corpo fizeram o melhor que podiam, mas as pessoas ao seu redor não sabiam interpretar o que estava acontecendo. Você está em um momento diferente agora, e tem recursos dos quais não usufruía antes. Isso significa que você pode reivindicar a sua história.

Você já passou por isso? Sentir-se julgado, criticado e condenado porque as pessoas à sua volta não compreendiam aquilo pelo que você estava passando?

Eu já. Na infância, tive crises terríveis de sinusite e asma. Os médicos prescreveram um inalador de prednisona, um broncodilatador de resgate de albuterol, um esteroide nasal e um spray antialérgico. Eu tomava um descongestionante durante o dia que me dava palpitações e ansiedade e, por isso, prescreveram também um antidepressivo ISRS.

Sempre era criticada pelos bolsos cheios de lenços, e fui taxada de "difícil" e "de alta manutenção". Só descobri na faculdade de medicina que era muito alérgica a laticínios. Após removê-los da minha dieta, consegui suspender todos os remédios para asma e alergia e me livrei dos lenços.

Assim como Esme e eu, talvez você saiba como é ser criticada por causa dos seus sintomas. Mas você está aqui, agora, lendo este livro. O que significa que está reunindo recursos que não tinha antes e reivindicando a sua história. E isso é totalmente incrível. Ao fim deste capítulo, compartilharei o protocolo de Esme com você, mas, primeiro, vamos falar sobre os hormônios.

OS HORMÔNIOS E O PÂNICO

O período menstrual lhe causa ansiedade? Ou algum tratamento hormonal, a puberdade, uma gravidez, a menopausa, a andropausa? (Sim, você leu corretamente. Homens cisgêneros também passam por uma espécie de menopausa! Esse período se chama andropausa, e acontece à medida que os níveis de testosterona decaem naturalmente com a idade).

Os hormônios sexuais são regulados pelo eixo hipotálamo-pituitária-gonadal (HPG), um sistema complexo de *biofeedback* que controla a produção e a liberação hormonal. Ele é composto pelo hipotálamo, pela glândula pituitária e pelas gônadas (os ovários e os testículos). O eixo HPG trabalha em conjunto com outros "eixos", como o eixo HPA (para as reações ao estresse), o eixo HPT (para a função tireoidiana) e o eixo intestino-cérebro.

Os desequilíbrios hormonais podem gerar diversos sintomas (incluindo o pânico, a depressão e a irritabilidade) e acontecem durante momentos de flutuação hormonal (como durante o período pré-menstrual, a gravidez e o pós-parto).

Até mesmo quando a variação dos hormônios está dentro da normalidade, algumas pessoas ficam mais propensas a desenvolverem sintomas durante esses períodos de flutuação, que podemos chamar de *sensibilidade cíclica*. Discutiremos isso mais detalhadamente na seção "Estrogênio", logo a seguir!

Estrogênio

É provável que você já tenha ouvido falar sobre o estrogênio, um hormônio importante para a saúde reprodutiva. Mas sabia que ele também tem um papel fundamental no bem-estar mental e emocional, principalmente quando falamos sobre pânico?

O estrogênio é frequentemente mal interpretado. Apesar de seu excesso causar problemas como cólicas menstruais dolorosas, ganho de peso, alterações de humor e perda capilar, a insuficiência dele também é prejudicial.

Por exemplo, sabia que a insuficiência de estrogênio aumenta o risco de ataques de pânico? E que níveis equilibrados o protegem dos efeitos de situações adversas (traumas) e reduzem o risco de depressão?

Vamos começar com um *checklist* rápido autoaplicável para investigar os possíveis desequilíbrios de estrogênio.

CHECKLIST AUTOAVALIATIVO EXCESSO x FALTA DE ESTROGÊNIO

Instruções: Marque as caixas, ou a caixa, com as quais se identifica e anote a pontuação total no espaço indicado.

- ☐ Sudorese noturna antes do período menstrual
- ☐ Ondas de calor
- ☐ Dores de cabeça
- ☐ Ganho de peso nos quadris e na cintura
- ☐ Pele fina e frágil

TOTAL: ______/5

PONTUAÇÃO: Se você marcou mais de duas caixas, considere fazer uma avaliação completa para detectar os baixos níveis de estrogênio.

- ☐ Facilidade para se assustar
- ☐ Sangramento entre os períodos menstruais
- ☐ Pólipos uterinos
- ☐ Alterações fibrocísticas da mama
- ☐ Sangramento menstrual intenso

TOTAL: ______/5

PONTUAÇÃO: Se você marcou mais de duas caixas, considere fazer uma avaliação completa para identificar o excesso de estrogênio.

Você apresenta algum indicador de desregulação do estrogênio? O primeiro *checklist* indica que o seu estrogênio pode estar muito baixo, e a do lado direito, muito alto. E outra pergunta, os seus sintomas aparecem sobretudo durante os períodos de mudanças hormonais, como o menstrual?

Na próxima sessão, você vai descobrir a ciência por trás do estrogênio, a conexão dele com o pânico e mais.

O estrogênio e a ansiedade: o que é preciso saber

A produção de estrogênio é frequentemente atribuída aos ovários (a fonte primária dele em mulheres cisgênero), mas na verdade ele é produzido por muitos órgãos diferentes, incluindo as glândulas adrenais, os testículos, as células adiposas, o fígado, os ossos e o cérebro. O estrogênio é importante para inúmeras funções corporais, como o desenvolvimento das características sexuais, a regulação do ciclo menstrual e a manutenção da saúde óssea.

Durante a perimenopausa e a menopausa, os níveis de estrogênio decaem à medida que os ovários envelhecem. Isso induz diversos sintomas, entre eles: ondas de calor, sudorese noturna, ressecamento vaginal e alterações de humor.

O estrogênio advindo de outras fontes que não os ovários ajudam a amenizar os efeitos da diminuição desse hormônio durante a perimenopausa e a menopausa. Por exemplo, reforçar o funcionamento das glândulas adrenais, ajuda a aumentar a produção de estrogênio. Isso é especialmente importante se o pânico começou na perimenopausa!

Há muitas formas de auxiliar as glândulas adrenais, incluindo a alimentação saudável, o exercício físico regular, o gerenciamento do estresse e o uso de remédios fitoterápicos. Exploraremos esses métodos detalhadamente na Parte III.

O estrogênio e o pânico

As pesquisas sugerem que a desregulação do estrogênio pode contribuir com os ataques de pânico. Isso ocorre porque esse hormônio ajuda na regulação do neurotransmissor GABA, que tem como uma de suas funções acalmar o cérebro. Quando os níveis de estrogênio decaem, ocorre um desequilíbrio gabaérgico, e isso pode desencadear a ansiedade. Além disso, o estrogênio ajuda a proteger o cérebro do estresse ao reduzir a inflamação e aumentar a produção de uma proteína que favorece a manutenção dos neurônios. Níveis baixos de estrogênio podem deixar o cérebro mais sensível ao estresse e à ansiedade, dificultando o controle cerebral sobre as reações ao medo.

O estrogênio também exerce uma função na forma como o cérebro assimila e recorda o medo. Estudos indicam que mulheres que apresentam baixos níveis de estradiol (uma variação do estrogênio) são propensas a ter uma reação mais forte ao medo quando tentam esquecer uma experiência traumática. Isso ocorre porque o estrogênio auxilia a regulação do hipocampo e da amígdala e, portanto, ajuda a controlar a reação ao medo.

Ele também impacta os sintomas do transtorno de estresse pós-traumático. As mulheres com TEPT estão mais vulneráveis à gravidade do transtorno devido à secreção cíclica do estrogênio durante o ciclo reprodutivo, chamada sensibilidade cíclica. A terapia de reposição hormonal de estrogênio, que estimula os receptores beta de estrogênio, reduz os sintomas de TEPT. Por exemplo, um estudo descobriu que mulheres com baixos níveis de estrogênio salivar são mais propensas a ter pensamentos intrusivos sobre cenas violentas após assistir ao trailer de um filme. Essa é uma descoberta relevante para os sintomas recorrentes do TEPT.

Essa resposta é evidenciada por outro estudo, publicado pelo periódico *JAMA Psychiatry*, que analisou dados de mais de mil mulheres abusadas sexualmente e descobriu que, seis meses após o ocorrido, aquelas que receberam contraceptivos de emergência à base de estrogênio tiveram sintomas de TEPT significativamente menores do que aquelas que não receberam. Elas relataram menos pesadelos e flashbacks e apresentaram níveis menores de ansiedade e depressão.

Como os metabólitos do estrogênio impactam a ansiedade: um olhar mais atento

Existem três tipos principais de estrogênio: estrona (E1), estradiol (E2) e estriol (E3).

O estrogênio é quebrado em metabólitos que têm efeitos diferentes no humor. Os metabólitos benéficos, como 2-OH, podem proteger contra a ansiedade, a doença cardíaca e a osteoporose. Os metabólitos prejudiciais, como 4-OH e 16-OH, estão relacionados ao aumento do estresse oxidativo, que aumenta o risco de ansiedade, pânico e outras doenças causadas por inflamações (ou seja, praticamente todas).

TIPOS E SUBTIPOS DE ESTROGÊNIO

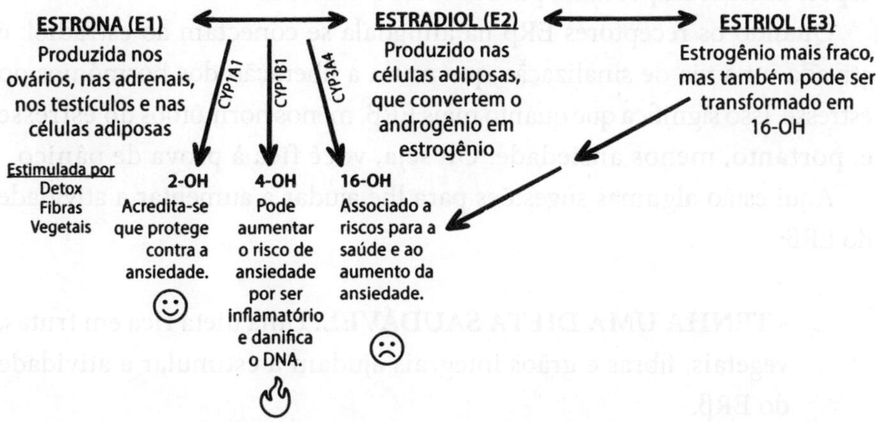

Na Parte III, você aprenderá mais sobre como influenciar a metabolização do estrogênio, transformando-o em 2-OH, que reduz a ansiedade. Aqui estão três passos para começar:

- Consuma mais vegetais crucíferos, como os brócolis e a couve-de-bruxelas (Nota: Se você tem hipotireoidismo, seu médico pode recomendar evitar crucíferas).
- Consuma mais alimentos contendo resveratrol, como o cacau e cranberry.
- Consuma mais alimentos ricos em polifenol, como as bagas de cores vivas (mirtilo e amora, por exemplo), ervas e temperos (cravo e orégano), linhaça e vegetais folhosos verde-escuros (espinafre e couve).

Agora que já falamos sobre os diferentes tipos de estrogênio, seus metabólitos e como eles afetam a ansiedade, podemos nos concentrar nos receptores de estrogênio.

O receptor de estrogênio capaz de mudar a sua vida

Os receptores de estrogênio são proteínas que se ligam ao estrogênio. São encontrados em várias partes do corpo, inclusive o cérebro. Acredita-se que um tipo de receptor, chamado receptor de estrogênio beta (ERβ), é especialmente importante para reduzir a ansiedade.

Quando os receptores ERβ na amígdala se conectam ao estradiol, é ativada uma via de sinalização que pausa a liberação dos hormônios do estresse. Isso significa que quanto mais ERβ, menos hormônios do estresse e, portanto, menos ansiedade. Ou seja, você fica à prova de pânico.

Aqui estão algumas sugestões para lhe ajudar a aumentar a atividade do ERβ:

- **TENHA UMA DIETA SAUDÁVEL.** Uma dieta rica em frutas, vegetais, fibras e grãos integrais ajudam a estimular a atividade do ERβ.
- **FAÇA EXERCÍCIOS REGULARMENTE.** As atividades físicas melhoram a atividade do ERβ. Faça pelo menos de 15 a 30 minutos de exercícios de intensidade moderada na maior parte da semana.
- **CONTROLE O ESTRESSE.** Formas saudáveis de lidar com o estresse, como yoga e meditação, ajudam a melhorar a atividade do ERβ.
- **SUPLEMENTE COM FITOTERÁPICOS QUE AUMENTEM O ERβ.** Use ervas que contenham liquiritigenina, um flavonoide encontrado em raízes de várias espécies de plantas, como o alcaçuz (*Glycyrrhiza glabra*) e a calota craniana chinesa (*Scutellaria baicalensis*). Veja o Capítulo 11 para informações específicas sobre a posologia das ervas.

Enquanto estiver alterando o seu estrogênio para um tipo que lhe proteja contra a ansiedade, é desejável começar a explorar também as origens dos seus desequilíbrios estrogênicos. Os mais comuns são:

• **DESREGULAÇÃO DO CORTISOL.** Quando estamos estressados, nosso corpo produz mais cortisol. Isso pode levar a níveis mais baixos de estrogênio. O cortisol se liga aos receptores de estrogênio e interfere na produção do estrogênio no ovário.

• **PREDISPOSIÇÕES GENÉTICAS.** A genética afeta como o corpo metaboliza estrogênio. A enzima catecol-O-metiltransferase (COMT) quebra o estrogênio. As pessoas cujo código genético marca alta atividade de COMT têm níveis mais baixos desse hormônio, enquanto as pessoas cuja genética marca baixa atividade de COMT têm níveis mais altos de estrogênio. Esses níveis são primeiramente determinados pela genética, mas a atividade de COMT também pode ser afetada pelo estilo de vida, por fatores com a dieta e o estresse.

• **TOXINAS AMBIENTAIS.** Algumas das toxinas ambientais mais comuns que interferem na produção e utilização de estrogênio incluem:

- Metais pesados: arsênico, cádmio, chumbo, mercúrio e níquel são metais pesados que imitam o estrogênio e interferem nos níveis naturais desse hormônio ao danificar os ovários, conectar-se aos receptores de estrogênio e impedir que ele mesmo se conecte.
- Desreguladores endócrinos: Bisfenol A, ftalatos, atrazina e PCBs são toxinas ambientais que imitam o estrogênio e interferem nos níveis naturais desse hormônio ao se conectar com seus receptores.
- Micotoxinas (fungos): A aflatoxina B1, a ocratoxina A e a zearalenona são micotoxinas que interferem no estrogênio por se conectarem aos seus receptores e atrapalhar a atividade do hormônio.

Considere checar se a sua casa tem toxinas ambientais, por exemplo, fazendo uma inspeção domiciliar de fungos ou examinando a água. Se, com base no *checklist* autoavalatiavo, você identificar que existe um grande risco de que seu corpo esteja contaminado por toxinas ambientais, também sugiro fazer exames laboratoriais, os quais exploraremos mais a fundo no Capítulo 11.

- **BACTÉRIAS INTESTINAIS NOCIVAS.** As bactérias patogênicas produzem toxinas que se ligam aos receptores de estrogênio e os ativam ou interferem na metabolização desse hormônio. Esses organismos problemáticos incluem as espécies *E. coli, Salmonella, Shigella, Campylo-bacter* e *Listeria*. O exame de fezes identifica a presença de patógenos.
- **DESREGULAÇÕES DE OUTROS HORMÔNIOS.** Lembre-se de que alterações em um hormônio podem causar mudanças em outros. A síndrome do ovário policístico é um transtorno hormonal caraterizado por altos níveis de androgênios (hormônios masculinos) e resistência insulínica, que interfere nos níveis de estrogênio. A SOP tem vários sintomas, dentre eles estão menstruação irregular, infertilidade e ganho de peso. Por isso, pode ser muito informativo se seus médicos pedirem um panorama hormonal completo (coberto pelo plano de saúde) durante a investigação da raiz do problema. (Tente se lembrar disso depois, quando explorarmos um dos nossos casos.)

Agora, vamos nos aprofundar nos métodos para avaliar os metabólitos de estrogênio e seus níveis.

Examinando o estrogênio

Existem três formas principais de testar os níveis de estrogênio: pelo sangue, pela saliva e pela urina.

- **EXAMES DE SANGUE.** São o método mais comum. Os planos de saúde geralmente cobrem os exames básicos de estrogênio, mas pode ser difícil conseguir cobertura para examinar os metabólitos de estrogênio.
- **EXAMES DE SALIVA.** Menos invasivos que os exames de sangue, podem ser feitos em domicílio e incluir metabólitos de estrogênio.
- **EXAMES DE URINA.** Também são menos invasivos, podem ser feitos em domicílio e incluir metabólitos de estrogênio.

QUANDO INVESTIR EM EXAMES de saliva e urina? Você deve realmente considerá-los:

- Se, após checar seus hormônios, os resultados estiverem "normais", mas na realidade seus sintomas parecem piorar durante certos períodos do ciclo hormonal.
- Porque tanto os exames de saliva quanto os de urina fornecem informações sobre como os níveis de estrogênio flutuam ao longo do tempo, o que é útil se você perceber que os sintomas tendem a mudar ao longo do mês.

Para acessar a lista atualizada dos meus exames preferidos, entre em drnicolecain.com/book-resources/.

ESTROGÊNIO – ML, NL

- Alguns metabólitos do estrogênio induzem a ansiedade, enquanto outros podem nos proteger dela.

- Auxiliar a produção de estrogênio pode ajudar a reduzir os sintomas de TEPT.
- O metabólito 2-OH protege da ansiedade e do pânico.
- Estimular o receptor de estrogênio beta (ER β) é uma forma eficaz de combater a ansiedade.

Progesterona

A progesterona — um hormônio produzido pelos ovários, pelos testículos, pelas glândulas adrenais e até mesmo por células cerebrais — promove o sono, reduz o estresse, protege os ossos, regula o humor e o ciclo menstrual e sustenta a gravidez.

Comecemos com o *checklist* autoavalitovo; depois, iremos nos aprofundar na conexão pânico-progesterona.

CHECKLIST AUTOAVALIATIVO EXCESSO x FALTA DE PROGESTERONA

Instruções: Marque as caixas, ou a caixa, com as quais se identifica e anote a pontuação total no espaço indicado.

☐ Tensão pré-menstrual
☐ Cólicas menstruais intensas
☐ Insônia
☐ Histórico de perdas gestacionais
☐ Sangramento intermenstrual
TOTAL: ______/5

PONTUAÇÃO: Se você marcou mais de duas caixas, considere fazer uma avaliação completa para identificar a insuficiência de progesterona.

- ☐ Retenção de líquidos, sensação de inchaço
- ☐ Sentir-se cheia mesmo após refeições pequenas
- ☐ Ausência de sangramento durante o período menstrual
- ☐ Náusea
- ☐ Constipação

TOTAL: ______/5

PONTUAÇÃO: Se você marcou mais de duas caixas, considere fazer uma avaliação completa para identificar o excesso de progesterona.

No primeiro *checklist* estão os sinais de progesterona baixa; a segunda aponta para o excesso desse hormônio.

É normal que os níveis de progesterona oscilem ao longo do ciclo menstrual, aumentando gradualmente na primeira metade (a fase folicular), atingindo o pico logo antes da ovulação e, depois, reduzindo progressivamente, o que desencadeia o início do período menstrual.

Devido a essa flutuação, pode ser interessante refazer essa autoavaliação periodicamente para identificar possíveis padrões. Isso pode lhe dar informações o suficiente sobre como a progesterona altera o seu humor, seja para melhor ou pior.

Como a progesterona é produzida?

Ela é produzida a partir do colesterol, uma substância cerosa presente em todas as células do corpo e em algumas fontes animais, como os ovos, os laticínios e a carne. O colesterol é convertido em um composto chamado pregnenolona, que posteriormente se transforma em progesterona por uma série de enzimas. A progesterona também pode ser convertida em outros hormônios, como o cortisol.

Mais abaixo, coloquei um diagrama simplificado desse processo.

A progesterona e a ansiedade

Os efeitos da progesterona na saúde mental variam de uma pessoa para a outra. Ela tem o potencial tanto de promover quanto de mitigar a ansiedade. Pode ter um efeito calmante no cérebro, porque estimula a produção de GABA, um neurotransmissor que ajuda a reduzir a ansiedade (veja o Capítulo 6). Porém, algumas pessoas com TEPT afirmam se sentir mais ansiosas após ingerir suplementos de progesterona, talvez porque ela aumente a produção de cortisol e noradrenalina, que pioram a ansiedade e atrapalham o sono, levando a flashbacks e pesadelos. Uma outra teoria é que a progesterona interfere na produção da serotonina, um neurotransmissor que altera o humor e a ansiedade.

O CORPO PRODUZ CORTISOL A PARTIR DA PROGESTERONA

O QUE AUMENTA OS NÍVEIS DE CORTISOL:

COLESTEROL
↓
PREGNENOLONA
↓
PROGESTERONA
↓
17-HO PROGESTERONA
↓
CORTISOL ↔ CORTISONA

Informações sobre a progesterona:

- É capaz de melhorar o sono ao induzir o aumento de Gaba.
- Interfere no sono ao induzir o aumento de cortisol e noradrenalina.
- Aumenta a recorrência dos flashbacks e dos pesadelos relativos ao trauma.
- Ativa a amígdala, a parte do cérebro responsável pelo processamento de emoções.
- Também pode reduzir a atividade do hipocampo, uma parte do cérebro envolvida na formação de novas memórias.

O que reduz os níveis de progesterona:

- Estresse
- Insulina alta
- Uso de AINEs
- Hipotireoidismo
- Uso de contraceptivos (incluindo o DIU hormonal)
- Estar abaixo do peso

O que aumenta os níveis de cortisol:

1. Hipotireoidismo
2. Inflamação
3. Obesidade
4. Insulina alta
5. Tintura de *Glycyrrhiza* (licorice)
6. Toranja
7. Sódio

O que transforma o cortisol em cortisona:

1. Hipertireoidismo
2. Estradiol (E2)
3. Testosterona
4. Tintura de *Scutellaria*
5. Tintura de *Zizyphus*
6. Extrato de casca de limão

Com tantas reações potenciais diferentes, como saber se a progesterona fará você se sentir mais calmo ou mais ansioso? Alguns fatores influenciam a forma como a progesterona impacta o humor.

- **ESTRESSE.** Alto estresse emocional e/ou físico pode fazer o corpo transformar a progesterona em cortisol, o que piora a ansiedade. Usar estratégias para reduzir o estresse, como yoga, meditação e tempo na natureza, ajuda a evitar esses efeitos.

- **GENÉTICA.** A mutações de certos genes, como COMT e MAO-A, pode lhe deixar mais sensível aos efeitos nocivos da progesterona em relação à ansiedade. Os exames genéticos identificam os marcadores associados a desregulações da progesterona, mas geralmente não recomendo investir neles (a não ser que os outros tratamentos não estejam funcionando), porque são caros e difíceis de analisar sem ajuda profissional.

- **INFLAMAÇÃO.** Os desequilíbrios no sistema imunológico e os altos níveis inflamatórios agravam os impactos da suplementação de progesterona. Uma alimentação saudável, uma dieta anti-inflamatória (rica em frutas, vegetais e grãos integrais) e uma rotina de exercícios regulares reduzem a inflamação.

Agora que já vimos quais fatores influenciam a forma como a progesterona altera o humor, vamos conversar sobre as diferentes causas para o excesso e a insuficiência desse hormônio.

Excesso de progesterona

Os níveis de progesterona aumentam e decaem naturalmente ao longo do ciclo menstrual e ficam mais elevados durante a gravidez. O excesso de progesterona também é gerado por outros fatores: estresse, doenças, cistos ovarianos, alguns remédios — como pílulas contraceptivas ou terapias de reposição hormonal —, doenças hepáticas, hiperplasia adrenal congênita e o rápido ganho de peso.

Esse excesso é associado a sintomas, como ganho de peso, distensão abdominal, sensação de "estufamento" ou "inchaço", fadiga, dor de cabeça, náusea, dores pelo corpo, pele oleosa e ciclo menstrual irregular. Ele também pode acarretar problemas de saúde mental, como a depressão pós-parto e a tensão disfórica pré-menstrual.

Falaremos sobre como reduzir os níveis de progesterona no Capítulo 11, mas aqui estão algumas dicas que você pode começar a implementar desde já:

- **EXERCITE-SE.** Os exercícios regulares equilibram os níveis de progesterona.

- **EVITE BEBIDAS ALCOÓLICAS E TABACO.** O álcool e o tabaco interferem no equilíbrio hormonal e na metabolização da progesterona.

- **AUXILIE OS NÍVEIS DE ESTROGÊNIO.** Aumentar os níveis de estrogênio reduz os níveis de progesterona devido à incorporação dos fitoestrogênios, que são compostos vegetais que imitam o estrogênio. Esses compostos estão presentes nos produtos com soja e na linhaça.

Insuficiência de progesterona

Pode ser causada por diversos fatores, como a baixa ativação da tireoide, cortisol alto, excesso de estrogênio, peso abaixo do ideal, deficiência de nutrientes essenciais, certos remédios e o contato com toxinas ambientais, pesticidas, metais pesados, bisfenol A (BPA) e dioxinas.

Quando há insuficiência de progesterona, vários sintomas podem ser desencadeados, como menstruação irregular, fluxo menstrual intenso ou leve, cólicas dolorosas, dificuldade para engravidar, aborto espontâneo, alterações fibrocísticas da mama, endometriose, ganho de peso, ondas de calor, sudorese noturna, necessidade de AINEs e ressecamento vaginal. Baixos níveis de progesterona também induzem certas condições, como a infertilidade e a síndrome do ovário policístico.

Terapia de reposição de progesterona

A reposição de progesterona costuma ser segura para a maioria das pessoas, mas pode ter alguns efeitos colaterais (além daqueles já mencionados), como ganho de peso, sensibilidade nas mamas, náusea, vômito, dor de cabeça, fadiga, acne e alterações de humor.

Nenhum tipo de terapia de reposição de progesterona tem a garantia de não causar ansiedade. Porém, alguns tipos são potencialmente menos nocivos do que outros.

Por exemplo, considere a progesterona micronizada, uma progesterona bioidêntica que se acredita ser mais facilmente tolerada do que as alternativas sintéticas. Ela tem a mesma estrutura química e é produzida a partir de fontes vegetais, sobretudo o inhame e a soja.

DICAS PARA AUMENTAR A PROGESTERONA DE FORMA NATURAL

- Suplemente o magnésio, o zinco e a vitamina B6.
- Mantenha uma alimentação saudável, com uma dieta rica em fibras, verduras, grãos integrais e frutas de cores fortes.
- Minimize a exposição a toxinas ambientais.
- Considere ingerir fontes naturais que estimulam a produção de progesterona, como a *Vitex agnus-castus*, a cimicífuga, a angélica-chinesa e o inhame selvagem. (Veja o Capítulo 11 para mais detalhes.)

Examinando a progesterona

Existem três formas principais de testar os níveis de progesterona: pelo sangue, pela saliva e pela urina.

- **EXAMES DE SANGUE.** A forma mais comum. São bastante precisos, rápidos, fáceis e geralmente são cobertos pelos planos de saúde.
- **EXAMES DE SALIVA.** São menos invasivos e podem ser feitos em domicílio. Você pode fazer o pedido online, mas é menos provável que sejam cobertos pelos planos.

- **EXAMES DE URINA.** São a opção menos invasiva para medir a progesterona, e muitos também incluem os metabólitos desse hormônio. Esses exames podem ser contratados online, e é menos provável que sejam cobertos pelos planos.

Nas pessoas que menstruam, os níveis de progesterona devem ser examinados no 21º dia do ciclo menstrual. Na pós-menopausa, não existe um dia específico. Particularmente, recomendo os exames hormonais durante momentos de pico de ansiedade e pânico. Dessa forma, temos um retrato mais fiel do panorama hormonal quando os sintomas estão piores.

Reuni uma lista com os meus laboratórios preferidos no meu site: drnicolecain.com/book-resources/.

PROGESTERONA – ML, NL

- Tomar suplementos de progesterona para tratar a infertilidade deixa você mais suscetível à ansiedade.

- A progesterona pode ser tanto boa quanto ruim para a ansiedade, depende da pessoa.

- A progesterona induz a produção de GABA, cortisol e noradrenalina.

- A suplementação de progesterona pode aumentar os pesadelos e flashbacks nas pessoas com TEPT.

Testosterona

A testosterona é produzida pelos testículos, pelos ovários, pelas glândulas adrenais, pela pele e pelo intestino. É um tipo de hormônio chamado androgênio, responsável pelas chamadas "características masculinas" tanto em homens como em mulheres.

Ela está envolvida em inúmeras funções, dentre elas:

- Energia
- Libido
- Crescimento muscular
- Densidade óssea
- Distribuição de gordura
- Humor
- Função cognitiva

Os níveis de testosterona diminuem naturalmente com a idade, mas são afetados por diversos outros fatores, como estresse, lesões, o estado da saúde intestinal, inflamações, outros hormônios e algumas doenças (sobre as quais falaremos com mais detalhes em breve).

Primeiro, preencha o *checklist*!

CHECKLIST AUTOAVALIATIVO EXCESSO X FALTA DE TESTOSTERONA

Instruções: Marque as caixas, ou a caixa, com as quais se identifica e anote a pontuação total no espaço indicado.

☐ Baixa libido
☐ Diminuição da massa magra
☐ Desânimo ou desmotivação
☐ Dificuldade de concentração
☐ Diminuição da densidade óssea
TOTAL: ______/5

PONTUAÇÃO: Se você marcou mais de duas caixas, considere fazer uma avaliação completa para identificar a insuficiência de testosterona.

- ☐ Engrossamento da voz
- ☐ Aumento da massa magra
- ☐ Afinamento capilar na frente da cabeça
- ☐ Aumento de pelos
- ☐ Ansiedade colérica, pavio curto e irritabilidade
- ☐ TOTAL: _____/5

PONTUAÇÃO: Se você marcou mais de duas caixas, considere fazer uma avaliação completa para identificar o excesso de testosterona.

A desregulação da testosterona causa sintomas similares aos de outras doenças, como o hipotireoidismo, a depressão, a apneia do sono ou os efeitos colaterais de alguns remédios. Os *checklists* ajudam a identificar se esse desequilíbrio é uma possibilidade. No primeiro *checklist* estão os sinais de testosterona baixa, e na segunda, os de alta.

Vamos nos aprofundar nisso, a começar pela conexão entre a testosterona e a ansiedade.

A testosterona e a ansiedade

As pesquisas mostram que pessoas com baixa testosterona tendem a ter mais ansiedade, já aquelas com níveis altos desse hormônio são menos propensas ao transtorno.

A ligação exata entre as duas coisas ainda não foi compreendida plenamente, mas acredita-se que está relacionada aos efeitos da testosterona no cérebro, uma vez que ela promove o aumento da atividade na amígdala, uma parte do cérebro envolvida no processamento do medo e da ansiedade. Quando os níveis de testosterona estão baixos, o cérebro pode ficar mais sensível ao estresse.

Testosterona baixa

Existem cada vez mais evidências de que a exposição a toxinas ambientais tem um impacto negativo nos níveis de testosterona. Algumas delas são:

- Metais pesados
- Organoclorados, um grupo de substâncias químicas que contêm cloro e geralmente são usadas como pesticidas, solventes industriais e corta-chamas, como o DDT, as PCBs e as dioxinas
- Pesticidas
- Poluentes atmosféricos
- Bisfenol A (BPA)

Essas toxinas interferem na produção, na metabolização e na ação da testosterona, reduzindo os níveis desse hormônio e acarretando potenciais efeitos nocivos à saúde, como:

- Redução da massa magra e da força
- Aumento da gordura corporal
- Depressão
- Ansiedade
- Insônia
- Disfunções sexuais
- Doenças cardiovasculares
- Diabetes tipo 2
- Osteoporose
- Câncer

O que fazer a seguir? Se você se identifica com esta seção, o seu próximo passo pode ser incluir os exames de testosterona como parte do seu panorama hormonal. Depois, adicione exames específicos para identificar as causas, como a avaliação da toxicidade, sobre a qual falaremos mais no Capítulo 11.

O glúten e a testosterona baixa

Inúmeros estudos sugerem que dietas que contêm glúten (uma proteína encontrada no trigo, na cevada e no centeio) estão associadas a níveis mais baixos de testosterona. Isso pode ocorrer devido à inflamação, à exposição ao glifosato, ou à lesão intestinal promovida pelo glúten, comprometendo a saúde intestinal e tornando insuficiente a absorção dos nutrientes necessários para a produção de testosterona. O glúten também consegue se ligar aos receptores de testosterona, impedindo a entrada desse hormônio nas células.*

A doença celíaca é um transtorno autoimune desencadeado pela ingestão de glúten, mas existe um espectro mais amplo de reatividade a essa proteína. Mesmo que o diagnóstico de doença celíaca tenha sido descartado após exames médicos, ainda é possível ter diferentes graus de sensibilidade ao glúten. Essa sensibilidade é bastante comum nos EUA, onde o trigo é um alimento básico. No país, o glifosato é borrifado nas plantações, antes da colheita, para matar ervas daninhas e auxiliar a secagem do trigo. O glifosato é absorvido pela pele, pelos pulmões e pela ingestão de trigo contaminado. Alguns estudos argumentam que essa substância prejudica a flora intestinal, o que acarreta vários problemas de saúde, incluindo a intolerância e a sensibilidade ao glúten.

* Exceto em casos de alergia, é possível consumir glúten sem danos à saúde. [*N. do R.T.*]

Quais os próximos passos?

Se você suspeita que o glúten possa estar impactando negativamente seus hormônios e, portanto, o seu humor, considere uma das duas opções principais:

- **FAÇA UM DETOX DE GLÚTEN E TRIGO POR SEIS SEMANAS.** Isso implica eliminar da dieta todos os alimentos que contêm glúten por seis semanas. Após esse período, você pode reintroduzi-los aos poucos e observar se algum sintoma se manifesta. Se for o caso, é provável que esse alimento esteja surtindo efeitos negativos na sua saúde como um todo.
- **MINIMIZE A EXPOSIÇÃO AO GLIFOSATO, PREFIRA FONTES ORGÂNICAS DE GLÚTEN.**

Para mais informações sobre alternativas para uma alimentação sem glúten, veja a Parte III.

As micotoxinas e a testosterona baixa

As micotoxinas são substâncias químicas tóxicas produzidas por fungos. Elas contaminam alimentos e rações e são encontradas no meio ambiente. Algumas pesquisas sugerem que as micotoxinas estão relacionadas a baixos níveis de testosterona.

Estudos pré-clínicos publicados no *International Journal of Environmental Research and Public Health* descobriram que a exposição à micotoxina aflatoxina B1 reduz os níveis de testosterona. Um outro estudo, publicado no *Toxicology Letters*, descobriu que a exposição à micotoxina ocratoxina A está associada a baixos níveis desse hormônio em homens.

Aqui estão alguns passos possíveis para reduzir a exposição a essas toxinas:

- Remova da sua casa os aromatizadores sintéticos, as velas, as fragrâncias em spray e os produtos de limpeza com agentes que são considerados toxinas ambientais pelo *Environmental Working Group.*

- Considere fazer uma avaliação profissional de micotoxinas na sua casa. Tanto o *My mold detective* e o *Pro-Lab* possuem kits de testes domiciliares que podem ser comprados online.

- Considere fazer uma avaliação de toxicidade e micotoxinas.

- Evite os pescados com alta concentração de mercúrio e os do Atlântico, como o peixe-espada, o atum e o tubarão.

- Sempre que possível, prefira alimentos orgânicos para evitar a exposição aos pesticidas.

- Use pesticidas naturais, como o vinagre, o óleo de neem, o spray de pimenta, os óleos essenciais e a terra de diatomáceas em casa e no jardim.

- Contribua para a saúde intestinal e hepática com uma alimentação rica em fibras, verduras verde-escuras, bagas coloridas e temperos como cúrcuma, gengibre, alho e canela.

- Evite o tabagismo e a ingestão de álcool.

- Faça exercícios físicos de trinta a cinquenta minutos todos os dias.

- Esforce-se para dormir de sete a nove horas por noite.

- Controle o estresse com meditações, banhos quentes e chás.

Como aumentar a testosterona

Digamos que você tenha feito os exames, e sua testosterona esteja baixa ou abaixo do ideal. Você quer aumentar esse hormônio e diminuir a ansiedade ao mesmo tempo. Aqui estão algumas mudanças de estilo de vida para lhe ajudar:

- **EXERCÍCIOS REGULARES.** As melhores atividades físicas para aumentar a testosterona são os treinos de resistência, como a musculação, a yoga ou os exercícios com elásticos de resistência.
- **SUPLEMENTOS FITOTERÁPICOS.** Algumas ervas — como a ashwagandha (*Withania somnifera*), o feno-grego, o ácido D-aspártico e a maca-peruana (*Lepidium meyenii*) — têm sido estudadas devido a sua eficácia para aumentar a testosterona.
- **TERAPIA DE REPOSIÇÃO DE TESTOSTERONA.** A TRT é um tratamento médico capaz de aumentar os níveis de testosterona. Pode ser administrada de várias formas, mas oferece riscos, dentre eles: alterações de humor, acne, doenças cardíacas, derrame, apneia do sono, câncer de próstata, lesão hepática e coágulos sanguíneos. Ela só deve ser feita sob supervisão médica.

Excesso de testosterona

Os sintomas do excesso de testosterona variam de uma pessoa para a outra. Algumas não apresentam sintomas, enquanto outras apresentam uma variedade eles, como os que vimos no *checklist* autoavaliativo da testosterona.

O diagnóstico de Esme era síndrome do ovário policístico, um transtorno hormonal anteriormente mencionado. Há algumas evidências de que as pessoas que têm SOP são mais propensas à ansiedade do que as que não têm. O verdadeiro motivo por trás dessa relação não é entendido por completo, mas acredita-se que as desregulações hormonais, a resistência insulínica e as inflamações tenham alguma influência.

São muitas as causas do excesso de testosterona, por exemplo, remédios, ganho de peso, estresse excessivo e outras doenças, como a hiperplasia adrenal congênita e os tumores produtores de andrógenos.

Como examinar a testosterona

Aqui estão alguns exames que peço com frequência quando suspeito de algum desequilíbrio em relação a esse hormônio:

- **TESTOSTERONA TOTAL:** É a quantidade total de testosterona no sangue.
- **TESTOSTERONA LIVRE:** É a quantidade de testosterona que não está conectada a proteínas no sangue.
- **GLOBULINA LIGADORA DE HORMÔNIOS SEXUAIS:** É uma proteína que se liga à testosterona e a outros androgênios.
- **DIHIDROTESTOSTERONA:** É uma versão mais potente da testosterona.
- **ANDROSTENEDIONA.** É um precursor da testosterona.
- **HORMÔNIO LUTEINIZANTE:** É um hormônio que estimula a produção da testosterona nos ovários.
- **HORMÔNIO FOLÍCULO ESTIMULANTE:** É um hormônio que estimula os ovários ou os testículos.

Sua testosterona está alta? Não se preocupe, a próxima sessão foi feita para você.

Como reduzir a testosterona de forma natural

Se a sua ansiedade é causada por excesso de testosterona, existem ótimas opções para reduzir esse hormônio a níveis ideais.

- **NUTRIÇÃO.** Mantenha uma dieta saudável, rica em frutas, verduras e grãos integrais.
- **MEDICINA NATURAL.** Exemplos de extratos vegetais potencialmente úteis para a redução da testosterona incluem: o EGCG do chá verde, a tintura de alcaçuz (*Glycyrrhiza glabra*) e o *Vitex agnus-castus*. (Leia mais sobre eles no Capítulo 11.)
- **SONO.** Tente ter entre oito e nove horas de sono por noite.
- **TÉCNICAS DE GESTÃO DO ESTRESSE.** Yoga, meditação e exercícios de respiração profunda auxiliam a reduzir o estresse e a melhorar a saúde e o bem-estar gerais.

TESTOSTERONA – ML, NL

- A testosterona é produzida pelos testículos, pelos ovários, pelas glândulas adrenais, pela pele e pelo intestino.
- Os baixos níveis de testosterona estão associados a uma maior propensão à ansiedade.
- Quando a testosterona está baixa, o cérebro pode ficar mais sensível ao estresse.
- A ingestão de glúten pode reduzir os níveis desse hormônio.

Esme

ESME FOI DIAGNOSTICADA COM SÍNDROME DO OVÁRIO POLICÍSTICO, uma doença que faz os ovários produzirem androgênios, como a testosterona, em excesso. A SOP causa alterações de humor, irregularidade no período menstrual, dificuldade para engravidar e ganho de peso. Ela também interfere na metabolização da insulina, que pode elevar os índices glicêmicos.

SÍNDROME DO OVÁRIO POLICÍSTICO

SOP	DESCRIÇÃO	
Sintomas	**Ciclos menstruais irregulares, maior crescimento de pelos no corpo, alopecia androgênica, ganho de peso (principalmente na região do abdômen), infertilidade, acne, pele oleosa, engrossamento da voz, alterações de humor (incluindo depressão, pânico e ansiedade) e fadiga.**	
Resultados dos exames	**RESULTADOS TÍPICOS:** • Hormônio folículo-estimulante: baixo • Hormônio luteinizante: normal ou alto • Testosterona: alta • Estrogênio: normal ou alto • Progesterona: normal ou baixa • Insulina: alta • Glicemia: normal ou alta • Colesterol: alto • Triglicerídeos: alto • AMH: alto	**RESULTADOS DE ESME:** • Hormônio folículo-estimulante: baixo • Hormônio luteinizante: baixo • Testosterona: alta • Estrogênio: baixo • Progesterona: baixa • Insulina: alta • Glicemia: normal • Colesterol: alto • Triglicerídeos: alto • AMH: alto
Resultados da ultrassonografia	**RESULTADOS TÍPICOS:** Ovários: talvez estejam aumentados e com múltiplos cistos. Também podem não ter cistos.	**RESULTADOS DE ESME:** Um histórico de cistos que arrebentaram, mas sem formação cística à época do ultrassom.
Prognóstico	O prognóstico é excelente! A SOP reage muito bem a alterações na dieta, no estilo de vida e aos remédios fitoterápicos.	

Felizmente, existem muitos tratamentos para a SOP. O plano de tratamento dela incluía o seguinte:

OBJETIVOS:

- Reduzir a testosterona
- Aumentar o estrogênio e a progesterona
- Auxiliar a glicemia e a insulina
- Reduzir o colesterol
- Reduzir as ansiedades Torácica e Entérica (subtipo *kapha*) e melhorar o humor
- Estabilizar a glicemia com metformina — mas ela optou por tentar fazer mudanças na dieta e no estilo de vida primeiro

- **DIETA:** Esme seguiu a Dieta Antipânico definida no Capítulo 11. A mudança mais importante que ela implementou foi acrescentar verduras e grãos integrais e restringir os alimentos processados, as bebidas açucaradas e as gorduras saturadas, como os óleos hidrogenados encontrados em muitos alimentos pré-prontos.
- **MOVIMENTO:** Ela se comprometeu a caminhar 10.000 passos por dia e a usar os elásticos de resistência três vezes por semana.
- **TINTURAS VEGETAIS:** Com base nos moldes definidos no Capítulo 11, formulamos a tintura abaixo para que ela usasse ao longo da segunda fase do ciclo menstrual dela:

    - 40% de *Vitex agnus-castus*, que é benéfica para alguns tipos de SOP: aumenta o hormônio luteinizante, o estrogênio e a progesterona e diminui a testosterona.

- 30% de agripalma (*Leonurus cardiaca*), que é útil para tratar a SOP: regula os ciclos menstruais e acalma as ansiedades Torácica e Entérica.
- 25% de verbena (*Verbena officinalis*), que é ótima em casos de desregulação emocional causada pelos desequilíbrios hormonais. Ela melhora o humor e a compreensão.
- 5% de canela, que regula a glicemia, é termogênica, energizante e sinérgica.

- **SUPLEMENTOS:** Esme começou a tomar ácidos graxos ômega-3 (de óleo de peixe), N-acetilcisteína e D-chiro Inositol, um aminoácido presente no *Happy sleepy powder* que regula os índices insulínicos e glicêmicos, reduz os androgênios e alivia a ansiedade e a depressão.
- **DETOX:** Ela adotou 16 horas de jejum intermitente uma vez por semana. Essa prática, que é um estilo de dieta que envolve períodos alternados de jejum e alimentação, comprovadamente melhora a metabolização da insulina e da glicose, os níveis de colesterol e a neuroplasticidade.
- **TERAPIA:** Esme concordou com uma abordagem terapêutica especializada em trauma, que incluía a *Parts work*. Você tem acesso à transcrição de uma de suas sessões de *Parts work* no Capítulo 10.

PRÓXIMOS PASSOS

Sejamos sinceros: nem todo mundo tem acesso aos exames investigativos, talvez por estarem indisponíveis em algumas regiões, ou porque o médico se recusa a pedi-los, ou porque os valores os tornam inacessíveis. Para muitas pessoas, isso é mais relevante se tratando de exames muito específicos, como o DUTCH ou exames de fezes mais abrangentes, que não costumam ser cobertos pelos planos de saúde.

O que fazer se não temos meios para investigar?

O corpo é projetado para se curar de forma natural. E, por mais que alguns exames sejam necessários e salvem vidas (motivo pelo qual você sempre deve ter acompanhamento médico com um profissional especializado, experiente e confiável), exames laboratoriais muito específicos são relativamente novos, e as pessoas já se curavam muito antes de eles existirem. Então, você também consegue.

Como fazemos isso? Voltamos aos princípios básicos da saúde e deixamos o corpo fazer o que faz de melhor.

- **RELEIA ESTE LIVRO E SE ENVOLVA COM A COMUNIDADE À PROVA DE PÂNICO.** Sempre que ler este livro, você vai se atentar a novas informações. Certifique-se de visitar o meu site e Instagram para continuar no ritmo, faça perguntas e vire parte de uma comunidade que compartilha os mesmos pressupostos e oferece apoio mútuo.

- **SUPRA AS SUAS NECESSIDADES CORPORAIS.** Ofereça ao seu corpo amor, movimento, detox, nutrientes, ar fresco, abraços, hidratação, fibras, ervas, vitaminas, uma boa dose de choro e descanso. Consegue pensar em alguma outra necessidade?

- **REMOVA OS OBSTÁCULOS PARA A CURA.** O que está atrapalhando a sua saúde? Há muitas respostas possíveis (falaremos mais sobre isso no Capítulo 8):

    - Fatores físicos, como doenças crônicas e efeitos colaterais de medicamentos.

- Fatores fisiológicos, como o estresse, o trauma, alguns relacionamentos ou negligência.
- Fatores sociais, como a pobreza, a discriminação ou a falta de acesso a serviços de saúde e de terapia.
- Fatores espirituais, como a desesperança e a perda de sentido ou da fé.

- **MOVIMENTO.** Hipócrates, o pai da medicina moderna, defendia a caminhada, e a ele é atribuída a frase: "O melhor remédio é o movimento." Quando em dúvida, se esforce para mexer seu corpo diariamente. Um bom objetivo seria fazer trinta minutos de exercício, seja alongamento, seja caminhada ou musculação.
- **REJUVENESCIMENTO.** Isso é tão importante! O rejuvenescimento tem a ver com nutrir a mente, o corpo e o espírito. Pode incluir meditação, passar um tempo na natureza, rir, beber um delicioso chá *golden milk*, ter uma ótima noite de sono ou ir à sua aula preferida de yoga. Se algo faz você se sentir vivo, renovado, mais saudável e cheio de energia, invista em incorporá-lo na sua rotina.
- No próximo capítulo, vamos explorar mais a fundo os obstáculos para a cura. Você está pronto?

HORMÔNIOS – ML, NL

- As desregulações hormonais podem causar pânico e ansiedade.
- As flutuações hormonais também.

- Os hormônios são muito influenciados pela flora intestinal.
- A toxicidade e a inflamação interferem nos hormônios, gerando pânico e ansiedade.

PARTE III

Como ser à prova de pânico

VOCÊ CONSEGUIU! FINALMENTE CHEGOU À PARTE III DO LIVRO.

Agora que já cobrimos todo o conteúdo científico, podemos mergulhar na parte divertida: *como* curar o pânico.

Eu amo a dádiva que é a medicina holística. Já testemunhei histórias de verdadeiras transformações e mal posso esperar para que a sua seja próxima.

Daqui até o fim deste livro, o foco será os conselhos práticos para superar o pânico. Falaremos sobre tudo, desde identificar as barreiras que você precisa ultrapassar até estabelecer formas de ter um relacionamento saudável com as suas muitas "partes".

Também veremos como reprogramar o sistema nervoso para que, em vez de condicionado ao pânico, ele esteja em condições de ser à prova de pânico. O Capítulo 9 traz várias estratégias *bottom-up* que podem ser usadas nesse processo, e eu lhe ajudarei a definir as mais divertidas, acessíveis e eficazes para você.

Também reuni uma série de recursos farmacêuticos antipânico. Honestamente, meu amigo, minha amiga, esta lista é composta por algumas das melhores pérolas de sabedoria que recebi dos meus professores e conhecimento que adquiri com décadas de pesquisa e com experiência pessoal e clínica. É uma grande honra e um presente compartilhá-los com você. Sei que é muita informação para digerir e que a jornada para vencer o pânico pode ser desafiadora. Mas você já chegou tão longe, e este próximo capítulo é dedicado a derrubar as barreiras.

Você está recebendo as ferramentas e o amparo certos para tomar as rédeas da própria vida e se livrar de uma vez por todas do pânico. Lembre-se, nós levamos de noventa a 120 dias para criar um hábito novo. Portanto, seja paciente, insista e continue se aprofundando. Você consegue.

Conte comigo. Agora, vamos começar!

8

AS BARREIRAS PARA A LIBERDADE

Aria

QUANDO ARIA — AQUELA PACIENTE QUE TEVE UM ATAQUE DE PÂNICO durante o sexo — respondeu à pergunta que lhe fiz sobre o que estava acontecendo logo antes do ataque de pânico começar, ela mencionou seu Comprimido da Alegria, que toma sempre que sente a mente desacelerar. Com isso, consegui ter uma boa noção de qual seria uma das barreiras impedindo-a de se livrar do pânico.

— O Aderall me proporciona a energia necessária para chegar ao fim do dia. Sem ele, sinto como se meu cérebro estivesse derretendo e fico exausta.

— Você já tomou esse remédio e pensou: "Ei, estou um pouco mais hiperestimulada do que gostaria"? — perguntei, e ela fez que sim com a cabeça.

— Com certeza. Meu médico me deu uma receita emergencial para Xanax exatamente por isso; ele me acalma de novo.

— Parece uma espécie de gangorra — comentei. — O Aderall dá um ânimo, mas o excesso é problemático; e então você precisa de outro medicamento, o Xanax, para aquietar o sistema nervoso.

— Que confusão! — Aria levantou as mãos como se elas fossem uma balança. — Pânico, zumbi, pânico, zumbi.

— É um ciclo vicioso, mas é possível sair dele — afirmei. — Sua motivação para sair da própria zona de conforto e se arriscar é parte do que faz você ser quem é, e você é incrível. Contudo, suas ferramentas atuais trazem riscos.

— E é possível não ficar alternando entre os estados de pânico e zumbi?

— Claro. Não precisa ser assim.

— Então... — Aria curvou os cantos da boca, formando um meio sorriso raro. — Você está dizendo que tem como eu ainda ser uma fera sexy e cheia de energia, mas sem tomar remédios que me fazem ir parar em um banheiro de recepção de hotel? — perguntou ela. E, então, eu sorri também.

— Está interessada?

— Com toda certeza.

OS COPOS COM BOLINHAS DE GUDE

Você já se perguntou por que algumas pessoas parecem ser mais afetadas pelo estresse do que outras? Uma forma de entender isso é imaginar que a habilidade que cada pessoa tem de lidar com o estresse é como diferentes copos d'água com bolinhas de gude dentro. O tamanho do seu copo representa o seu limite mental, ou a sua capacidade de gerenciar o estresse. A água simboliza os agentes estressores e as bolas de gude são as suas vulnerabilidades. Quando o copo enche, a água começa a transbordar: essa reação corresponde aos sintomas gerados pelo estresse, como o pânico.

O copo de cada pessoa é único. O de algumas, é maior, então elas conseguem tolerar mais estresse antes que ele transborde, enquanto o de outras, é menor.

As bolinhas de gude dentro do seu copo — ou seja, as suas vulnerabilidades — foram originadas em cinco áreas distintas: hábitos e estilo de vida, biológica, psicológica, social e cultural, e a espiritual.

- **Hábitos e estilo de vida** incluem dieta, exercício, sono, uso de substâncias e autocuidado. Quem usa substâncias para lidar com o estresse é mais suscetível a ataques de pânico. Por outro lado, quem prioriza a prática regular do autocuidado, como meditar, fazer yoga ou passar tempo na natureza, tende a ser mais resiliente ao estresse.

- As bolas de gude **biológicas** consistem em genética, saúde e toxicidade ambiental. Por exemplo, as pessoas com certas predisposições genéticas são mais propensas a sofrer com o pânico. Aquelas com problemas crônicos de saúde, como cardiopatia e diabetes, também são mais vulneráveis ao estresse.

- As vulnerabilidades **psicológicas** incluem questões como traumas, negligência e abuso sofridos, além da falta de ferramentas para lidar com essas coisas. Tudo isso pode levar a ataques de pânico porque esses fatores geram padrões negativos de pensamento e comportamento, crenças pessimistas e falta de autocontrole.

- A área **social e cultural** abrange questões como assistência social, relacionamentos, ambiente de trabalho, cultura e acesso a recursos. Pessoas que não são assistidas socialmente ou sofrem qualquer tipo de marginalização ou discriminação são mais vulneráveis ao pânico.

- As bolas de gude originadas na área **espiritual** são as crenças, os valores e a noção de que a vida tem significado. Por exemplo, aqueles que possuem uma base espiritual sólida costumam ser mais resilientes ao estresse. Já os que acreditam que a vida não tem sentido são mais suscetíveis a ataques de pânico.

É importante perceber que essas cinco áreas de vulnerabilidade não são mutuamente exclusivas. Por exemplo, as vulnerabilidades biológicas de alguém podem ser exacerbadas pelo estilo de vida e pelos hábitos dessa pessoa. Considere, por exemplo, que um indivíduo com uma predisposição genética para a ansiedade fica mais propenso a ataques de pânico se também se alimentar mal, não fizer exercício suficiente e usar substâncias para lidar com o estresse.

Na próxima sessão, abordarei algumas das barreiras mais importantes para a cura.

HÁBITOS E ESTILO DE VIDA

A seguir estão algumas dicas para você observar seus hábitos e identificar as mudanças necessárias:

- Mantenha um diário. Escreva as suas atividades diárias e como está se sentindo. Isso lhe ajudará a identificar padrões no seu comportamento e nas suas emoções.
- Preste atenção aos seus pensamentos e sentimentos. Perceba quando está estressado, ansioso ou deprimido. O que você estava fazendo no momento? Sobre o que estava pensando?
- Converse com alguém da sua confiança. Peça que essa pessoa faça observações sobre os seus hábitos e como eles lhe afetam.

Pessoalmente, acho que é mais fácil desenvolver hábitos ruins quando estou estressada ou sobrecarregada: eu acabo me distraindo com o celular, como mais carboidratos e evito me exercitar. Quando percebo que estou começando a repetir esses padrões, tento recuar e identificar qual é o fator de estresse. Assim que descubro, consigo dar um passo atrás e retomar os hábitos saudáveis que me ajudarão a voltar aos trilhos.

Existem milhares de recursos disponíveis para a criação de hábitos saudáveis, como dormir o suficiente, ter uma alimentação saudável, fazer exercício regularmente, passar tempo na natureza, fortalecer os laços com as pessoas amadas e praticar o relaxamento e o mindfulness. Porém, se você for minimamente parecido comigo, precisa de algo um pouco mais específico e muito mais personalizado para o alívio da ansiedade.

Estes são os dez hábitos antipânico que recomendo:

- **PRESTAR ATENÇÃO AO CORPO.** Quando isso é feito conscientemente, você fortalece a relação entre o córtex cerebral e o corpo. Isso é importante porque é um modo de treinar o cérebro para que ele exerça maior influência e controle sobre as reações físicas e é um bom método para identificar os sinais de que estamos perdendo o equilíbrio antes do pânico se instalar. Veja o Capítulo 2 para saber mais sobre isso!

- **PRATICAR TÉCNICAS DE RESPIRAÇÃO.** A respiração é o caminho mais rápido e potente para acessar o sistema nervoso autônomo. Aprender a usá-la para autorregulação pode levar um tempo, mas, além de ser eficaz, é algo sempre acessível.

- **ESTABELECER DIÁLOGOS COM AS SUAS SUBPARTES.** Você é composto por diferentes partes, e cada uma delas tem os próprios pensamentos, sentimentos, comportamentos e as próprias sensações. Quando essas subpartes entram em conflito, ou se não têm as necessidades atendidas, você fica mais exposto à ansiedade e até mesmo ao pânico. Crie uma relação íntima com as suas partes para identificar sinais de que elas estão sobrecarregadas antes que comecem a produzir sintomas. Veja mais sobre isso no Capítulo 10.

- **ESTIMULAR A CIRCULAÇÃO SANGUÍNEA E LINFÁTICA.** O sangue carrega o oxigênio e os nutrientes para as células, e o sistema linfático auxilia na remoção de toxinas. Quando o sangue e a linfa não circulam livremente, ficamos mais propensos a inflamações e ansiedade. O exercício e a hidroterapia — como alternar entre banhos quente e frio — são ótimas formas de estimular essa circulação, além de apresentarem outros benefícios para o alívio da ansiedade, como a redução do estresse e do risco de pânico.

- **EVACUAR TODOS OS DIAS DE MANHÃ.** Ouça o podcast, em inglês, que gravei com Hadlee Garrison: *The One About Poop* (Episódio 79). Nele, falamos sobre como o esvaziamento intestinal diário auxilia a saúde do intestino, desintoxica o corpo e relaxa o sistema nervoso. Aprenda mais sobre isso no Protocolo de Detox Ambiental.

Você tem algum hábito que está lhe causando problemas? E quais hábitos você acha que poderia incorporar à sua rotina? Pense sobre isso e faça anotações nos espaços abaixo.

Hábitos que geram pânico

Por exemplo: passar muito tempo de tela no celular e em outros dispositivos, , isolar-se, ter o sono irregular, consumir nicotina e álcool, trabalhar em excesso

___

___

___

Hábitos que previnem o pânico

Por exemplo: praticar técnicas de mindfulness e atividades físicas, ter uma alimentação saudável, fazer terapia, hidratar-se adequadamente, defecar com regularidade, esfoliar a pele

___

___

___

AS BARREIRAS BIOLÓGICAS

Pense no seu corpo como um veículo. (O que imagino é um fofíssimo Land Rover Série II verde-musgo, mas o seu pode ser o que você quiser!)

Para levar você a diferentes destinos, o seu veículo precisa estar em boas condições de funcionamento: tanque cheio, velas de ignição conservadas e fluido de transmissão ajustado. Se, em algum momento, um ou mais desses componentes importantes forem danificados, o carro vai, na melhor das hipóteses, chiar e engasgar durante toda a viagem.

Um mecânico excelente é capaz de lhe ajudar a identificar quaisquer problemas no motor do carro e instruir sobre o que fazer para deixá-lo em perfeitas condições para seguir viagem. Vamos aprender a ser os melhores mecânicos do corpo humano e investigar alguns dos fatores mais comuns que interferem no bom funcionamento do corpo.

Nutrição

Você provavelmente já ouviu que o que comemos afeta a nossa saúde mental e o nosso bem-estar. E é verdade!

Uma alimentação saudável é essencial para manter as inflamações sob controle, proteger as células contra a deterioração e promover o crescimento de novas células cerebrais. Os nutrientes presentes nos alimentos também ajudam a regular os hormônios, os neurotransmissores e a flora intestinal.

Ao ler esta seção, procure atentar-se aos seus padrões alimentares. Se suspeitar que sua dieta pode ser uma barreira, anote as mudanças com as quais está disposto a se comprometer hoje mesmo.

TRÊS DIRETRIZES GERAIS SOBRE NUTRIÇÃO

- Primeira diretriz: Reduza os processos inflamatórios.
- Segunda diretriz: Abasteça-se de nutrientes.
- Terceira diretriz: Fortaleça o microbioma.

VAMOS ANALISAR COM CALMA cada uma dessas diretrizes.

Primeira diretriz: Reduza os processos inflamatórios

A inflamação é uma resposta natural do corpo a ferimentos e infecções, mas também é a raiz da maioria das enfermidades crônicas. As doenças causam inflamações, que, por sua vez, podem gerar doenças. É como no dilema do ovo e da galinha.

O processo inflamatório influencia o sistema imunológico, o metabolismo, o sono, a resposta ao estresse, a função cognitiva, a memória, o humor e muito mais. A inflamação causa grande impacto na saúde mental, o qual pode ser percebido na Ansiedade Imunológica. Pode afetar, por exemplo, o hipocampo, uma área cerebral importante para a memória e a aprendizagem, o que acarreta problemas cognitivos e dificuldade para pensar com clareza. Além disso, também altera os padrões do sono, reduz a capacidade de produção de serotonina e dopamina e causa a liberação de outros neuroquímicos geradores de ansiedade, como a histamina.

A inflamação danifica a parede intestinal, causando a síndrome do intestino permeável, que permite a entrada de toxinas e bactérias na corrente sanguínea e, por isso, interfere na glicemia e no metabolismo hormonal. Pode chegar ao ponto de comprometer a barreira hematoencefálica, facilitando a entrada de toxinas e patógenos no cérebro.

Então, em caso de dúvida, reduza a inflamação.

DICAS PARA COMEÇAR:

- **IDENTIFIQUE AS ORIGENS DA INFLAMAÇÃO.** Pode estar associada a desregulações na flora intestinal, a dietas com alto consumo de processados, sódio e carboidratos ruins, ao excesso de trabalho, à falta de descanso, à sobrecarga emocional, social e ambiental e à exposição a toxinas ambientais.

- **ADOTE UMA DIETA ANTI-INFLAMATÓRIA.** Isso significa comer boas quantidades de frutas, verduras e grãos integrais, evitar alimentos processados e bebidas com adição de açúcar e limitar a ingestão de cafeína e álcool.

- **SUPLEMENTE COM NUTRIENTES E ERVAS ANTI-INFLAMATÓRIAS.** Alguns exemplos são: ácido graxo ômega-3, vitamina D e gengibre.

- **FORTALEÇA A CAPACIDADE DE DESINTOXICAÇÃO NATURAL DO CORPO.** Incorpore à sua dieta alimentos bons para o fígado, como a cúrcuma e a couve de Bruxelas. Estimule a desintoxicação histamínica (veja o Capítulo 6), esfolie a pele a seco, certifique-se de que seus movimentos intestinais estejam regulados e hidrate-se.

- **EXERCITE-SE REGULARMENTE.** A atividade física é uma ótima forma de reduzir inflamações, estimular a circulação sanguínea, promover a sudorese e a desintoxicação e melhorar a saúde mental.

- **APRENDA A GERENCIAR O ESTRESSE.** O estresse contribui para o processo inflamatório, por isso é importante reeducar o sistema nervoso para que ele esteja predisposto à calma e não ao estresse (veja o Capítulo 9).

- **DURMA O SUFICIENTE.** A qualidade do sono é importante para reduzir a inflamação e melhorar a saúde mental.

OS ALIMENTOS E O PROCESSO INFLAMATÓRIO

ALIMENTOS ANTI-INFLAMATÓRIOS	ALIMENTOS INFLAMATÓRIOS
• Frutas vermelhas de cores intensas, como os mirtilos • Peixes gordurosos, como o salmão ou o atum • Verduras folhosas verde-escuras, como a couve e o espinafre • Oleaginosas e sementes ricas em fibra e gordura • Cúrcuma e gengibre • Chocolate amargo 70% • Verduras crucíferas, como os brócolis • Grãos integrais, como a quinoa e o arroz integral • Alimentos ricos em quercetina, como a cebola e o coentro	• Comidas defumadas • Carnes vermelhas, como as de boi, porco ou cordeiro • Carnes processadas, como o bacon e a salsicha • Frituras, como donuts e batata frita • Grãos refinados, como pão branco e macarrão • Bebidas com adição de açúcares ou adoçantes • Gordura trans (hidrogenada) • Cafeína • Álcool

EXAMES PARA IDENTIFICAR INFLAMAÇÕES

Existem muitos exames que investigam as origens do processo inflamatório, como o teste de ácidos orgânicos, os exames de fezes e de toxicidade ambiental e os hemogramas básicos, como contagem dos glóbulos brancos, proteína C-reativa, taxa de sedimentação de eritrócitos, homocisteína, ferritina e outros que se baseiam em suas necessidades pessoais.

Segunda diretriz: Abasteça-se de nutrientes.

Uma dieta rica em vitaminas, minerais, azeites, gorduras e especiarias é essencial para a saúde do cérebro e do corpo.

Infelizmente, devido ao esgotamento do solo, a densidade nutricional reduziu ao longo dos anos. Isso significa que, ainda que sua dieta inclua os alimentos certos, você pode não obter os nutrientes de que necessita. As deficiências mais comuns que percebo nos meus clientes são as de ferro, de vitaminas do complexo B, de vitamina D, de ácidos graxos ômega-3 e de minerais.

DEFICIÊNCIAS NUTRICIONAIS QUE PODEM CAUSAR ANSIEDADE

O risco de ansiedade será maior se houver deficiência de:

- **FERRO.** Tem um papel importante na produção de serotonina, dopamina e adrenalina. Pesquisas sugerem que a ansiedade e a depressão podem estar interligadas a baixos níveis de ferro no organismo.
- **VITAMINAS DO COMPLEXO B.** As vitaminas B, como a B6 e a B12, participam da produção de neurotransmissores que atuam na regulação do humor, como a serotonina e a dopamina.
- **MAGNÉSIO.** É importante para o relaxamento do corpo e o bom funcionamento do sistema nervoso.
- **VITAMINA D.** É essencial para a saúde geral. Baixos níveis de vitamina D estão associados ao aumento da ansiedade e ao risco de depressão.
- **ÁCIDOS GRAXOS ÔMEGA-3.** São importantes para a saúde do cérebro, além de já terem se mostrado promissores na redução dos sintomas de ansiedade.
- **ZINCO.** Há pesquisas relacionando o baixo nível de zinco ao aumento da ansiedade.
- **ANTIOXIDANTES.** São imprescindíveis para tratar a ansiedade, pois ajudam no processo de desinflamação do corpo.

- **SELÊNIO.** Não atua apenas na tireoide. Estudos associam os baixos níveis de selênio ao aumento da ansiedade.

Vamos nos aprofundar com mais detalhes em alguns deles.

FERRO: O MINERAL ESSENCIAL PARA O CORPO E A MENTE

— Menina, preciso do seu conselho — disse Jessica, uma amiga querida que, na época, estava grávida de sete meses e parecia exausta. — Minha vida está um caos.

— O que houve? — perguntei.

— Minhas pernas não param quietas e estão me deixando doida. Não consigo parar de mexê-las, o que tem me deixado em pânico. Não consigo dormir, sinto meu corpo formigar e parece que tudo coça.

— O que a sua obstetra disse?

— Ela tinha me pedido estes exames. — Jessica me entregou um papel com os resultados. — E, pelo que entendi, meu ferro está baixo. Liguei para o consultório dela, mas já faz uma semana, e ninguém retornou o contato.

Conferi os resultados e imediatamente identifiquei o provável culpado.

— Você está na terceira etapa da deficiência de ferro — comentei. — Isso significa que seus níveis de ferro estão tão baixos que você está praticamente anêmica. A ferritina baixa causa todos os sintomas que você está sentindo.

— O que eu faço? — perguntou.

— Bem, para começar, você precisa subir os níveis de ferro. Isso vai lhe ajudar a se sentir melhor e a proteger a sua saúde e a do bebê, principalmente durante o pré-natal.

— Mas eu tenho tomado uma vitamina que contém ferro.

— Às vezes, isso não é o suficiente — expliquei —, o que parece ser o seu caso. Você pode aumentar a dose de ferro; tente ir experimentando diferentes formas de suplementar o ferro para ver qual funciona melhor. E, considerando o nível da sua deficiência, a obstetra deve sugerir a reposição endovenosa, que é basicamente injetar ferro diretamente na sua corrente sanguínea, o que surte efeito bem mais rápido.

— Sinceramente, estou tão cansada de me sentir assim. Topo qualquer coisa que possa ajudar — disse Jessica.

VOCÊ PRECISA DE FERRO

Você precisa de ferro assim como precisa de água, sol e, lógico, oxigênio.

Um fato curioso é que os baixos níveis de ferro contribuem para o pânico e a ansiedade mesmo quando não chegam a manifestar um quadro de anemia. Isso acontece, em parte, porque o ferro é essencial para o transporte de oxigênio por todo o corpo, incluindo o cérebro. Ele ajuda a regular os neurotransmissores. Quando os níveis estão baixos, o cérebro não recebe oxigênio o suficiente, o que pode acarretar a desregulação no funcionamento dos neurotransmissores, e isso gera sintomas mais intensos de ansiedade e pânico.

As diretrizes da Sociedade Europeia de Cardiologia definem a deficiência de ferro como ferritina sérica inferior a 100 ng/mL. Se o seu quadro de ansiedade e pânico for como o da maioria dos meus clientes, é provável que sua ferritina esteja abaixo disso — e você pode checar seus níveis fazendo um hemograma.

Se os baixos níveis de ferro não forem corrigidos, o que começou com uma pequena deficiência desse mineral pode acabar virando uma anemia ferropriva, a qual a Organização Mundial da Saúde define como "níveis de hemoglobina abaixo de 12-13 g/dL".

SINAIS DE DEFICIÊNCIA DE FERRO

- Ansiedade, pânico, insônia, depressão e irritabilidade
- Fadiga

- Falta de ar
- Palidez
- Olheiras
- Mãos e pés frios
- Queda de cabelo
- Unhas quebradiças
- Palpitações cardíacas
- Dores de cabeça
- Dermatites
- Dores articulares
- Pica (transtorno caracterizado pelo desejo de ingerir substâncias que não são alimentos, como gelo, barro ou papel)

SEJA PROATIVO!

Infelizmente, apesar de tudo que já mencionei, muitos médicos não investigam o ferro, a não ser que algo fora do normal surja no hemograma completo, que geralmente é o primeiro exame pedido. Assim, quando os resultados não apontam anemia, os médicos não costumam pedir exames extras. O problema é que esse comportamento segue uma linha de raciocínio que basicamente diz: “Vamos esperar até a situação ficar péssima e aí pensamos em como resolver.” Enquanto isso, você sofre desnecessariamente com os sintomas, assim como a minha amiga Jessica.

A lição que devemos aprender com isso é que, ainda que o seu médico tenha analisado o seu exame de sangue e tranquilizado você quanto à possibilidade de anemia, se no fim das contas você ainda se sente ansioso, é importante investigar os níveis de ferro em outros estoques do corpo, principalmente a ferritina.

Então, vejamos o que está incluso no painel de avaliação de ferro e o que cada exame significa.

O BÁSICO SOBRE OS EXAMES DE FERRO

O painel de avaliação deve incluir: ferro sérico, Capacidade Total de Ligação do Ferro (TIBC), transferrina, índice de saturação da transferrina e ferritina sérica.

ENTENDENDO OS RESULTADOS

EXAME	DESCRIÇÃO	NÍVEL NORMAL	NÍVEL BAIXO	NÍVEL ALTO
Ferro sérico	Ferro não fixado na circulação sanguínea (soro)	27-159 .mol/L	<10 .mol/L	>30 .mol/L
Capacidade Total de Ligação do Ferro (TIBC)	Capacidade do sangue de transportar ferro	60-170 .mol/L	>70 .mol/L	<45 .mol/L
Transferrina	A proteína que distribui o ferro pelo corpo	215-380 .mol/L	N/A	N/A
Índice de saturação da transferrina	Porcentagem de ferro sérico ligado à transferrina	20-50%	<16%	>45%

Ferritina sérica	Concentração do ferro	<45 mg/L	>200 .mol/L em mulheres na perimenopausa >300 .mol/L em homens e em mulheres na pós-menopausa >1000 .mol/L é extremamente alto	>45%

Nota: O excesso de ferro também é preocupante. Se você apresenta altos níveis de ferritina, é importante descobrir a causa dessa elevação, como inflamação acentuada ou grande concentração de ferro, por exemplo. Assim que o motivo for descoberto, comece o tratamento para reduzir os níveis de ferritina ao mesmo tempo que trata a raiz do problema.

SUPLEMENTAÇÃO DE FERRO: O PONTO DE VIRADA PARA MUITOS

Existem várias formas de tratar a deficiência de ferro, dentre elas estão a ingestão de alimentos ricos em ferro (como carne vermelha, aves, peixes, leguminosas e lentilhas) e a suplementação desse mineral.

Os suplementos de ferro vêm tanto na forma heme quanto na não heme. A primeira forma é absorvida mais facilmente, mas só é encontrado em fontes animais, como ostras, fígado de boi e sardinhas. A segunda está nos alimentos vegetais, como grãos integrais, oleaginosas, leguminosas, verduras folhosas e chocolate amargo, mas é menos biodisponível e deve ser ingerida com uma fonte de vitamina C para melhor absorção.

COMO CALCULAR A DOSAGEM DE FERRO

A quantidade de ferro suplementada dependerá das suas necessidades individuais. Você pode usar esta fórmula para calcular a dosagem:

- Ferro não heme: 5 mg por quilo
- Ferro heme: 2 mg por quilo

Para calcular a quantidade de ferro não heme, multiplique o seu peso em quilograma por cinco. Por exemplo, se você pesa 58,18 kg, a dose de ferro não heme será 290,9 mg.

Para calcular a quantidade de ferro heme, multiplique o seu peso em quilogramas por dois. Por exemplo, se você 58,18 kg, a dose de ferro heme será 116,36 mg.

DICAS PARA A SUPLEMENTAÇÃO

- Tome os suplementos com alimentos ricos em vitamina C. Isso melhorará a absorção.
- Evite tomá-los com cálcio, chá, café ou laticínios. Esses alimentos podem interferir na absorção.
- Comece com uma dose baixa e aumente gradualmente se necessário.
- Monitore regularmente os níveis de ferro para checar se estão subindo de forma segura. Não tome os suplementos de 48 a 72 horas antes do exame de sangue e considere refazê-los com intervalos de três a seis meses para garantir que as taxas estão subindo.

VITAMINAS DO COMPLEXO B

São essenciais para um sistema nervoso saudável e um humor equilibrado.

COMPLEXO B PARA A PREVENÇÃO DO PÂNICO E DA ANSIEDADE:

- **B9.** O folato é importante para a produção de serotonina. A sua melhor forma, para a maioria das pessoas, é o metilfolato, mas as pessoas com mutações no gene MTHFR devem preferir o ácido fólico — mas tente evitá-lo.

- **B6.** A piridoxina também é importante para a produção de serotonina e ajuda na redução dos sintomas de ansiedade. A melhor forma de B6 é o piridoxal-5-fosfato.

- **B12.** A cobalamina é essencial para a metabolização da homocisteína, a produção do DNA e a saúde do sistema nervoso. A sua melhor forma para as pessoas com mutações no gene MTHFR é a hidroxocobalamina.

- **B1.** A tiamina é necessária para a desintoxicação da histamina. Sua melhor forma é a benfotiamina.

- **B3.** A niacina auxilia a produção de energia, a saúde cutânea e a função cerebral. A sua melhor forma para a maioria das pessoas é a niacinamida, mas algumas podem decidir priorizar o hexanicotinato de Inositol para evitar o rubor.

VITAMINA D

A vitamina D é um supernutriente que mantém o fortalecimento ósseo, as ótimas condições do sistema imune e o bem-estar mental em dia. É comumente chamada de "vitamina do sol" porque absorvemos a maior parte dela quando a pele é exposta à luz solar. Também a adquirimos por meio de alguns alimentos, como peixes gordurosos, gema de ovo e leite fortificado.

Se você tem tido ataques de pânico, é importante checar os seus níveis de vitamina D. O nome do exame de sangue que investiga isso é vitamina D 25-hidroxi total ou 25(OH)D total. Uma taxa entre 80 a 100 nmol/L é considerada ideal para a maioria das pessoas.

Se os níveis de vitamina D estiverem baixos, será necessário usar suplementos, e o mais comum é o colecalciferol. Uma dosagem de 1500 a 2000 UI é ótima para começar.

Para melhores resultados, busque ingerir a vitamina D com outros nutrientes, como as vitaminas A e K, o cálcio, o magnésio e os alimentos gordurosos, como o abacate. Esses nutrientes auxiliam o corpo a absorver e utilizar a vitamina D.

ÁCIDOS GRAXOS ÔMEGA-3

Os ácidos graxos ômega-3 são gorduras essenciais que ajudam a reduzir a ansiedade. Estudos mostram que pessoas ansiosas geralmente apresentam níveis mais baixos de ômega-3 no sangue. Comer salmão regularmente e suplementar com cápsulas reduz sintomas como a inquietação, a aceleração do pensamento e os ataques de pânico.

Dois tipos são especialmente importantes para a saúde mental: o ácido eicosapentaenoico (EPA) e o ácido docosahexaenoico (DHA). Ambos são encontrados em peixes gordurosos (como o salmão, o atum e a cavalinha), em espirulinas à base de plantas e no óleo de algas (marinhas). Geralmente recomendo pelo menos 500 mg de EPA e 500 mg de DHA (um total de 1.000 mg , isto é, 1 g).

Ao adicionar peixe ou suplemento de óleo de peixe ao seu protocolo, atente-se à origem deles; se são rançosos ou provenientes de fontes livres de mercúrio, policlorobifenilos (PCBs) e dioxinas — sendo os dois últimos subprodutos da indústria química.

ÓLEO DE PEIXE vs. ÓLEO DE FÍGADO DE BACALHAU vs. ÓLEO DE KRILL

Cada um desses óleos tem vantagens e desvantagens. O óleo de peixe é o tipo mais comum de suplementação de ômega-3, mas muitos contêm mercúrio e outros poluentes. O óleo de fígado de bacalhau é uma boa fonte de vitaminas A e D, mas também pode conter altas doses de mercúrio, PCBs e dioxinas. O óleo de krill geralmente tem menos substâncias tóxicas, mas existe a preocupação de a superexploração ameaçar as espécies que se alimentam dele, como as baleias.

A escolha do tipo de suplemento de ômega-3 a ser usado dependerá das suas necessidades individuais e preferências.

MINERAIS

Alguns dos minerais mais importantes para a saúde mental são o magnésio, o cálcio, o zinco e o potássio. Eles ajudam a prevenir os ataques de pânico, pois regulam o humor, reduzem as inflamações e protegem o cérebro da deterioração.

Infelizmente, o solo onde plantamos os alimentos está cada vez mais pobre em minerais, e muitos sistemas de filtragem removem os minerais que seriam encontrados naturalmente na água. Portanto, é de extrema importância garantir que o corpo os tenha em quantidade suficiente, seja por meio da dieta ou da suplementação.

ALIMENTOS RICOS EM MINERAIS:

- Verduras folhosas verde-escuras (como o espinafre e a couve) e sementes de abóbora, de girassol e de chia são ótimas fontes de magnésio.
- Iogurte, queijos e vegetais verdes (como os brócolis e o repolho chinês) são excelentes fontes de cálcio.

- As ostras são as melhores fontes de zinco, mas se você não conseguir lidar com a textura pegajosa, considere as variedades de feijões e de lentilhas, que também são capazes de impulsionar a produção de zinco.

- Bananas, verduras folhosas e batatas-doces são boas fontes de potássio.

A minha estratégia preferida é acrescentar uma pitada de sal rosa do Himalaia na minha água, pois ele contém inúmeros minerais, como o magnésio, o cálcio, o potássio, o ferro, o zinco, o selênio e o cobre, além de alguns minerais mais desconhecidos, como o orotato de lítio, o estrôncio e o molibdênio.

COMO AVALIAR OS NÍVEIS DE VITAMINAS E MINERAIS NO ORGANISMO?

Os exames de sangue que avaliam micronutrientes são úteis para medir os níveis de vitaminas, minerais e outros nutrientes. Porém, é importante notar que nem todos os exames desse tipo são iguais. Por exemplo, vários nutrientes, como a vitamina C e as vitaminas do complexo B, são metabolizados pelo corpo muito rapidamente. Isso significa que o exame de sangue registra os níveis desses nutrientes em um momento específico. Além disso, os resultados podem ser influenciados por fatores como dieta, medicamentos e condições de saúde pré-existentes.

EXAMES LABORATORIAS DE MICRONUTRIENTES

Exames a considerar:

- Hemograma completo: para investigar as deficiências de ferro, vitamina B12 e folato.

- 5-hidroxivitamina D: mede o nível de vitamina D.

- Ácido metilmalônico (MMA): para investigar a vitamina B12
- Painel de avaliação de ferro: para ferro sérico, TIBC, ferritina e índice de saturação transferrina.
- Ácidos graxos ômega-3: mede os níveis desses ácidos no sangue.
- Magnésio eritrocitário (RBC): mede a quantidade de magnésio no organismo. É considerado mais preciso do que o exame de magnésio plasmático porque é menos afetado pelas mudanças de curto prazo na ingestão ou na condição do magnésio.

Terceira diretriz: Fortaleça a flora intestinal

No Capítulo 5, falamos bastante sobre a importância de nutrir a flora intestinal — o conjunto de micróbios (bactérias, fungos, vírus e seus respectivos genes) que vivem naturalmente no nosso corpo — e de estimular o crescimento de micróbios (a microbiota) favoráveis à saúde. Agora, vejamos as três principais maneiras de fazer isso:

- Ingerir mais fibras, como os grãos integrais e as verduras folhosas.
- Ingerir alimentos probióticos, como o iogurte e o kimchi.
- Evacuar diariamente.

A genética e o pânico

Saber sobre os nossos genes nos ajuda a compreender os riscos de desenvolver certos sintomas relacionados à saúde mental. Se a sua família tem um longo histórico de pânico e ansiedade, você pode tomar medidas proativas para reduzir o risco de desenvolver os mesmos transtornos. E a epigenética (o estudo de como os nossos genes são ativados e desativados) ajuda na identificação de medidas específicas que devem funcionar melhor para você.

Os dois maiores fatores de influências na epigenética são o trauma e o estresse. Identificar a predisposição genética ao pânico por meio de exames epigenéticos abre a possibilidade de desenvolver tratamentos direcionados que serão utilizados em conjunto com a terapia especializada em trauma, que é ótima para identificar as raízes da ansiedade e do pânico durante o tratamento.

Considerando o fato de que há cerca de cem mil genes no corpo humano, prefiro me concentrar nos genes que parecem influenciar especialmente a histamina, a dopamina, a serotonina, o folato, a glutationa e a S-Adenosil-L-Metionina (SAMe)

A GENÉTICA E A SAÚDE MENTAL

Substância	Genes que investigo	Mais informações
Histamina	DAO NAT2 MAO-A e B	A histamina é tão estimulante quanto a adrenalina e pode ser um fator de indução ao pânico. Vaja mais no Capítulo 7.
Dopamina	DRD2 COMT MAO-A e MAO-B	O excesso de dopamina está associado à ansiedade e à paranoia. Veja mais no Capítulo 6.
Serotonina	TPH HTR MAO-A e MAO-B	A serotonina desempenha um papel importante nos quadros ansiedade. Veja mais no Capítulo 6.
Folato	MTHFR SLC19A1 DHFR	O folato (B9) é importante para a produção de neurotransmissores. Níveis baixos e certas mutações genéticas aumentam o risco de ansiedade.
Glutationa	CBS SOD2 e SOD3 GSTP	A glutationa é um antioxidante que protege o corpo contra os radicais livres e regula os neurotransmissores. Os baixos níveis estão associados à ansiedade.

SAMe	MTR e MTRR PEMT PON1 e PON2	A SAMe é importante para os neurotransmissores. Níveis baixos e mutações genéticas podem aumentar o risco de ansiedade.

O mundo da epigenética é como a bolsa da Mary Poppins: infinitamente fascinante e profundo. Para saber mais sobre genética e saúde, incluindo os exames, veja os recursos disponibilizados no Apêndice B.

David

— Ou seja, eu tenho uma mutação genética que dificulta o processamento do folato? — perguntou David enquanto encarava os resultados dos exames. — E isso pode explicar por que tenho alterações de humor e dores de cabeça?

— Sim, isso mesmo — confirmei. — A mutação genética C677T MTHFR também traz um impacto negativo na saúde intestinal se as necessidades corporais não forem supridas.

— Supridas como? — perguntou ele.

— Existem inúmeras combinações de mutações, e há vários tipos de mutação que requerem tratamentos diferentes — expliquei. — Mas, fora isso, os outros indicadores estão ótimos. Vamos nos concentrar na mutação C677T. Como você disse, ela dificulta a conversão do folato em metilfolato. Nosso próximo passo incluirá testar as vitaminas B metiladas e atentar para como você vai se sentir. Também podemos avaliar como seu corpo responde em tempo real medindo os níveis sanguíneos de homocisteína.

— Já fiz exame de homocisteína antes — retrucou David. — E o resultado foi alto.

— Esse pode ser um dos fatores responsáveis pelo excesso de liberação de cortisol que você apresenta — ponderei. — A homocisteína é inflamatória, e uma das funções do cortisol é reduzir inflamações.

— E o cortisol alto causa ansiedade e irritação. — Ele assentiu, pensativo.

— Em algumas pessoas, sim.

— Então, talvez essa questão genética tenha causado os meus sintomas esse tempo todo — disse ele. — Queria ter percebido isso 46 anos atrás.

— Entendo. A boa notícia é que agora temos mais informações sobre o que pode estar contribuindo com os seus sintomas, e vamos levar esses fatores em conta durante o seu tratamento.

É EXATAMENTE POR ISSO que é tão importante investigar quais são as barreiras para a cura. Se você, como David, sofre com sintomas que parecem estar sempre mudando, se está sempre tentando vários tratamentos diferentes, é provável que alguma informação tenha passado despercebida. Talvez você e a equipe médica na qual confia ainda não a tenham encontrado, talvez você não tenha feito o exame certo, ou talvez o exame certo ainda não tenha sido desenvolvido. Ou, ainda, talvez ele até exista, e você o tenha feito, mas pode ser que todas as conclusões tiradas a partir dele tenham sido equivocadas.

As medicações que causam e aumentam a ansiedade

É importante saber sobre os remédios que você toma, inclusive sobre os efeitos colaterais possíveis, pois assim você estará ciente dos problemas que podem aparecer. Algumas medicações, ou interações medicamentosas, geram ansiedade. Nesses casos, é importante identificar essa barreira e conversar com o seu médico sobre a alteração do remédio ou da dose, ou até procurar outro tratamento.

MEDICAMENTOS COMUNS QUE PODEM CAUSAR ANSIEDADE:

- Antidepressivos, como os inibidores seletivos de recaptação da serotonina (ISRS) e os antidepressivos tricíclicos (ADTs).

- Remédios e estimulantes para TDA(H), como o Adderall e a Ritalina.
- Corticoides, como a prednisona e a hidrocortisona.
- Medicamentos para distúrbios na tireoide, como a levotiroxina e a tireoide desidratada.
- Remédios para asma, como o albuterol e a budesonida.
- Descongestionantes, como a pseudoefedrina e a fenilefrina.
- Cafeína, encontrada em alguns analgésicos que não precisam de prescrição médica, como o Excedrin.

A minha fonte preferida de informação sobre remédios e interações medicamentosas é o Drugs.com.

A toxicidade e o pânico

As toxinas ambientais são produtos químicos ou outras substâncias presentes no ar, na água, nos alimentos e em outras partes do meio ambiente. Quando entram no corpo, atrapalham o bom funcionamento do sistema nervoso e dos outros sistemas corporais, levando a uma série de problemas de saúde, inclusive o pânico.

Todos estamos expostos a essas toxinas, mas a questão é o quão eficaz o corpo de cada pessoa é no processo de desintoxicação. Lembre-se da analogia do Capítulo 8. Mármores representam a nossa vulnerabilidade aos sintomas, que podem incluir exposição às toxinas. Abaixo, há um rápido *checklist* autoavaliativo para identificar de maneira geral a probabilidade de os seus sintomas estarem associados às toxinas ambientais.

CHECKLIST DE TOXICIDADE AMBIENTAL

Instruções: Marque as caixas, ou a caixa, com as quais se identifica e anote sua pontuação total no espaço indicado.

☐ Uso nicotina (cigarro, vape, tabaco, chiclete, adesivo etc.) ou sou fumante passivo.

☐ Uso velas, perfumes, amaciantes de roupas ou outros produtos perfumados, sobretudo purificadores de ar.

☐ Moro em uma casa nova ou que foi reformada nos últimos cinco anos.

☐ Eu ou os meus vizinhos usamos pesticidas, herbicidas e outros produtos químicos para o controle de pragas.

☐ Fui exposto a fungo, água poluída ou prédios mofados.

☐ Coloco alimentos em potes de plástico (tanto para transportar a comida como para armazená-la).

☐ Como peixes de cultivo (em vez dos pescados na natureza).

☐ Consumo produtos de origem animal (não-orgânicos) regularmente.

☐ Pinto as unhas, uso cosméticos, vou ao salão de beleza e/ou uso produtos com compostos artificiais.

☐ Tenho obturações de prata (ou as removi recentemente).

TOTAL: ________/10

PONTUAÇÃO:

1–3: É pouco provável que a toxicidade ambiental seja relevante ao ponto de exigir uma investigação.

4–6: É moderadamente provável que a toxicidade ambiental seja relevante para você.

7–10: É altamente provável que a toxicidade ambiental seja relevante; vale a pena investigá-la.

Apesar de a pontuação deste *checklist* não substituir o diagnóstico feito a partir de exames e avaliações completos, ela pode ajudar a definir se esse tipo de barreira para a cura vale a pena ser investigada no seu caso. Se você marcou mais de quatro caixinhas, é provável que a toxicidade ambiental seja relevante para a sua saúde, e você pode se beneficiar de uma investigação mais detalhada.

Aqui estão as cinco categorias mais comuns de toxinas associadas ao pânico e à ansiedade:

AS TOXINAS E A ANSIEDADE

TOXINA	AÇÃO SOBRE A ANSIEDADE
Metais pesados	O chumbo, o mercúrio, o arsênico, o cádmio e outros metais pesados podem causar ansiedade, pânico e estimulação autonômica.
Solventes	O benzeno, o tolueno e o xileno podem causar ansiedade, pânico e estimulação autonômica.
Micotoxinas	Micotoxinas (produzidas por fungos) como as aflatoxinas, a ocratoxina A e as fumonisinas podem causar ansiedade.
Organofosforados	Os organofosforados, presentes em alguns tipos de pesticidas e herbicidas, como o Roundup, podem causar ansiedade.
Fosfonatos	O fosfanato, também conhecido como glifosato, é um composto organofosforado e é o herbicida mais amplamente usado no mundo. Pode causar ansiedade ao desencadear inflamação cerebral e interferir nos neurotransmissores dopamina, noradrenalina e serotonina.

Charlotte

QUANDO SAIU O RESULTADO DO EXAME DE TIREOIDE DA CHARLOTTE, informando que ela tinha hipertireoidismo autoimune, investigamos profundamente para descobrir a raiz do problema. O sistema imune não ataca a tireoide por mera diversão. Sempre que vejo uma doença autoimune nos resultados dos exames, algumas causas específicas vêm à minha mente. Estes são os métodos de investigação que mais uso:

- **DIETA DESBALANCEADA** Para investigar se a dieta do paciente inclui alimentos e bebidas que contêm conservantes, ingredientes artificiais, corantes, gorduras hidrogenadas, substâncias químicas, aditivos antiaglomerantes, metais, organofosforados, glifosatos e outras substâncias prejudiciais.
- **EXAME DE ALERGIA ALIMENTAR:** Para investigar doença celíaca, anticorpos IgG e IgE.
- **EXAME DE TOXICIDADE AMBIENTAL:** Para investigar metais e não metais.
- **EXAME COMPLETO DE FEZES:** Para investigar desregulações ou doenças intestinais, como a disbiose fúngica, bactérias ou outros patógenos.
- **ANÁLISE DE DEFICIÊNCIA NUTRICIONAL:** Para investigar deficiências nutricionais (como a falta de vitamina D, ferro, iodo e zinco) relacionadas ao sistema imunológico e, como no caso de Charlotte, à saúde da tireoide.

Charlotte se preocupava muito com a manutenção de sua saúde, então eu nunca imaginaria que ela poderia desenvolver sensibilidade às toxinas ambientais. Contudo, ainda que façamos escolhas saudáveis, vivemos em um mundo repleto de agentes tóxicos. E, dependendo do quão eficaz é o processo de desintoxicação que o corpo faz, alguns de nós serão mais propensos a acumular toxinas.

Com isso em mente, passei para Charlotte o *checklist* de toxicidade ambiental que criei. As caixas que ela marcou estavam associadas às seguintes questões:

- Tirou obturações de prata recentemente.
- Morava em uma casa que havia sido construída menos de cinco anos antes.
- Usava velas de cera de soja. (Ser feita de soja não garante que é boa para a saúde.)
- Às vezes, a família dela preparava marmitas em recipientes de plástico ou de isopor.
- Foi criada por pais tabagistas (mesmo que eles fumassem só do lado de fora da casa, ela ainda pode ter sido afetada).

Considerando a pontuação do *checklist*, Charlotte decidiu investigar as toxicidades ambientais e fazer alguns outros exames. Que bom que ela fez isso.

Os resultados mostraram altos níveis de várias toxinas ambientais em seu organismo, mas o mais preocupante foi que ela tinha uma concentração de 95% de um metabólito químico chamado perclorato, que é encontrado em fogos de artifício, fertilizantes e alguns alimentos não orgânicos contaminados, como em ovos, laticínios e algumas frutas. E há pesquisas indicando que essa substância está associada à doença autoimune da tireoide.

Essas foram as medidas que Charlotte tomou:

- Em casa, instalou um sistema de tratamento de água por osmose reversa para remover o perclorato e outras toxinas.
- Fez o Protocolo Antipânico para desintoxicação ambiental. (Disponível no Capítulo 11.)

- Comprou minerais para remineralizar a água e, assim, potencializar o detox.

- Começou a tomar tinturas de ervas que ajudam a tratar o hipertireoidismo, como a erva-cidreira (*Melissa officinalis*), o marroio-de-água (*Lycopus europaeus*) e a agripalma (*Leonurus cardiaca*). Outros alimentos imunomoduladores trabalham para suprir e equilibrar o sistema imune, seja aumentando, seja diminuindo a atividade das células imunes de acordo com a necessidade, como o cogumelo *cordyceps* (*Ophiocordyceps sinensis*), a passiflora (*Passiflora incarnata*), que acalma os nervos, e a lavanda (*Lavandula officinalis*).

A endocrinologista dela também sugeriu que ela testasse o protocolo holístico por quatro dias antes de recomendar um tratamento mais agressivo. Charlotte, acostumada a fazer tudo com excelência, abraçou o protocolo holístico com vontade.

Em três dias ela já se sentia significativamente melhor. Ao fim da semana, refez os exames para a tireoide e os anticorpos, e verificou que os níveis estavam começando a normalizar.

A endocrinologista concordou em aguardar por mais uma semana e observar. Quando Charlotte entrou em contato para dar as atualizações, estava se sentindo melhor do que antes, então a médica concordou em refazer os exames dali a seis semanas, mas aconselhou-a a ligar antes se precisasse de algo.

Essa ligação nunca foi necessária. A última vez que conversei com Charlotte, ela estava aproveitando a vida como nunca.

E agora?

Seria incrível se vivêssemos em um mundo em que o ar, a água e os alimentos fossem puros, mas infelizmente todos estamos expostos a agentes tóxicos diariamente. A boa notícia é que o corpo é capaz de se desintoxicar de maneira natural, em alguns casos, e eficaz se formos resilientes e mantivermos nossa saúde em dia.*

Fazer exames para identificar substâncias tóxicas como os organofosforados, os glifosatos, as micotoxinas, os solventes e os metais pesados é uma boa forma de avaliar o impacto geral das toxinas no corpo. Ao refazer os exames periodicamente, você consegue identificar se os protocolos de detox escolhidos estão funcionando adequadamente.

Você pode ler mais sobre cada uma dessas toxinas e ter acesso a exames no meu Holistic Wellness Collective. Também recomendo checar as fontes listadas no Apêndice B.

OBSTÁCULOS BIOLÓGICOS – ML, NL

- Alguns remédios e suplementos são barreiras para a cura da ansiedade.
- Pessoas com genes específicos têm maior predisposição ao pânico.
- Desregulações em neurotransmissores como a serotonina e a noradrenalina também causam ansiedade e pânico.
- Condições de saúde, como as disfunções da tireoide e as cardiopatias, podem desencadear a ansiedade e os ataques de pânico.

AS BARREIRAS PSICOLÓGICAS

Se você tem dificuldade para vencer a ansiedade, talvez esteja lidando com uma barreira psicológica para a cura. A seguir estão as mais comuns:

* Em caso de exposição ou suspeita de intoxicação, procure atendimento médico imediatamente. [*N. do R.T.*]

- **COMPORTAMENTO DE EVITAÇÃO.** Quando se sente sobrecarregado, tem vontade de evitar as situações ou os gatilhos que dão mais ansiedade? Lembra do Matthew, que ficou traumatizado depois do acidente escatológico na infância? Era isso o que ele fazia. Mas quanto mais ele evitava uma situação, pior ficava sua ansiedade e mais reduzido ficava seu mundo. A evitação pode até dar um alívio temporário, mas também lhe impede de reivindicar a própria autoridade e viver experiências que desafiam as mensagens da ansiedade.

- **DESCONEXÃO ENTRE A MENTE E O CORPO.** Muitas das pessoas que sofrem com a ansiedade são altamente inteligentes e reflexivas. Mas tendem a se dissociar do próprio corpo. Você já se percebeu ignorando sensações físicas de estresse ou ansiedade? Lembre-se disto: tudo o que não aceitamos, permanece, e tudo o que não admitimos, aumenta.

- **FALTA DE AUTOCUIDADO.** Como é a sua rotina de autocuidado? Você separa tempo o suficiente para atender às próprias necessidades? Hábitos ruins, como negligenciar as atividades físicas, o sono e a alimentação, potencializam os sintomas da ansiedade.

- **FALTA DE HABILIDADES DE ENFRENTAMENTO.** Quando o pânico vem, você sente que tem habilidades para enfrentá-lo? Quando não as temos, geralmente recorremos a soluções rápidas, que ajudam no curto prazo, mas atrapalham no longo.

- **PADRÃO DE PENSAMENTOS NEGATIVOS.** Você acredita que não vai melhorar? Acha-se incapaz de se sentir forte e confiante? Os padrões de pensamentos negativos, como o pensamento catastrófico (imaginar o pior futuro possível), a generalização exacerbada (chegar a conclusões negativas abrangentes a partir de situações específicas) e a autocrítica, nos enfraquecem e aumentam a ansiedade.

• **PERFECCIONISMO.** Alguém já apontou seu perfeccionismo? Apesar de essa característica lhe estimular a se empenhar e se esforçar mais, estabelecer padrões absurdamente altos gera sentimentos de inadequação e incompetência e, consequentemente, intensifica a ansiedade.

• **RUMINAÇÃO.** Você se percebe remoendo algo que falou, acontecimentos ou preocupações que tiram a sua atenção do momento presente e sobrecarregam o seu sistema nervoso? A ruminação é um sinal de que a sua rede neuronal padrão está conduzindo a situação. Integrar a sua rede de controle executivo é um grande passo para alcançar uma vida livre da ansiedade.

• **RESISTÊNCIA A MUDANÇAS.** Já parou e se perguntou: "Quem eu seria se não fosse ansioso?" Às vezes, o medo do desconhecido é mais assustador do que a realidade, mesmo que ela seja permeada de pânico e ansiedade. Como você reage a mudanças? Abraça-as intensamente ou resiste? Vencer a ansiedade geralmente requer que saiamos da zona de conforto, e isso pode ser difícil e assustador. Contudo, pode ser também imensamente potente.

• **AUTOIMAGEM NEGATIVA.** Já tratei muitos pacientes que sofriam com ansiedade e tinham uma autoimagem tão ruim que tinham dificuldade até de se olhar no espelho. Como você se vê? Sente-se digno de se livrar da ansiedade? Acha que merece uma vida feliz? Às vezes, os problemas com a autoestima são uma barreira para a cura, e, por isso, é importante começar por aqui.

• **CRENÇAS IRREALISTAS.** Lembre-se de que a cura acontece aos poucos. Apesar de os medicamentos nos fazerem sentir que estamos bem, na verdade, o processo de cura demora. Você fica impaciente com o seu processo? Acha que muda de uma solução para a outra, sem nunca lhes dar tempo para agir? As expectativas irreais sobre si mesmo, o processo de cura e até os tratamentos podem contribuir com a ansiedade. Questionar e alterar essas crenças é crucial para que o progresso seja permanente.

AS BARREIRAS PSICOLÓGICAS – ML, NL

- As barreiras psicológicas são as emoções, os pensamentos e as crenças que impendem a nossa cura.
- Seus pensamentos e crenças sobre si mesmo e sobre o mundo influenciam a ansiedade e o pânico.
- É importante identificar e desafiar essas barreiras.

AS BARREIRAS SOCIAIS E AMBIENTAIS

As experiências sociais e ambientais que tivemos na infância podem ter um impacto duradouro no nosso bem-estar emocional. O ambiente é como a estrutura de uma casa. Uma estrutura sólida fornece estabilidade e apoio, mas, se for instável, gera sentimentos de insegurança e instabilidade.

JENNY CRESCEU EM UM LAR INSTÁVEL E IMPREVISÍVEL. O PAI ERA AUSENTE, e ela morava com a mãe, que nunca ficava no mesmo lugar por muito tempo.

— Assim que eu me adaptava a uma nova escola, nos mudávamos de novo — lembrou ela. — Um dia, voltei da escola e encontrei todo o meu quarto encaixotado e alguns dos meus brinquedos e pertences no lixo no final nos fundos da garagem.

"Eu perguntei para onde iríamos, e ela só respondeu: 'Vai descobrir quando chegarmos lá, passarinha.' Ela sempre me chamava assim naquela época."

A mãe dela era emocionalmente abusiva. Fazia comentários negativos sobre Jenny com frequência, o que a deixava insegura e se sentido indigna.

— Ela sempre encontrava um jeito de me afetar — contou Jenny. — Costumava fazer pequenas observações, como "Ah, Jenny. Você realmente se esforça muito. É uma pena que não seja inteligente." Talvez ela acreditasse de verdade no que dizia, ou talvez essa fosse sua estratégia para que eu me sentisse tão inferior que não fosse nem mesmo capaz de deixá-la. Isso funcionou por muito tempo.

Por muitos anos, Jenny acreditou nas críticas da mãe. Não ia tão bem na escola quanto as outras crianças. Tinha dificuldade em matemática, e os professores diziam que ela tinha um atraso emocional.

— Demorei muito tempo para admitir que talvez minhas dificuldades não estivessem exclusivamente relacionadas a questões minhas, mas a eu estar constantemente apreensiva, esperando pela próxima alteração de humor da minha mãe, ou por não saber se quando chegasse em casa no dia seguinte ia descobrir que nos mudaríamos de novo.

Jenny morou com a mãe quase até os 30 anos. Foi só após aquele episódio aterrorizante de pânico que ela finalmente começou a terapia. Naquela época, começou a entender o impacto que a infância dela e o relacionamento com a mãe tiveram na sua saúde mental.

Ela aprendeu sobre as teorias do apego e da codependência e começou o processo de investigar como os traumas haviam programado seu cérebro, corpo e sistema nervoso de tal forma que a deixassem sempre em estado de alerta.

— Pela primeira vez na vida comecei a fazer perguntas como: quem eu era antes de o mundo me definir? Quem eu quero ser? Que tipos de relacionamento me ajudam a enxergar quem realmente sou e nutrem a minha alma? — disse ela.

Esse relato é um lembrete de que as experiências sociais e ambientais que temos na infância têm um impacto duradouro no nosso bem-estar emocional. Se você sofre com as consequências de um passado desafiador, saiba que não está sozinho. Há muita coragem em reconhecer isso, e também uma grande esperança para cura.

Este livro, junto a outros recursos como terapia, grupos de apoio e outras opções de autoajuda, podem ser ferramentas poderosas na sua jornada. Lembre-se de que você tem força para superar os obstáculos do seu passado e construir um presente mais saudável e feliz. Vamos explorar maneiras de encontrar a cura juntos.

Abaixo está uma lista de obstáculos sociais e ambientais que costumam surgir nas conversas com meus clientes e que atrapalham o processo de cura deles:

- **A FALTA DE UMA REDE DE APOIO.** Construir uma rede de apoio forte é a chave para vencer a ansiedade, mas pode ser difícil se expor e se conectar com desconhecidos. A boa notícia é que existem passos que você pode dar para começar a construir uma círculo social mais agradável enquanto também aborda a dinâmica das suas relações atuais.
- **O ESTIGMA DA DOENÇA MENTAL.** O estigma ao redor da doença mental nos impede de conseguir a ajuda que precisamos e merecemos. Ficamos inseguros de falar sobre a nossa ansiedade por medo do julgamento ou do estigma. Lembre-se de que a ansiedade é um problema comum de saúde mental que afeta milhões de pessoas no mundo todo. Procurar ajuda é sempre um ato sábio e corajoso.
- **A DESIGUALDADE E A DISCRIMINAÇÃO SISTÊMICA.** A desigualdade e a discriminação sistêmica também são obstáculos consideráveis, pois geram sentimentos de medo, desamparo e desesperança que exacerbam a ansiedade. Além disso, também impedem ou dificultam o acesso a recursos necessários para o tratamento.
- **AS BARREIRAS ECONÔMICAS.** O alto custo dos tratamentos é um grande obstáculo. Terapia e medicações são ferramentas caras, e muitas pessoas não têm um plano de saúde que cubra as despesas com a saúde mental. Contudo, existem muitos recursos disponíveis para ajudar com esses custos, como clínicas com preços populares e atendimentos gratuitos.

• **O ACESSO LIMITADO A COMUNIDADES DE APOIO.** As pessoas marginalizadas enfrentam dificuldades para encontrar comunidades de apoio que entendam seu sofrimento. Do mesmo modo, esses indivíduos podem sentir que encontrar outros que se identifiquem com a situação e ofereçam apoio é um grande desafio. Por exemplo, uma pessoa LGBTQIAPN+ racializada pode se sentir isolada e incompreendida pela própria família e por sua comunidade. Porém, vários grupos de apoio virtuais e presenciais estão disponíveis para pessoas de todos os espaços sociais.

• **A FALTA DE ACESSO AOS TRATAMENTOS.** Aqueles que moram em áreas rurais ou em comunidades com recursos de saúde mental limitados têm dificuldade para acessar o tratamento adequado, sobretudo se tiverem necessidades específicas. Contudo, há muitas opções de telemedicina disponíveis que podem possibilitar o atendimento médico.*

• **AS BARREIRAS LINGUÍSTICAS.** As pessoas que não são proficientes na língua oficial do país em que vivem podem ter dificuldade para acessar os serviços de saúde mental. Mas há muitos médicos e terapeutas bilíngues e poliglotas disponíveis, bem como como recursos em inúmeros idiomas.

RECURSOS IMPORTANTES

• Recursos gerais: Postos de atendimento local (CAPS e Unidades Básicas de Saúde, como Saúde da família, Postos e Centros de Saúde); UPA 24h; SAMU 192; Pronto-socorro e hospitais particulares.

* No Brasil, o sistema de saúde pública, o SUS, alcança todos os 5.570 municípios do país. [*N. do R.T.*]

- Suicídio: Centro de Valorização da Vida (CVV) – 188 (ligação gratuita com atendimento 24h). Também é possível acessar www.cvv.org.br para atendimento por chat, Skype, e-mail e para mais informações.

- Violência doméstica: Central de atendimento à mulher – 180 (ligação gratuita com atendimento 24h).

- No Brasil, todos os planos de saúde cobrem obrigatoriamente o atendimento psicológico.

AS BARREIRAS SOCIAIS E AMBIENTAIS – ML, NL

- As suas relações sociais, dependendo da natureza delas, podem tanto ajudar a curar quanto induzir ainda mais o pânico.
- Ambientes estressantes e caóticos contribuem com a ansiedade e o pânico.
- Uma rede sólida apoio, formada por amigos, familiares e membros da comunidade, lhe protege dos efeitos do pânico e da ansiedade.
- A cultura e a economia influenciam a ansiedade e o pânico de muitas pessoas.

AS BARREIRAS ESPIRITUAIS

Você é mais do que a mera soma das suas partes.

Você já *soube* de algo que a sua mente não *sabia* de verdade?

Algumas pessoas se referem a esse *saber* como uma conexão com o sexto sentido ou a intuição. Outras, atribuem essas experiências místicas à imaginação ou ao pensamento positivo.

Talvez você seja um mestre na lei da atração ou em ouvir a intuição; ou talvez pense na realização dos seus sonhos a partir de um plano estratégico bem pensado.

Independentemente de onde você se encaixa no espectro, do materialista ao místico, pergunte a si mesmo:

Sou mais do que um trilhão de sinapsezinhas químicas, experiências e adaptações? Se sim, o que isso significa?

A medicina tradicional chinesa, a ayurveda, as práticas indígenas e a teoria do vitalismo ensinam que a mente, o corpo e o espírito estão interconectados. E a verdadeira cura deve abranger todos os três aspectos do ser.

Por exemplo, na medicina tradicional chinesa, os curandeiros usam os oito vasos maravilhosos para equilibrar o fluxo energético corporal. A ayurveda usa os *doshas* para entender a constituição única de cada indivíduo e como eles podem trazer equilíbrio para a vida. Os curandeiros do vitalismo acreditam que a saúde é uma questão de honrar os princípios universais da natureza.

A medicina moderna também admite a importância da conexão mente-corpo. A *dor na alma* é uma expressão usada para descrever um sentimento vago e inexplicável de perda de propósito e desesperança. Acredita-se que seja causada pela desconexão com o eu espiritual.

Professores como Eckhart Tolle ensinam que todos estamos interconectados por uma grande força unificadora, e quando nos desconectamos dela os sintomas surgem e ficamos aprisionados à armadura de proteção do ego.

Todas essas mitologias têm por base uma crença primordial: *Você é mais do que a mera soma das suas partes.*

A jornada do herói

O escritor, professor e filósofo Joseph Campbell ficou famoso pelo monomito que chamou de "jornada do herói", um esquema de como as histórias foram criadas e contadas ao longo do tempo:

> Um herói é convidado para uma jornada. Ele aceita, encontra um mestre, enfrenta vários desafios e, em certo ponto, vai parar no fundo do poço. Ali, ele passa por uma transformação e ganha um novo senso de propósito e conexão. E então, leva o seu dom para outras pessoas. Fim. E repita o processo eternamente.

Vemos a jornada do herói todos os dias. A mãe solo radiante na formatura do filho. O jovem adulto que venceu o alcoolismo e lidera um grupo de apoio. O empreendedor que fracassou três vezes antes de alcançar o sucesso. A pessoa aleatória que lhe demonstra gentileza.

Pode haver um propósito para o sofrimento diário, e ele está na base da conscientização e integração espiritual.

A cura da ansiedade por meio do alinhamento espiritual

Você é mais do que um corpo físico. Sua mente, seu corpo e seu espírito estão interconectados. Quando um deles entra em desequilíbrio, os outros são afetados. Uma sensação de estar empacado, perdido ou sozinho pode indicar que seu lado espiritual está bloqueado.

O desalinhamento espiritual cria um estado de desarmonia que se manifesta na forma de problemas emocional e físicos. A mente, o corpo e o espírito que estão em desequilíbrio criam um ciclo que se retroalimenta e afeta as outras partes. A cura acontece quando nos abrimos à espiritualização e reorganizamos esses ciclos que nos paralisam.

A busca espiritual pode ser uma jornada poderosa de autodescoberta. É uma chance de analisar os seus propósitos, crenças, valores e o que realmente importa na sua vida. O foco muda do ego para a percepção de que você é parte de um todo. Essa jornada é única para cada um. Algumas pessoas escolhem literalmente partir em uma busca, outras, começam uma prática meditativa. Alguns usam substâncias psicodélicas, enquanto outros se envolvem profundamente com uma comunidade espiritual.

Independentemente das suas crenças, o processo de reconhecer a própria alma e o próprio espírito geralmente envolve a introspecção, a autodescoberta e o crescimento pessoal. Isso pode incluir investigar seus valores, suas paixões, suas forças e fraquezas, assim como investir em práticas que promovem a atenção plena, a meditação e a autorreflexão. Também pode incluir procurar a orientação de mentores, conselheiros ou líderes espirituais que lhe oferecerão apoio e discernimento.

ALGUMAS IDEIAS PARA COMEÇAR:

- **ESTABELEÇA UMA INTENÇÃO.** Antes de começar a sua busca espiritual, pode ser útil estabelecer uma intenção ou um objetivo quanto ao que você pretende alcançar com a experiência. Pode ser algo como ficar livre da ansiedade, aliviar a dor física, ter paz interior, explorar o seu propósito ou entender a si mesmo com mais profundidade.
- **EXPLORE DIFERENTES PRÁTICAS ESPIRITUAIS.** Muitas práticas espirituais podem ajudar na conexão com o seu eu interior, a sua alma e o além-vida. Algumas das mais comuns incluem meditar, orar, frequentar retiros, praticar yoga, manter um diário, tirar um tempo para ouvir e passar tempo na natureza. Tente diferentes práticas para identificar aquelas que melhor se encaixam no que você acredita.
- **BUSQUE ORIENTAÇÃO.** Considere procurar um mentor ou mestre espiritual que lhe guie na jornada. Pode ser um líder religioso, alguém mais experiente, um professor de meditação, um coach espiritual ou apenas um amigo solidário.
- **PRATIQUE A AUTORREFLEXÃO.** Passe um tempo refletindo sobre suas ideias, suas experiências e seus sentimentos. Um diário, por exemplo, pode ser uma ferramenta poderosa. Leve o

tempo necessário para investigar suas crenças e seus valores e pondere sobre como eles moldam a sua compreensão de mundo e do lugar que você ocupa nele.

- **CONECTE-SE A UMA COMUNIDADE.** Conectar-se a uma comunidade espiritual provê apoio, encorajamento e oportunidades de vencer barreiras. Considere entrar em um grupo religioso ou espiritual perto de onde você mora, ir a um retiro ou *workshop*, ou se conectar com outras pessoas online.

- **ABRACE O PROCESSO.** Lembre-se de que a busca espiritual é uma jornada, não um destino. Abrace o processo de autodescoberta e esteja aberto às ideias e experiências que tiver.

Por fim, a busca por significado e propósito é uma aventura que dura a vida toda, única para cada indivíduo. É um chamado para a vulnerabilidade, honestidade, autoexploração, guiando a todos em direção a uma vida autêntica e à sensação de realização pessoal.

AS BARREIRAS ESPIRITUAIS – ML, NL

- A espiritualidade é o reconhecimento de que há algo maior que você.

- A cura da alma está relacionada à conexão com o seu espírito e à descoberta de um propósito e uma conexão com algo superior a você.

- Uma jornada espiritual é um processo para a vida toda, não um destino.

9

RECONDICIONE SEU SISTEMA NERVOSO

Jenny

JENNY ESTAVA INCRÉDULA.

— Você está sugerindo que meu cérebro está parado no tempo desde o acidente de carro? — perguntou ela.

— De certa forma, sim — confirmei. — Existe uma parte do nosso cérebro, a qual nos referimos como "marcador de tempo", que nos ajuda a diferenciar o passado do presente. Mas quando algo traumático acontece, o marcador para de funcionar direito, e o cérebro pode ter dificuldade para distinguir os acontecimentos atuais daqueles vividos anteriormente.

— É por isso que às vezes as coisas parecem estar se repetindo — concluiu ela.

— Sim. As pessoas que passam por uma experiência traumática, como um acidente de carro, costumam ter ataques de pânico em situações que remetam ao trauma. Mas isso é perfeitamente tratável.

— É o que dizem. — Jenny parecia desiludida. — Mas faço terapia há mais de dez anos e nada.

Eu entendia as razões de seu ceticismo. Jenny havia tentado várias terapias diferentes, e os resultados sempre foram limitados. Mas ela nunca havia testado as práticas regulatórias do sistema nervoso.

— Compreendo — assegurei. — Você vem se dedicando às tentativas de tratamento há muito tempo, e sei que está desanimada. Mas fico feliz que você esteja aqui, porque eu realmente acredito que dá para melhorar. Está disposta a tentar por mais noventa dias?

— Depois de dez anos, o que são mais noventa dias? — brincou ela.

— Mamão com açúcar — respondi sorrindo.

Ela respirou bem fundo antes de dizer:

— Estou pronta. Como começamos?

Começamos com a estratégia *bottom-up*.

A ESTRATÉGIA *BOTTOM-UP*

Essa estratégia usa as sensações físicas, o sistema nervoso e outros sistemas corporais como base para reunir informações úteis para o tratamento, buscando entender como o corpo se adapta aos agentes estressores.

Por meio da observação atenta e dos exames laboratoriais, reúne também informações sobre os ciclos de *feedback* que mantêm a pessoa em um estado de pânico traumático.

Essas ferramentas ajudam a compreender as reações ao estresse e ao trauma ao atentar para as sensações físicas e as emoções. Isso nos dá acesso às informações provenientes das partes do nosso cérebro, corpo e sistema nervoso que estão além do nosso consciente.

Quando desenvolvemos novos mecanismos de enfrentamento e estabelecemos os alicerces para reintegrar os núcleos do cérebro lógico e das funções superiores aos núcleos das funções inferiores, nos tornamos mais resilientes e aprendemos a mudar a forma como o corpo reage ao estresse e à ansiedade, incluindo as reações comumente percebidas como involuntárias (como os batimentos cardíacos e a respiração). As abordagens *bottom-up* também trazem mudanças positivas para o intestino, os neurotransmissores, os hormônios e os sistemas do corpo humano.

Quando aprendemos a fazer essa regulação, começamos a experimentar os benefícios de existir em um corpo que se sente essencialmente seguro e vive o momento presente. Livre do pânico repentino, do medo de sentir medo e dos ataques de ansiedade que sempre controlam tudo. Em vez disso, você vai ter mais energia, vai dormir melhor e poderá aproveitar uma sensação de maior bem-estar. Também lidará melhor com o estresse e a adversidade.

A FORMATAÇÃO ANTIPÂNICO

A Formatação Antipânico é um programa de noventa dias desenvolvido para lhe ensinar como reprogramar o cérebro e o corpo e se livrar do pânico de uma vez por todas. O programa tem como base as pesquisas mais recentes nos campos da neurociência e da psicologia e usa estratégias comprovadamente eficazes para ajudar as pessoas a vencerem o transtorno do pânico.

A Formatação Antipânico é um processo de quatro passos:

Passo 1: Acalme o sistema nervoso.
Passo 2: Evoque a mente racional e analítica.
Passo 3: Reintegre a mente e o corpo.
Passo 4: Reestruture os esquemas que geram pânico.

As pesquisas indicam que o cérebro leva de noventa a 120 dias para criar um hábito. Assim, embora você talvez comece a ver resultados só a partir do trigésimo dia, eu gostaria de incentivá-lo a, por noventa dias, se dedicar de maneira constante à implementação das ferramentas propostas na Formatação Antipânico. Se fizer isso, tenho certeza de que verá resultados.

Perceba também que existem inúmeras formas de usar a estratégia *bottom-up* além das que compartilharemos neste livro. Portanto, sinta-se encorajado a soltar a criatividade e descobrir o que funciona melhor para você!

Passo 1: Acalme o sistema nervoso

Quando nos sentimos ansiosos, nosso cérebro pode entrar num estado de piloto automático, no qual a parte lógica é desligada e uma porção emocional toma o controle. (Veja o Capítulo 4.)

Neste primeiro passo, aprenderemos a religar o cérebro lógico a partir da ativação do tronco cerebral.

Quando o sistema nervoso autônomo (SNA) está em um estado de estimulação simpática, ele envia sinais de perigo para todo o corpo. A ativação do tronco cerebral, no entanto, nos possibilita entrar em um estado parassimpático. Essa mudança reduz a atividade emocional da amígdala para que o córtex pré-frontal seja reativado e haja raciocínio lógico.

FERRAMENTAS PARA ATIVAR O TRONCO CEREBRAL:

- **O KIT ANTIPÂNICO.** Monte o seu kit organizando um pequeno *nécessaire* ou caixa que você possa levar sempre consigo. Coloque itens que estimulem o tronco cerebral e lhe ajudem a relaxar.

- **AS HABILIDADES TIPPSSSS.** As habilidades TIPPSSSS incluem: a diminuição da temperatura, o exercício intenso, a respiração profunda, o relaxamento muscular progressivo e a atenção ao cenário, aos odores, aos movimentos linguais e aos estímulos.

Exercício 1: Monte um Kit Antipânico

Você só precisa de um *nécessaire* pequeno e portátil que possa organizar e carregar para onde for. Seu Kit Antipânico deve conter ferramentas que o ajudem a interromper a progressão do ataque de pânico. Os itens devem ser pensados para afetar o tronco cerebral de diferentes formas: tato, temperatura, textura, odor, sabor, respiração, som e movimento.

ITENS PARA UM KIT ANTIPÂNICO:

- **UM *NÉCESSAIRE* PORTÁTIL.** Escolha um *nécessaire* pequeno o suficiente para caber na sua bolsa, mochila, ou até no seu bolso. Uma pochete, bolsa transversal ou um estojo pequeno são boas opções.

- **BOLSAS DE GELO INSTANTÂNEAS E DESCARTÁVEIS.** Uma das formas mais rápidas de frear um ataque de pânico é aplicar uma compressa fria no rosto por trinta segundos, dar um intervalo de mais trinta segundos e repetir o processo. Isso aciona uma reação conhecida como "reflexo de mergulho dos mamíferos", que está associada à redução do ritmo cardíaco, da temperatura corporal e da ansiedade.

- **CANUDO REUTILIZÁVEL DE PLÁSTICO CORTADO AO MEIO.** Respirar lentamente por um canudo pode ativar a resposta de relaxamento do seu corpo (sistema nervoso parassimpático). Isso ajuda a prevenir a hiperventilação e gera uma sensação de calma.

- **DOIS ÓLEOS ESSENCIAIS DE SUA ESCOLHA.** O olfato é uma das vias mais potentes para alterar o estado do sistema nervoso. Os óleos essenciais de uso terapêutico, como lavanda e rosa, são eficazes para reduzir o pânico e a ansiedade. O uso pode ser tópico, oral ou por inalação.

- **TAMPÕES DE OUVIDO REUTILIZÁVEIS.** Ao se perceber hiperestimulado, usar tampões de ouvido ou fones com cancelamento de ruído irá reduzir a sobrecarga sensorial e acalmar o sistema nervoso.

- **UM PAR PORTÁTIL DE FONES DE OUVIDO.** Ouvir música também pode ajudar a acalmar o sistema nervoso. Escolha seu estilo musical preferido ou procure por músicas que ativem as ondas alfa, ouça batidas binaurais ou sons da natureza. Você pode acessar a minha *playlist* no Spotify pelo *link* https://open.spotify.com/user/nicole.a.cain.

- **UMA PEDRA ÁSPERA E UMA PEDRA LISA.** As técnicas de aterramento, como explorar o tato, auxiliam na tranquilização do sistema nervoso porque ativam o tronco cerebral. As diferentes texturas ajudam a pessoa a se manter no momento presente e a reduzir a ansiedade.

- **UM POTINHO DE GENGIBRE CRISTALIZADO.** Os sabores salgado, azedo e amargo são conhecidos por seus efeitos calmantes no sistema nervoso autônomo. O gengibre é uma opção particularmente boa porque diminui a náusea causada pela ansiedade.

- **UM BASTÃO DE BOLHAS DE SABÃO.** Fazer bolhas de sabão suspende a ansiedade de duas formas. Primeiro, há o esforço para exalar devagar, o que estimula o nervo vago e promove o relaxamento. Segundo, essa atividade realmente bloqueia a transmissão dos estímulos do estresse para o cérebro.
- **SEU SUPLEMENTO OU SUA TINTURA DE ERVA PREFERIDOS PARA ANSIEDADE.** Há diferentes remédios naturais que ajudam a reduzir a ansiedade. Algumas opções populares incluem a camomila (*Matricaria chamomilla*), a raiz de valeriana (*Valeriana officinalis*) e o magnésio.

Quando usar o Kit Antipânico

Essa é uma excelente ferramenta para se ter à mão quando bate a ansiedade, ou quando sentimos que um ataque de pânico está prestes a emergir.

Também pode ser útil como medida preventiva se você previamente sabe que precisará estar em uma situação que pode acionar sua ansiedade.

DICAS PARA USAR O KIT ANTIPÂNICO:

- **ITENS.** Escolha os itens que julga serem mais úteis para você. Por exemplo, se estiver experienciando sobrecarga auditiva, use os tampões de ouvido ou os fones com cancelamento de ruído.
- **SENSAÇÕES.** Ao usar o kit, concentre-se nas sensações. Isso ajudará você a permanecer ancorado no momento presente.
- **EXPERIMENTAÇÕES.** Não tenha medo de experimentar diferentes itens e técnicas. O que funciona hoje, pode não funcionar amanhã.

Exercício 2: TIPPSSSS

Uma das melhores maneiras de parar um trem desgovernado que se move diretamente em direção ao pânico é fazer bom uso dos poderes do controle da temperatura, do exercício intenso, da respiração profunda e do relaxamento muscular progressivo. Se você já estudou terapia comportamental dialética, sabe que essas estratégias costumam ser chamadas de "habilidades TIPP*". Mas eu as atualizei um pouco e aumentei o nome para TIPPSSSS.

AS HABILIDADES TIPPSSSS SÃO:

- Diminuição da temperatura

* Do inglês, (T) *tip the temperature*, (I) *intense exercise*, (P) *paced breathing* e (P) *paired muscle relaxation*. [*N. da T.*]

- Exercício intenso
- Respiração profunda
- Relaxamento muscular progressivo
- Cenário
- Odor
- Movimentos linguais
- Estímulos

Essa é uma estratégia incrível e você pode recorrer a ela em qualquer uma das fases do semáforo, e é a melhor ferramenta para se usar quando e se entrar no sinal vermelho.

É assim que você as utilizará, vejamos uma por uma:

DIMINUIÇÃO DA TEMPERATURA

Diminuir a temperatura do corpo acalma o sistema nervoso rapidamente, porque evoca o "reflexo de mergulho", que reduz o ritmo cardíaco e interrompe o pânico. Veja a seguir algumas ideias para diminuir a temperatura:

- **Vasilha com água gelada.** Prenda a respiração e coloque o rosto em uma vasilha com água gelada de 15 a trinta segundos.
- **Bolsa de água gelada.** Coloque uma compressa congelada, uma bolsa química de gelo ou um saco hermético com água gelada nos olhos e nas bochechas. Mantenha em contato com a pele de 15 a trinta segundos.
- **Banho.** Entre no chuveiro e primeiro coloque a água em uma temperatura fria, depois, quente. Alterne a cada trinta segundos.

- **Piscina.** Pule em uma piscina de água gelada e, depois, em uma banheira quente de hidromassagem. Alterne a cada trinta ou sessenta segundos, três vezes seguidas.

EXERCÍCIO INTENSO

Quando o sistema nervoso está disparado em potência máxima, é bom *direcionar* essa energia para uma válvula de escape produtiva. Se não, o corpo usará a criatividade para encontrar formas de liberar endorfinas, e você terá sintomas físicos indesejados. Aqui estão as minhas três válvulas de escape preferidas para direcionar a energia do pânico:

- **Corrida.** Você pode correr na rua (se estiver em um bairro seguro), na academia local (algumas funcionam 24 horas por dia), num parque público, numa esteira ou num aparelho elíptico. Corra o máximo possível por 15 segundos, depois caminhe e deixe os batimentos cardíacos voltarem ao normal. Repita várias vezes.

- **Ciclismo.** Quando eu estava em um ritmo recorde de pânico, andava de bicicleta por toda a cidade. Pedalava vigorosamente para subir as colinas, e passeava devagar pelo parque, ouvindo os sons metálicos da bicicleta e da natureza ao redor ou alguma música da minha escolha.

- **Natação.** Com a natação, você tem o benefício da piscina geladinha e do grande esforço físico. Além de não sobrecarregar as articulações. Aproveite a sensação da água gelada na pele, das bolhas e de bater as pernas, jogando água para todos os lados.

- **Yoga.** Existem vários tipos de yoga. Alguns mais intensos, outros mais voltados para a desaceleração e relaxamento. Experimente tipos diferentes e observe o que funciona melhor para você.

RESPIRAÇÃO PROFUNDA

De acordo com pesquisas da Harvard Medical School, respirar profundamente é uma das formas mais eficazes de acalmar a resposta ao estresse.

A respiração quatro por quatro, também conhecida como respiração em caixa, é um exercício específico que envolve contar até quatro ao inspirar. Vamos potencializar esse processo acrescentando um componente de alternação de narinas chamado de "respiração *Nadi Shodhana*".

Imagine que você esteja desenhando as linhas de um quadrado ou de uma caixa enquanto respira.

- Tampe a narina direita e inspire profundamente pela narina esquerda por quatro segundos. Ao inspirar devagar, pense que está desenhando a primeira linha da sua caixa.
- Prenda a respiração com o pulmão cheio por quatro segundos. Ao contar, imagine-se desenhando a segunda linha da caixa.
- Feche a narina esquerda, abra a direita e exale de quatro a seis segundos. Desenhe a terceira linha da caixa.
- Com o pulmão vazio, prenda a respiração e faça a última linha da caixa.
- Repita quantas vezes forem necessárias.

RELAXAMENTO MUSCULAR PROGRESSIVO

Essa técnica pode ser especialmente útil se você experimenta tensão física e tremedeira quando está muito nervoso. Então, para realizar o relaxamento muscular progressivo, comece na cabeça e desça para o resto do corpo. Ao fazer a respiração quatro por quatro, contraia cada grupo muscular por quatro segundos, depois relaxe-os e prossiga para o próximo grupo muscular.

- Ao inalar, contraia os músculos da cabeça e do rosto. Mantenha a contração por quatro segundos.
- Ao soltar a tensão, exale dizendo "relaxe". Conte mais quatro segundos assim.
- Depois, inspire e contraia os músculos dos ombros e da parte superior das costas. Mantenha a contração por quatro segundos.
- Ao soltar a tensão, exale dizendo "relaxe". Conte mais quatro segundos assim.
- Continue o processo, seguindo para as partes inferiores do corpo. Lembre-se de contar até quatro a cada grupo muscular e a cada respiração.
- Repita quantas vezes forem necessárias.

CENÁRIO

Nossos sentidos são uma ferramenta poderosa para acalmar a mente. Pense no sentimento agradável e reconfortante de biscoitos recém-saídos do forno. Um "cenário" é montado de acordo com esses detalhes sensoriais — visão, som, cheiro, gosto e toque — que combinados formam um quadro em nossas mentes. Quando nos deparamos com certas imagens, sons ou aromas, memórias e emoções ligadas a essas experiências podem ser reativadas.

Quando eu estava lidando com a ansiedade extrema, percebi que ficar no meu apartamento piorava o quadro. Então, saía para um parque ou visitava os amigos e ficava na casa deles. Mudar o cenário ajuda o cérebro a abandonar associações que podem estar alimentando sua atual situação.

SUGESTÕES PARA MUDAR DE CENÁRIO:

- Realoque-se fisicamente. Se estiver dentro de casa, saia e vice-versa. Se estiver no escritório, levante-se e vá ao banheiro.

- Se estiver em um quarto escuro, vá para um ambiente iluminado ou vice-versa.
- Corra, caminhe, pedale ou suba em uma prancha de surfe.
- Troque as roupas de cama ou mude os móveis de lugar. Reorganize os objetos da sua mesa.

ODOR

Os odores são informações poderosas para o tronco cerebral, podendo ser estimulantes ou calmantes.

Vou dar um exemplo de como os cheiros podem ser disparador para a ansiedade. Ir ao dentista não era bem a minha praia quando mais nova. Ao longo dos meus primeiros anos escolares e minha adolescência, tive que extrair dentes muitas vezes, alguns sem os permanentes prontos para nascer. Não é preciso dizer que a experiência não foi das mais agradáveis. Mesmo hoje, o cheiro do consultório do dentista — um coquetel de antisséptico e novocaína — é um gatilho tão extremo, que é como se eu tivesse aquelas consultas da minha infância tivessem acontecido ontem.

Muitos anos depois, já adulta, levei a Sheva, minha cadelinha cavapoo, a uma creche para que ela conseguisse brincar e eu pudesse trabalhar em um dia no qual estava especialmente atarefada. Quando a busquei, peguei-a no colo. Logo senti uma onda de ansiedade no peito. Depois, percebi que ela estava com um cheiro que me fez lembrar o gel anestésico que aplicavam nas minhas gengivas antes das cirurgias.

SUGESTÕES DE ODORES:

- Procure deixar o ambiente limpo, cheiroso e sem bagunça.
- Considere inalar óleos essenciais. Use difusores, velas ou o que preferir. Algumas das minhas fragrâncias antiansiedade

preferidas são as cítricas, principalmente o limão, a lavanda, a camomila, o vetiver, a rosa e o ylang ylang.

• Aplique os óleos essenciais na parte interna dos pulsos, embaixo do dedão do pé, nas têmporas ou abaixo do nariz, no buço.

• Sinta o cheiro de um perfume ou de uma vela aromática que você adore.

MOVIMENTOS LINGUAIS

O nervo vago é o maior nervo do corpo humano, e ele passa pela base da língua. Pode ser ativado por meio de ações como beber e engolir, auxiliando na redução da ansiedade.

SUGESTÕES DE MOVIMENTOS LINGUAIS:

• Beba um chá calmante. Camomila, lavanda e erva-cidreira têm efeitos comprovadamente calmantes.

• Chupe gelo ou tome um picolé de frutas. A temperatura fria acalma o corpo e a mente.

• Coloque uma pitada de sal marinho embaixo da língua. Isso estimula o nervo vago.

• Chupe uma bala azeda, como a de limão, ou gengibre cristalizado. O sabor ácido estimula o nervo vago. Pesquisas sugerem que sabores ácidos são bastante eficazes na redução da ansiedade

ESTÍMULOS

Às vezes, os sentimentos de ansiedade são causados pelo tipo errado de estímulo, ou, então, pelo excesso de estímulos. Para alterá-los, tente alternativas diferentes; ouça o *feedback* do seu corpo e faça anotações para o seu eu do futuro.

SUGESTÕES DE ESTÍMULOS:

- **Mude a temperatura corporal.** Tome um banho quente ou gelado, aplique uma compressa fria no rosto, ou vista uma roupa diferente.
- **Mude o ambiente.** Abra uma janela, mude as luzes, use um dispositivo de terapia de luz (como o *Happy Light*), coloque uma música ou um ruído branco, ou saia para uma caminhada.
- **Mude o foco.** Assista a um filme engraçado, leia um livro ou converse com um amigo.
- **Faça uma atividade física.** Isso ajuda a liberar endorfinas, que melhoram o humor.
- **Pratique técnicas de relaxamento.** Faça respirações profundas, meditação ou yoga.

SUGESTÕES ADICIONAIS:

- Escolha estímulos fortes o suficiente para distrair da ansiedade, mas não tão fortes ao ponto de lhe sobrecarregar.
- Concentre-se nas características positivas dos estímulos. Por exemplo, se está ouvindo uma música, foque a letra ou a melodia.
- Permita-se aproveitar o estímulo sem julgamentos. Não se preocupe caso não se sinta relaxado imediatamente. Continue tentando e, em algum momento, encontrará o que funciona para você.

Da próxima vez que se sentir ansioso, tente prestar atenção no cenário ao seu redor. O que está nos seus campos de visão, audição, olfato, paladar e tato? Essas informações sensoriais podem ajudar você a se manter no momento presente ao desviar a atenção dos pensamentos ansiosos.

ACALME O SISTEMA NERVOSO – ML, NL

- Ativar o tronco cerebral de maneira consciente ajuda a tirar o sistema nervoso autônomo da estimulação e o direcionar para um estado de calma.
- Intervenções corporais são maneiras rápidas e eficazes de acalmar o sistema nervoso.
- Um Kit Antipânico é um pequeno *nécessaire* com ferramentas para ativar o tronco cerebral.
- As habilidades TIPPSSSS são oito passos para interromper o progresso de um ataque de pânico.

A seguir, vou mostrar o processo de manter a consciência mental enquanto ativa a corporal.

Passo 2: Evoque a mente racional e analítica

Agora, após acalmar o sistema nervoso e a amígdala, você está pronto para o próximo passo. O objetivo aqui é equilibrar os dois estados mentais: a rede neural-padrão (o piloto automático) e a rede de controle executivo (ECN): a mente racional e a analítica. Apesar de ambas serem importantes para a regulação do humor e para a função cognitiva, o ECN será o seu melhor recurso para obter certo controle sobre o pânico e a ansiedade.

Neste passo, você aprenderá a fortalecer a capacidade do cérebro lógico de engajar rapidamente, assim, terá autonomia para decidir com mais precisão se há um perigo real e como reagir. Isso ajudará você a tirar a sua mente do passado, quando parece que o cérebro parou no tempo, e do futuro, quando as preocupações tomam conta, e permitirá que a autoconsciência e a função executiva reassumam as rédeas.

Quanto mais você praticar o Passo 2, mais automático ele se tornará. Em outras palavras, a programação determina a execução.

Aprenda a recrutar a mente racional e analítica:

Exercício 1: Meditação de atenção focada

Esse tipo de meditação é especial, porque nos capacita a manter o foco em um único pensamento, mantra ou objeto para que possamos permanecer no momento presente. É uma técnica capaz de nos tirar do piloto automático e ativar as redes neurais da reflexão e da lógica, o ECN. Para melhores resultados, pratique a meditação de atenção focada todos os dias por cinco minutos.

MEDITAÇÃO DE ATENÇÃO FOCADA

- Sente-se com a coluna ereta, mas de forma confortável. Relaxe o corpo e mantenha a postura alinhada.
- Escolha o alvo da sua atenção. Foque um ponto fixo a uma altura e uma distância confortáveis ou feche os olhos e concentre-se na própria respiração.
- Ao inspirar, imagine-se inalando um mantra, uma palavra, um som ou uma frase.
- Ao expirar, imagine-se exalando um mantra, uma palavra, um som ou uma frase.
- Por exemplo, inspire a palavra "está" e expire as palavras "tudo bem". Pode ser, ainda, que você prefira a frase "estou seguro", ou

um mantra, como o Om, ou algum outro sugerido por um mentor ou professor.

Exercício 2: Desafie o seu cérebro

Ao aprender uma nova habilidade, montar um quebra-cabeça, ler um livro complexo ou qualquer outra atividade que desafie o cérebro, ativamos o ECN e o fortalecemos. Tente fazer desafios diários de trinta minutos. Algumas ideias são:

- Quebra-cabeças
- Sudoku
- Palavras cruzadas
- Xadrez
- Jogos de tabuleiro de estratégia
- Aplicativos que estimulem o cérebro. Vários são lançados todos os meses!

Você acalmou o sistema nervoso e evocou a mente racional e analítica. Chegou a hora de reintegrar a mente e o corpo.

MENTE RACIONAL – ML, NL

- As partes do cérebro associadas ao ECN são ativadas quando a mente está em um estado racional, lógico e analítico.
- Fortalecer o ECN ajudará a controlar as reações a circunstâncias adversas.

- Ao fortalecer o ECN, você passa a ter maior controle sobre as respostas corporais ao estresse.

- Atividades que promovem o aumento da massa cinzenta ajudam com o controle emocional e melhoram a performance cognitiva.

Passo 3: Reintegre a mente e o corpo

A amígdala foi tranquilizada, o cérebro analítico evocado. Agora você pode começar a sincronizá-lo ou reintegrá-lo ao corpo. Talvez você esteja se perguntando: *Como posso saber se meu cérebro analítico e meu corpo estão dessincronizados?*

SINAIS DE QUE O CÉREBRO ANALÍTICO E O CORPO ESTÃO DESSINCRONIZADOS:

- **Sequestro da hiperestimulação.** A hiperestimulação se revela em sintomas como: aumento da frequência cardíaca, sudorese, tensão muscular e ansiedade.

- **Redução da atividade no córtex pré-frontal.** Pode ser percebida na dificuldade do raciocínio lógico, da regulação emocional ou da tomada de decisões. Esses sintomas são característicos da ansiedade mental.

- **Aumento da atividade na amígdala.** Percebido nas reações de susto extremo ou até nas grandes alterações de humor.

- **Controle assumido pela rede neural-padrão.** Você se perceberá desatento, com a memória ruim ou com sintomas de dissociação, desrealização ou despersonalização. Características da ansiedade nervosa.

Se mesmo depois de ter usado a lógica e as estratégias de enfrentamento, seu corpo continuar ansioso ou em pânico, é o momento de aprender a sincronizar o corpo e a mente racional. Isso ajudará o sistema nervoso central a se acalmar e assumir o controle quando necessário.

Passo 1: Dê atenção aos sinais corporais

O processamento sensorial é a forma de o cérebro interpretar e responder às informações enviadas pelo ambiente. Esse mecanismo abrange todos os cinco sentidos (visão, audição, paladar, olfato e tato), a propriocepção (a noção de posição e movimento corporal) e a interocepção (a percepção que temos dos sinais corporais: frequência cardíaca, tensão muscular e temperatura corporal, por exemplo). O cérebro recebe essas informações por meio dos receptores sensoriais que ficam espalhados pelo corpo, em seguida as interpreta e gera uma resposta.

Se você tem um histórico de adversidades ou traumas, o seu processamento sensorial pode ter sido afetado em certa medida; isso dificulta sentir-se confortável no próprio corpo e pode até gerar sintomas de ansiedade em relação à própria saúde. Essa é uma reação normal ao trauma. Pode ser que você tenha ficado extremamente sensível até às mínimas sensações, ou talvez você não perceba nada até que uma sensação esteja forte demais. Esses sintomas não são um sinal de fraqueza ou fracasso.

A boa notícia é que você pode aprender a respeitar os seus sintomas e passar a enxergá-los como mensagens que o corpo envia sobre o que precisa ser tratado. A autocompaixão é essencial para esse processo. Quando perceber um sintoma, lembre-se tanto de que essa é uma reação normal aos altos níveis de estresse, à imprevisibilidade e/ou ao caos como do fato de você não estar sozinho. Tente também as técnicas de consciência corporal, como prestar atenção à própria respiração e às sensações. Essas práticas vão ajudar você a entrar em um estado de calma e a se conectar com o seu corpo de forma saudável.

DICAS PARA PRATICAR A CONSCIÊNCIA CORPORAL:

- **Esteja presente.** Separe um tempo do seu dia para se sentar em silêncio e se concentrar no seu corpo. Perceba as sensações internas e externas. Faça isso de cinco a vinte minutos, o que for melhor para você.

- **Preste atenção à respiração.** Preste atenção em como o seu peito se movimenta. A respiração está superficial ou profunda? Rápida ou lenta?

- **Perceba a tensão muscular.** Alguma área do corpo está particularmente tensa? Ao identificá-la, continue respirando tranquilamente.

- **Tenha paciência consigo mesmo.** É normal que os pensamentos continuem surgindo enquanto tentamos focar o corpo. Reconheça-os e os deixe ir. Não julgue a si mesmo por seus pensamentos.

- **Seja curioso.** Ao dar atenção ao próprio corpo, o que acontece com você? Quais as sensações? Elas migram ou permanecem no mesmo lugar? São amplas ou limitadas? Fortes ou fracas? Suaves ou intensas? O que mais você percebe?

Sei que quando a ansiedade se instala e experimentamos sensações físicas desagradáveis, parece contraintuitivo focar essas sensações. Mas lembre-se: "Aquilo a que você resiste, persiste." Quando tentamos afastar a ansiedade, ela só se fortalece. Em vez disso, podemos aprender a reconhecer a existência da ansiedade sem julgamentos. Para isso, você pode criar um espaço seguro para praticar prestar atenção aos seus pensamentos, sentimentos e suas sensações de uma forma previsível, moderada e controlável. Isso significa escolher quando, quanto e como focar a ansiedade.

Passo 2: Perceba como você reage às próprias observações

A partir do momento em que tomamos consciência das nossas sensações, torna-se possível identificar o que sentimos em relação a essas mesmas sensações, isso se chama metaconsciência. De certa forma, ela nos capacita a recuar e observar os próprios pensamentos, sentimentos e sensações a distância, sem que fiquemos ansiosos. Basta treinar a percepção. Aqui está um exemplo:

Suzie está colhendo frutas vermelhas em um pomar para levar para a família. Ciente de que a região tem tigres, os sentidos dela estão atentos a quaisquer sinais de perigo no mato. Um tigre faminto rosna a distância, e, antes que Suzie perceba, um sinal de medo é acionado no sistema límbico dela, gerando uma cascata de alterações tanto no cérebro como no corpo de Suzie, o que acaba resultando em estimulação autonômica.

O coração dela bate mais rápido para que as células e os músculos recebam a energia necessária para correr. A respiração acelera para dar conta da crescente demanda por oxigênio. A pressão sanguínea aumenta devido à aceleração cardíaca. O corpo prioriza o envio de sangue para o coração e para os grupos musculares maiores em vez de para as extremidades, o que causa dormência e formigamento nas bochechas e nas pontas dos dedos. A temperatura corporal sobe devido à atividade metabólica. Os músculos estão contraídos e latejando à medida que ela ziguezagueia entre as árvores, salta sobre galhos caídos e pedras até conseguir sair dali em segurança.

Felizmente, as respostas rápidas possibilitaram a fuga de Suzie. Pensando bem, ela deveria estar grata por seu corpo ter reagido.

Mas e se ela tivesse as mesmas sensações posteriormente, naquela noite, quando estivesse tentando dormir? E se voltasse a experienciar a palpitação cardíaca, a contração muscular, a respiração acelerada, a dormência, o formigamento, o aumento da temperatura corporal e a velocidade dos pensamentos?

Nesse contexto, essas sensações seriam muito assustadoras. A metaconsciência auxiliaria Suzie a se acalmar durante um ataque de pânico. Ao respirar profundamente algumas vezes e se concentrar no próprio corpo, você começa a observar seus pensamentos e sentimentos a distância. Isso faz perceber que o perigo já passou e que as reações corporais são uma resposta normal ao estresse.

A metaconsciência também pode prevenir ataques de pânico futuros. Ao aprender a reconhecer os primeiros sinais de uma crise, é possível agir para se acalmar antes que a situação piore.

Passo 3: Seja amigo do seu corpo

Há algum tempo, li uma citação muito emocionante da poeta Nayyirah Waheed: "e eu disse ao meu corpo. delicadamente. 'quero ser sua amiga.' ele respirou fundo. e respondeu 'esperei a vida toda por isso'."

O que vem à sua cabeça ao ler as palavras dela? Se você sofre com o pânico, talvez se identifique com o sentimento de estranheza em relação ao próprio corpo.

Muitas pessoas que enfrentam ataques de pânico não querem ter qualquer proximidade com o próprio corpo, menos ainda fazer amizade com ele. Se a sua história é minimamente parecida com a minha, você cresceu acreditando que o seu corpo era defeituoso e que os médicos precisavam consertá-lo. Contudo, há outra perspectiva possível: os corpos, em sua infinita sabedoria e amor, são projetados para a cura. Se você cortar o dedo, haverá uma série de reações, e, antes que perceba, o dedo já estará curado. Por que não seria assim com as outras partes do corpo e da mente?

O importante é compreender o que os sintomas estão tentando comunicar — isto é, percebê-los como uma adaptação do aconteceu a você, entender que estão sinalizando o que é necessário para a cura e descobrir como alcançá-la.

Ao abandonar a guerra contra o próprio corpo e abraçar a perspectiva da autocompaixão e do amor, milagres acontecerão.

Exercício 1: Como ser amigo do corpo

Neste exercício, exploraremos a ideia de fazer amizade com o próprio corpo. Veremos de que maneira é possível começar a enxergá-lo como uma fonte de sabedoria e força, e como usar essa nova mentalidade para entender a sabedoria por trás dos seus sintomas de pânico.

PASSOS PARA SER AMIGO DO CORPO:

- **Converse com ele com gentileza e compaixão.** Trate o seu corpo como trataria um amigo. Reconheça as formas pelas quais ele já lhe ajudou. Informe-o de que está comprometido com esse trabalho em equipe.
- **Ouça o seu corpo e reconheça a voz dele.** Digamos que em uma conversa com o seu corpo, você perceba suas pernas, e um pensamento lhe ocorra: "Você não me agradece por levá-lo aonde precisa ir. Só julga a minha aparência." Você poderia ouvir com compaixão, aceitar a mensagem e responder, honrando-as: "Eu sei, me desculpe pelo julgamento. Tentarei melhorar. Obrigada por me carregar todos os dias da minha vida."
- **Faça atividades que o fazem se sentir bem.** Passar tempo na natureza, ouvir música, receber massagem ou praticar a automassagem. Para esta, apoie a palma de uma das mãos no ombro do braço oposto e deixe o peso dela puxá-lo para baixo com gentileza. Escolha uma loção ou um óleo com cheiro da sua preferência e massageie os pés. Quando for pentear ou escovar os cabelos, faça-o com calma e perceba a sensação das cerdas no couro cabeludo.
- **Encha o coração.** Coloque a mão no coração e feche os olhos. Imagine-se cercado por uma luz branca e, ao inspirar, inale a luz pelo nariz ou pela boca, direcionando-a para o coração. Ao exalar,

imagine que está expirando o estresse, a tensão e quaisquer outros sintomas indesejados.

- **Dance.** Coloque uma música que represente a sua relação com seu corpo ou como você *quer* que ela seja.

- **Pratique yoga voltada para a cura dos traumas.** Converse com essa parte de você durante os movimentos da prática. Inspire enviando o ar para essa área do corpo e pergunte: "O que preciso saber? Estou ouvindo."

A relação de amizade com o corpo não é automática, é uma jornada. É preciso tempo e prática para aprender a ouvir o próprio corpo e desenvolver uma maior compaixão por ele, criando uma aliança mais forte.

Ao fazer isso, você começará a enxergá-lo sob uma nova perspectiva e entenderá que seu corpo é um aliado poderoso, não um inimigo. Poderá, então, experimentar os benefícios dessa amizade, incluindo a redução dos sintomas da ansiedade e do pânico.

Exercício 2: Mindfulness

O *mindfulness* é a prática de cultivar a atenção plena sobre os próprios pensamentos, sentimentos e sensações ao focar o momento presente sem julgamentos. Quando fazemos isso, tomamos consciência de tudo o que pensamos e sentimos sem que isso nos paralise.

TÉCNICAS POPULARES DE *MINDFULNESS*

- **MEDITAÇÃO.** É uma ótima forma de focar a atenção no momento presente e se desprender dos pensamentos distrativos. Existem muitos tipos diferentes de meditação; encontre um que funcione para você.

- ***BODY SCAN* (ESCANEAMENTO CORPORAL).** É um tipo de meditação na qual a atenção é concentrada em diferentes partes do corpo, uma de cada vez. Essa prática vai lhe ajudar a tornar-se mais consciente das suas sensações físicas e de como elas estão relacionadas aos seus pensamentos e sentimentos.

- **AUTOMASSAGEM.** Massageie os próprios pés e o pescoço, faça uma esfoliação a seco ou se dê um abraço da borboleta.

- **YOGA.** Ajuda no alinhamento do corpo e da mente ao combinar posturas, exercícios de respiração e meditação.

- ***QIGONG*.** Trata-se de uma prática chinesa que une movimentos suaves, exercícios de respiração e meditação. Ajuda a melhorar a circulação e o humor e reduz o estresse.

- ***TAI CHI*.** É uma arte marcial chinesa que combina movimentos lentos e graciosos com a respiração profunda. Melhora o equilíbrio, a flexibilidade e o foco.

Praticar uma ou mais dessas técnicas por pelo menos cinco minutos por dia lhe capacitará a permanecer no momento presente em vez de fugir para os acontecimentos do passado ou se perder nas preocupações futuras.

O *mindfulness* ativa o ECN e fortalece a rede de saliência, reforçando a conexão entre o tálamo, que filtra as informações sensoriais, e o córtex pré-frontal. Isso significa que você conseguirá responder às situações estressantes com autonomia em vez de ficar à mercê da amígdala, que envia sinais de perigo para o corpo. As práticas de *mindfulness* têm sido estudadas como estratégias eficazes para aumentar a massa cinzenta no cérebro, o que nos proporciona maior controle sobre as nossas emoções, reações e os nossos movimentos.

Exercício 3: Interocepção

A prática da interocepção auxilia a reduzir as sensações que a ansiedade produz. Tendo maior compreensão do nosso corpo, tendemos a cometer menos equívocos em relação às mensagens que ele envia. A interocepção pode lhe ajudar a receber melhor as informações que o corpo envia enquanto estiver passando pelos diferentes estágios de reação ao estresse (os sinais verde, amarelo e vermelho) e, consequentemente, a fazer as mudanças necessárias para retornar a um estado de calma.

ESCANEAMENTO CORPORAL INTEROCEPTIVO

- Escaneie o corpo dos pés à cabeça. Sempre que identificar uma sensação, pare e tente simplesmente observá-la enquanto respira. Não precisa mudar nada nela, apenas a observe sem julgamentos e respire.
- Esteja atento às reações, mudanças, sensações e sinalizações corporais internas, como temperatura, frequência cardíaca, fechamento da garganta e hipertonia lingual.
- Perceba as reações corporais externas, como postura curvada, cenho franzido, pele avermelhada ou sudorese.
- A cada nova sensação, inspire, direcionando o ar para a sensação durante quatro segundos. Com o pulmão cheio, prenda a respiração por quatro segundos, depois expire qualquer tensão, estresse ou o que quer que esteja sentindo por seis segundos. Com o pulmão vazio, conte mais quatro segundos. Repita.

REDIRECIONAMENTO INTEROCEPTIVO

EXERCÍCIO DE REDIRECIONAMENTO DE ATENÇÃO

- Fique em uma posição confortável em um lugar tranquilo, onde você não seja atrapalhado. Feche os olhos e respire profundamente algumas vezes.

- Escaneie vagarosamente o corpo dos pés à cabeça, prestando atenção a quaisquer sensações presentes. Não as julgue, apenas as observe.

- Imagine-se em um lugar tranquilo. Pode tanto ser um lugar onde você já esteve de verdade como um local criado na sua imaginação. Passe alguns minutos no seu lugar de paz, atento ao que consegue ver, ouvir e sentir, como os cheiros e as sensações.

- Traga à consciência um pensamento, uma cena ou uma memória estressante. Preste atenção aos pensamentos, aos sentimentos e às sensações que isso evoca.

- Respire profundamente e volte a atenção para o seu lugar de paz. Passe alguns minutos ali, buscando entender como você se sente estando nesse lugar.

- Visualize uma caixa de proteção aos seus pés. Ao inspirar, direcione o ar para as áreas onde há tensão e desconforto. Ao exalar, imagine que está expirando a tensão e o desconforto e colocando-os na caixa. Assim que passar tudo para a caixa, feche-a e coloque-a em um lugar seguro.

Experimente as diferentes técnicas sugeridas nessa sessão e descubra qual funciona melhor para você. Assim que souber as suas preferidas, escolha duas e as pratique diariamente ao longo do programa de noventa dias.

SEJA AMIGO DO SEU CORPO – ML, NL

- O objetivo da reintegração é manter o cérebro lógico ativo enquanto você observa as sensações e os sintomas corporais.

- Atenção plena é a habilidade de estar consciente dos próprios pensamentos, sentimentos e sensações.

- Interocepção é a capacidade de perceber as sensações corporais internas.
- A metaconsciência nos permite recuar e observar nossos pensamentos, sentimentos e nossas sensações a distância.

Agora que você já praticou observar sem apego, está pronto para identificar e reordenar os padrões do pânico que foram aprendidos pelo seu corpo e pelo seu sistema nervoso.

Passo 4: Redefina sua postura defensiva

Pesquisas recentes no campo da neurociência mostram que o cérebro e o sistema nervoso são altamente plásticos. Isso significa que eles conseguem mudar e se adaptar, ou seja, nós somos capazes de reorganizar os nossos mapas internos, reprogramar o cérebro e reestruturar o sistema nervoso para que o corpo responda às condições internas e externas de um jeito benéfico para nós.

A seguir, estão algumas das técnicas comprovadamente eficazes que podemos usar. Circule aquelas que está disposto a experimentar ao longo do programa de noventa dias.

EXPOSIÇÃO. Nessa técnica é preciso se expor gradualmente ao que lhe dá medo, de forma controlada, previsível e moderadamente intensa. A prática das técnicas de exposição ajuda a reestruturar o sistema nervoso, ensinando ao cérebro e ao corpo que as experiências e sensações temidas na verdade não são perigosas.

É usada em inúmeras abordagens terapêuticas, como a EMDR e a Terapia Cognitivo-Comportamental voltada para os traumas, assim como nas artes marciais, na escalada, no arvorismo e em outras atividades que ativam a estimulação autonômica em um ambiente seguro e previsível.

POSIÇÃO CORPORAL ALTERADA, MENTE TRANSFORMADA. Quando em estado de estimulação autonômica, os nossos corpos entram em modo de defesa. A parte inferior se amplia, as pernas estendidas e tensas, prontas para correr; já a parte superior se encolhe, com os braços flexionados, para se defender e proteger a caixa torácica e também para dar um soco. As pesquisas, principalmente as da área da medicina ortopédica, sugerem ser possível mudar os estados mentais e emocionais e regular a estimulação fisiológica ao mudar as posturas do modo de defesa do pânico.

A técnica consiste, basicamente, em entrar na postura de defesa e alterá-la para a condição oposta. Vemos isso acontecer na yoga, no *qigong*, no *tai chi*, nas artes marciais e até em algumas brincadeiras da infância. Por exemplo, você já jogou o jogo da pipoca com o paraquedas? A turma inteira se sentava no chão formando um grande círculo, todos segurando um pedaço da borda do paraquedas. A professora colocava bolas de pelúcia nele, e nós trabalhávamos juntos para movê-lo de modo que as bolas pulassem alto, como pipoca. Era muito divertido, e não percebíamos que estávamos programando o nosso sistema nervoso para ser fluido e flexível.

TÉCNICAS DE REESTRUTURAÇÃO

- **VULCÃO.** Expire e se agache com os pés bem apoiados, incline-se para a frente, com os joelhos dobrados e os braços encolhidos, como um agachamento em posição fetal. Depois, ao inspirar, levante-se e erga os braços bem alto, arqueie um pouco as costas e estique os dedos fazendo as "mãos de jazz". Repita duas ou três vezes.

- **SAUDAÇÃO AO SOL.** Comece na postura da montanha, em pé, com a coluna ereta e os braços abaixados. Ao inspirar, abra os braços lateralmente em direção ao teto. Quando chegar no topo, una as mãos acima da cabeça ou aponte os dedos na direção do céu. Levante a cabeça, olhando para cima. Ao expirar, desça os braços e dê continuidade ao movimento dobrando o corpo para a frente, de maneira que as mãos alcancem os pés. (Não se preocupe se não conseguir alcançá-los, eu não alcanço os meus.) Inspire novamente, levante a cabeça e apoie as mãos nas canelas, alongando a coluna. Você pode recomeçar, voltando à postura da montanha, ou pode fazer um método de yoga chamado "vinyasa *flow* yoga", sobre o qual você pode aprender mais online. O meu recurso preferido é o canal *Yoga with Adriene*, no YouTube.

YOGA. Essa pode ser uma ferramenta poderosa para reeducar o sistema nervoso e reorganizar positivamente a estrutura cerebral. Muitas evidências sugerem que as práticas de yoga voltadas para o trauma ajudam as pessoas a se sentirem mais autocompassivas, centradas e no controle.

Durante a prática da yoga, você pode ter pensamentos como:

Nossa, não esperava que fosse surgir um pensamento como esse.

Ai, meu Deus, não vou conseguir ficar nessa posição por tanto tempo.

O instrutor deve lhe orientar a focar a própria respiração. Inspire e expire, contando cada respiração. *Um*, diga a si mesmo. Respire de novo. *Dois.* Só mais duas para fechar. *Não sei se conseguirei terminar*, você pensa.

Algumas vezes, você consegue, sim, terminar, e outras, não. Mas o processo é transformador e curativo, ainda que você não consiga manter a posição pelo tempo sugerido.

QUANDO EM UMA POSIÇÃO DIFÍCIL, LEMBRE-SE DE QUE:

- **O DESCONFORTO É TEMPORÁRIO.** Você fica em uma posição e sente um desconforto possivelmente intenso. Mas ao mudar de postura, sente o alívio delicioso do relaxamento muscular. E inicia a posição seguinte com toda a sua atenção voltada para isso.

> A prática de yoga ensina lições importantes, como: *Isso também vai passar; nós conseguimos enfrentar situações difíceis; muitas vezes, somos mais fortes do que acreditamos ser; e a respiração é poderosa.*

- **VOCÊ TEM AUTONOMIA.** A yoga reeduca o sistema nervoso para retomar o controle. Você escolhe quando entrar e sair de uma postura. Se quer ir a uma aula ou se prefere faltar. Você pode adaptar as posturas e personalizar a sua prática. Não existe jeito certo ou errado de fazer yoga. E isso, acredito eu, é uma bela metáfora sobre viver a vida.
- **VOCÊ TEM MUITAS OPÇÕES.** Se perceber que tende a se sentir mais ansioso e agitado com essa prática, considere tentar a prática de yoga voltada para a cura dos traumas. A proposta é ser mais suave e oferecer mais apoio do que o *vinyasa flow* tradicional. Inclui a autoconsciência, o centramento emocional e técnicas desenvolvidas para auxiliar o processo de emoções e sensações difíceis em um ambiente seguro e solidário.

TERAPIA DE ESTADOS DE EGO, TERAPIA DOS SISTEMAS INTERNOS FAMILIARES E *PARTS WORK*. O Capítulo 10 será dedicado a essas terapias; portanto, vou me aprofundar nessas opções agora. A menção a elas é um lembrete de que essas abordagens ajudam a reestruturar os padrões internos que levam ao pânico.

SOMATOGRAFIA IMAGÉTICA. Esse é um processo que criei combinando os métodos do *mindfulness* e da consciência corporal. Os quatro objetivos da Somatografia Imagética são:

- **DESPERTAR.** Obtenha *insights* e discernimento quanto às sensações físicas associadas ao seu estado emocional.
- **COMPREENDER.** Aprenda sobre as emoções e memórias associadas às sensações físicas.
- **EMPODERAR.** Rompa com antigos padrões e construa padrões novos e desejáveis.
- **RENOVAR.** Crie novos padrões e use técnicas de hipnose e do *mindfulness* para "instalar" novas imagens, sensações, emoções e formas de pensar sobre as memórias.

Você pode acessar a meditação guiada em: drnicolecain.com/book-resources/.

TERAPIA DE DESSENSIBILIZAÇÃO E REPROCESSAMENTO POR MOVIMENTOS OCULARES. A EMDR pode ajudar você a processar as memórias traumáticas de maneira segura e controlada. Combina movimentos oculares, toques ou sons com a psicoterapia a fim de diminuir a angústia promovida por essas lembranças. Assim, você poderá se sentir mais presente, no controle e capaz de fazer associações novas e positivas a elas.

COMO FUNCIONA:

- Você precisará se concentrar em uma memória ou um pensamento angustiante específico.
- O terapeuta usará movimentos oculares, toques ou sons para lhe ajudar a processar essa memória.
- Ao focar, você perceberá que os pensamentos e sentimentos associados a ela mudarão.
- O processo pode ser repetido até que a lembrança pare de ser tão angustiante.

EXERCÍCIOS DE RESPIRAÇÃO. A respiração é a estratégia mais rápida e eficaz para modular o sistema nervoso central. Quando estiver em modo de estimulação autonômica, com o coração acelerado e os músculos tensos, use a respiração para acalmar o coração e relaxar os músculos. Nesse processo, a parte mais potente é a expiração. Ao expirar, o sistema nervoso parassimpático é ativado. Portanto, se você estiver sentindo-se estressado, sua primeira ação deve ser alongar o tempo de expiração.

Estes são meus exercícios respiratórios preferidos:

- **RESPIRAÇÃO QUATRO POR QUATRO OU EM CAIXA.**
- **RESPIRAÇÃO ALTERNANDO AS NARINAS.** Pesquisas sugerem que alternar as narinas durante o processo respiratório ativa o sistema nervoso parassimpático, com a narina esquerda proporcionando mais relaxamento. Minha abordagem preferida é inspirar pelo lado esquerdo e expirar pelo direito. Repita três vezes. Ao longo do dia, refaça o exercício quantas vezes quiser.

EXPERIÊNCIA SOMÁTICA. Essa é uma abordagem terapêutica desenvolvida por Peter Levine. Ela consiste em compreender que as experiências traumáticas podem ficar presas no sistema nervoso, gerando uma infinidade de sintomas físicos, emocionais e psicológicos.

Foi isso que aconteceu com Jenny. Mesmo anos depois daquele assustador acidente de carro, o corpo dela continuou preso à memória do incidente, revivendo o trauma como se a situação estivesse realmente se repetindo.

As técnicas de Experiência Somática se baseiam na crença de que o corpo tem a habilidade natural de se curar. Os terapeutas ajudam os clientes a descansar em um lugar seguro enquanto processam as experiências traumáticas e se desprendem delas.

BIOFEEDBACK/VARIAÇÃO DO RITMO CARDÍACO. É comum as pessoas acharem que o coração mantém um ritmo constante, como um metrônomo, acelerando quando está sob estresse e voltando ao normal à medida que relaxa. Mas um coração saudável não é como um metrônomo; na verdade, o normal é que, até certo ponto, a frequência cardíaca varie.

Essa variação é medida pelo tempo entre os batimentos cardíacos. Um sistema nervoso saudável e relaxado apresentará grande variação, o que significa que o ritmo dos batimentos muda constantemente. Isso permite que o sistema se ajuste às mudanças físicas e emocionais repentinas com a rapidez necessária.

Um sistema nervoso e um coração estressados terão pouca variação. Isso significa que o tempo entre os batimentos cardíacos é mais consistente, o que dificulta que o corpo se adapte às mudanças.

O biofeedback é uma técnica que utiliza sensores para medir as respostas corporais ao estresse, incluindo a variação do ritmo cardíaco. Meu método preferido é o HeartMath, que fornece *feedback* em tempo real sobre o coração, de maneira que você consegue usar as técnicas de relaxamento e observar os resultados na mesma hora. Essa informação pode ser usada para lhe ajudar a aprender como controlar as respostas corporais ao estresse.

NEUROFEEDBACK. É um tipo de biofeedback que utiliza eletrodos para medir as ondas cerebrais. A ideia é que a partir do momento em que você ver ou ouvir as suas ondas cerebrais, aprenderá a controlá-las e a melhorar a saúde mental e emocional como um todo. No entanto, nem todo neurofeedback é igual, então procure pesquisar bem antes de contratar um profissional. Para mim, a melhor abordagem é começar com um aparelho que você pode usar em casa, como o Muse ou o Mendi.

Geralmente, recomendo que a prática do biofeedback e do neurofeedback durem de trinta a 45 minutos e tenham uma frequência de no mínimo três vezes por semana para obter melhores resultados.

TERAPIA DE ARTES EXPRESSIVAS. Esse tipo de terapia usa a arte, o canto, a música, a dança, o movimento e a escrita para ajudar as pessoas a expressarem as emoções, processarem experiências difíceis, obterem uma noção de controle e desenvolverem autonomia. Atuar, por exemplo, é uma atividade benéfica ao processo de cura do trauma, porque fornece um espaço seguro e solidário para explorar e expressar emoções dolorosas e para representar papéis diferentes, reprogramando o cérebro.

Se isso lhe parecer interessante, eu o encorajo a pesquisar a International Expressive Arts Therapy Association no site IEATA.org., uma organização profissional que promove o uso da terapia de artes expressivas e disponibiliza recursos para terapeutas e clientes.

ESTIMULAÇÃO DO NERVO VAGO. Esse tópico foi amplamente abordado no Capítulo 5, logo, não falarei sobre isso agora. Mas procure pesquisar mais sobre o assunto em drnicolecain.com. Busque pela palavra *vagus* para encontrar mais informações.

REESTRUTURAÇÃO – ML, NL

- Se seu cérebro e corpo estão presos em ciclos de *feedback* negativos, mantendo-o hipervigilante e preso ao estresse e ao perigo, será preciso reeducar esses sistemas para que a cura aconteça.
- A neurociência mostra que os cérebros podem mudar. Com as técnicas *bottom-up*, conseguimos reprogramar o corpo e a mente para serem resilientes frente ao estresse e ao pânico.
- A processo de cura do pânico requer pôr em prática as estratégias *bottom-up* de maneira consistente, a fim de nutrir o cérebro, o corpo e o sistema nervoso com experiências novas e retificadoras.
- Mantenha a constância por um período de noventa a 120 dias e com certeza verá resultados.

PRÓXIMO PASSO

O próximo passo é acrescentar algumas dessas maravilhas ao seu Protocolo Antipânico (o modelo está no Apêndice A).

Lembre-se: o equilíbrio não é sinônimo de estar sempre calmo; significa, na verdade, ser capaz de administrar as emoções e os comportamentos de maneira consciente e integrada.

Isso significa estar ciente do seu estado atual e ter a capacidade de escolher como quer responder a ele. Quando você se sentir agitado ou desregulado, separe um momento para se autoavaliar. Como está se sentindo? O que está pensando? Para qual parte do seu corpo está voltada a sua atenção?

Assim que tiver entendido melhor o seu estado atual, comece a escolher qual a maneira de responder. Você precisa respirar profundamente e se ancorar no momento presente? Precisa conversar com alguém em quem confia? Precisa executar um mecanismo de enfrentamento que funciona para você?

Não existe um jeito certo ou errado de regular as emoções. O importante é descobrir o que funciona para você e ser paciente consigo mesmo. Desenvolver as habilidades de regulação emocional requer tempo e prática.

Volte aos quatro passos apresentados neste capítulo e avance para o Apêndice A: lá você encontrará o modelo do Protocolo Antipânico. Preencha os espaços em branco baseando-se nas práticas que você está disposto a se comprometer pelos próximos noventa a 120 dias.

10

CONECTE-SE A TODAS AS SUAS PARTES

Esme

— Me diga o que você vê? — pedi a Esme.

Ela estava sentada de frente para mim, com os olhos fechados, e, em cada mão, segurava uma campainha que não parava de soar. Nós estávamos fazendo um exercício de visualização guiada para explorar o que o corpo de Esme tinha a dizer sobre sua ansiedade entérica.

— Vejo a mim mesma quando criança. Ela está agachada embaixo da mesinha de centro na sala de estar.

— O que está acontecendo? — perguntei.

— Ela está se escondendo do pai.

— Será que ela está aberta a conversar conosco? — tentei.

Esme assentiu.

— Mas ela só sabe falar vietnamita. Não vai entender o que você diz — explicou ela.

— Tudo bem. Você consegue traduzir?

— Sim, consigo.

— Fico feliz em ouvir isso. Então, vamos garantir que a pequena Esme saiba que você está aqui pelo bem dela, que a ouve, a entende e pode me ajudar a entendê-la.

Esme traduziu minhas palavras para o seu eu interior e, depois, disse:

— Ela está se sentindo melhor depois de saber disso.

— Que bom. — E a pequena Esme quer conversar sobre alguma coisa? — perguntei.

— Ela quer conversar sobre um assunto, mas não sabe se pode — disse Esme.

— Como você quer responder a ela?

Esme abriu um dos olhos e me fitou.

— Posso falar sobre violência aqui?

— Sim, contanto que vocês duas se sintam confortáveis e seguras — assegurei.

— Nós duas nos sentimos seguras — disse ela. Depois de alguns minutos de silêncio, continuou: — Ela está me contando agora.

A respiração de Esme ficou mais lenta, seus olhos se moviam sob as pálpebras fechadas.

— Quando eu tinha uns quatro ou cinco anos, nos mudamos de São Francisco para a cidade na qual ela crescera, no Vietnã. Estávamos fugindo do meu pai, que vinha tendo sérias crises de raiva. Mas ele acabou nos seguindo até lá. Tentamos nos esconder, mudando de um lugar para o outro, mas, em algum momento, ele nos encontrou.

As bochechas de Esme estavam vermelhas e sua postura era rígida.

— Um dia — continuou ela —, ouvimos uma batida forte na porta. Minha mãe abriu, e lá estava ele. Não sei por que, mas comecei a gritar com toda a força. Mamãe tentou me calar, mas eu não parava de gritar. Não sei por que fiz isso.

— Parece que a pequena Esme tinha sentimentos muito intensos e estava expressando esses sentimentos da maneira que conseguia — sugeri.

Uma lágrima rolou em seu rosto.

— Sim. É exatamente isso. Mas eles não interpretaram desse jeito. Meu pai entrou e chutou minha barriga. Ninguém me ajudou. Minha mãe e meu irmão mais novo ficaram sentados sem falar nada. A dor que senti no meu estômago... consigo senti-la até mesmo agora. — Ela colocou uma das mãos em seu abdome.

— Você está em segurança — falei suavemente. — Não está mais naquela casa. Você cresceu; tem poder e recursos agora. Mostre para a pequena Esme que ela não precisa ficar presa naquele momento e naquele lugar se não quiser.

Esme inspirou pelo nariz e expirou pela boca devagar. Depois de um longo tempo, declarou:

— Ela saiu de baixo da mesa, e eu a trouxe para seu Lugar de Paz. Ela está se sentindo melhor.

Após mais algum tempo, Esme virou a cabeça de lado, com curiosidade. Colocou a mão sobre a barriga e, após tomar fôlego, abriu os olhos, fitou os meus e afirmou:

— A dor na minha barriga passou.

VOCÊ É COMPOSTO DE MUITAS PARTES

Já se sentiu como se estivesse dividido, como se uma parte de você estivesse desesperada, enquanto uma outra tentasse manter a calma? Pode ser muito confuso e frustrante se sentir completamente diferente sobre um mesmo assunto. Como veremos adiante, sentir-se dividido acontece porque todos somos compostos por muitas partes diferentes, cada uma com as próprias particularidades psicológicas e físicas.

O QUE SÃO AS PARTES?

Nossa mente é formada por muitas partes, cada uma com os próprios pensamentos, sentimentos, comportamentos e sensações. Elas geralmente se formam em resposta ao estresse e à adversidade. Por exemplo, se você sofreu bullying na infância, pode ter desenvolvido uma parte de si mesmo que teme o conflito e lhe faz sentir-se ansioso ou temeroso quando precisa participar ativamente de uma reunião no trabalho.

DUAS TERAPIAS DAS PARTES

A Terapia dos Sistemas Familiares Internos (IFS) e a Terapia do Estado do Ego (EST) dividem um conceito fundamental: nossa mente pode ser compreendida como uma coleção de partes diferentes, cada uma com o próprio papel e função.

- **Sistemas Familiares Internos (IFS):** Essa terapia entende que a mente é um *self* central — um sábio, repleto de compaixão e saudável. A IFS acredita que também temos várias subpersonalidades ou "partes" que podem se ater a emoções negativas ou mecanismos de enfrentamento de experiências passadas. O objetivo da IFS é nos ajudar a nos curarmos ao reforçar nossa conexão com o *self* e alcançar harmonia entre as partes.

- **Terapia do Estado do Ego (EST):** A EST também entende a mente como algo composto por diferentes "partes" e "estados do ego", formados em resposta às experiências da vida, em especial as desafiadoras. Por exemplo, uma parte poderia ser criada para ajudar você a evitar conflitos ou se sentir no controle.

Apesar de as nomenclaturas da IFS e da EST serem diferentes, essas duas terapias têm fundamentos similares. Ambas sugerem que as nossas partes são formadas em resposta ao estresse e à adversidade. E ambas foram criadas para nos ajudar a lidar com situações difíceis.

AS PARTES NOS PROTEGEM

Ao nos depararmos com um trauma ou estresse, a mente, o corpo e o sistema nervoso se adaptam automaticamente. Essa adaptação requer a cooperação do intestino, dos hormônios, do sistema imunológico e de outros sistemas corporais. (Isso pode se manifestar depois na forma de sintomas que vão dos pés à cabeça, e isso inclui principalmente o pânico. Mas falaremos sobre esse assunto daqui a pouco.)

Além disso, contamos com o fato de que o sistema nervoso memoriza e armazena cada estado único do ser, criando uma parte que conseguirá lidar melhor com situações semelhantes no futuro.

Esme precisou lidar com a violência do pai e com o sentimento de desemparo em relação à mãe e ao irmão. O cérebro, o corpo e o sistema nervoso dela se adaptaram ao criar uma parte sensível ao conflito, fazendo com que ela o evitasse. Como consequência, Esme de fato conseguiu evitar ser transformada em um alvo durante a vida adulta, mas também fez com que ela não se arriscasse nem corresse atrás de seus objetivos. E isso também se manifestou no corpo dela.

Quando adulta, Esme se viu em situações em que precisaria se posicionar, mas sua parte criança se sentia insegura. Sentia-se ansiosa, com medo, e carregava as lembranças das consequências físicas de correr perigo. A Esme de 5 anos provavelmente contribuiu com os sintomas físicos de sua versão adulta.

Apesar das mensagens poderosas enviadas pela ansiedade, ela também estava empolgada quanto à oportunidade de viver a vida do jeito que quisesse, de contribuir com a sociedade e compartilhar suas ideias. Essa parte ajudou Esme a ser obstinada, ciente de que poderia contribuir com algo de valor. Você também tem essa parte, e é por isso que está lendo este livro.

Essa parte é o *self*.

O *self* é intuitivo, autoconsciente, compassivo e habilidoso. A Terapia Comportamental Dialética se refere a ele como a Mente Sábia. A Terapia de Dessensibilização e Reprocessamento por Movimentos Oculares (EMDR) o chama de ego. Quando habita esse *self*, você consegue ver o panorama completo, tomar decisões sábias, sentir compaixão por si mesmo e pelos outros, suprir as próprias necessidades e fazer planos para o futuro.

Enquanto as suas partes ansiosas tentam manter você seguro, o *self* se empolga com a oportunidade de se adaptar e aprender. E aqui nascem os conflitos internos.

Você precisa de todas as suas partes, porque são elas que lhe protegem e dividem os seus fardos para que as outras partes, incluindo o *self*, não precisem fazê-lo. Esse é um belo dom adaptativo. É como ser capaz de colocar um casaco quentinho no inverno e tirá-lo no verão.

No entanto, surge um problema quando o zíper do casaco emperra. Se ele não fecha no inverno, o vento gelado deixará você com frio. Se ele não abre no verão, você não consegue se refrescar. É isso o que acontece quando a mente e o corpo ficam presos a um estado memorizado que já não é considerado adaptativo. O casaco se tornou limitante. Já não tem uma função positiva. Na verdade, pode estar interferindo na sua vida e produzindo sintomas.

Quando ainda era muito nova, Esme desenvolveu uma parte que a protegeu e se conectou à mente, ao corpo e ao sistema nervoso dela e ainda se "lembrou" da dor física muito tempo depois do acontecimento e do perigo de ele se repetir passarem.

Mesmo que você já tenha tratado dos seus traumas em terapia, se o corpo e o sistema nervoso não receberem a mensagem de que está tudo bem, eles continuarão se comportando como se você ainda vivesse no passado, o que dificulta o acesso ao *self*.

É aqui que a *Parts Work* entra.

OS OBJETIVOS DA *PARTS WORK*

Existem inúmeras maneiras de lidar com as suas partes, mas o método que ensinarei a você é uma fusão das melhores estratégias das diferentes escolas de pensamento da *Parts Work*. (Veja o Apêndice B para mais informações.)

OS OBJETIVOS DA *PARTS WORK* SÃO:

- **DESCUBRIR A RAIZ DO PROBLEMA.** Ao compreender as principais causas dos sintomas, é possível criar soluções que promovam a cura e lhe permitam seguir em frente.

- **LIBERTAR AS PARTES.** Elas ficaram presas em um túnel do tempo que as obriga a repetir padrões antigos e desnecessários. É possível libertá-las ajudando-as a entender que o presente é um lugar seguro.
- **AJUDAR AS PARTES A SE LIVRAREM DE SEUS FARDOS.** Isso é feito ao ouvir e validar as experiências de cada uma delas.
- **ENSINAR A MENTE E O CORPO A ABRAÇAR O MOMENTO PRESENTE.** Ensine-os a perceber e aceitar a realidade sem julgamentos e sem a necessidade de mudá-la. Faça isso por meio de práticas de *mindfulness*, com meditação e yoga.
- **DESEMBARAÇAR SEU VERDADEIRO E MAIS PURO *SELF* DAS OUTRAS PARTES.** Quando isso acontece, as partes passam a colaborar com o nosso propósito de vida e alegrar nossos dias. Esse é o principal objetivo da *Parts Work*.

A boa notícia é que as nossas partes não são imutáveis. Elas podem ser alteradas e transformadas.

COMO INTEGRAR AS PARTES

Você terá acesso ao meu protocolo preferido para a prática da *Parts Work*. Eu o chamei de Ponto de Encontro.

Também criei um segundo protocolo, chamado Somatografia Imagética, que funciona muito bem quando os sintomas físicos são desencadeados. Você encontra áudios gratuitos que explicam esses dois exercícios acessando o *link* drnicolecain.com/.

Primeiro, explicarei os doze passos do protocolo Ponto de Encontro, depois, compartilharei a transcrição de uma sessão de terapia de Jenny.

Antes de começarmos, pegue uma caneta e um papel para fazer anotações. Pessoalmente, gosto de desenhar o meu ponto de encontro, estabelecer a localização de cada parte e anotar pequenas observações que me lembrem o que acontecerá com cada uma delas.

PONTO DE ENCONTRO

OS ONZE PASSOS PARA O PONTO DE ENCONTRO

1. **Crie o seu ponto de encontro.**
2. **Estabeleça limites e regras.**
3. **Convide as suas partes.**
4. **Apresente-as.**
5. **Aprenda sobre os comportamentos, os pensamentos e as sensações**
6. **Identifique os objetivos e as estratégias.**
7. **Expresse seu respeito e sua gratidão.**
8. **Registre a localização do túnel do tempo.**
9. **Determine os recursos.**
10. **Largue as mochilas.**
11. **Supra necessidades que não foram supridas.**

Encontre um lugar tranquilo onde você possa relaxar sem ser incomodado. Após a leitura deste parágrafo, feche os olhos e respire profundamente algumas vezes. Ao inspirar, imagine que está sendo preenchido por uma luz dourada e uma energia calmante. Ao expirar, imagine que está liberando o estresse e a tensão. Quando estiver pronto, vá para o Passo 1.

Passo 1: Crie o seu ponto de encontro.

Com os olhos da mente, imagine um lugar confortável onde poderá se encontrar com as diferentes partes de si mesmo. Nele, há uma porta que você pode abrir ou fechar quando quiser. Isso lhe dará controle sobre quem entra nesse espaço. E ele pode ser o que você quiser, como, por exemplo:

- Um escritório com uma luz suave e móveis confortáveis.
- Um cômodo acolhedor com uma lareira.
- Um jardim grande e belo com muros cobertos por heras.

Ao olhar ao redor, preste atenção aos cheiros e ao que você vê, ouve e sente. Que cores você vê? Que texturas sente? Que sons escuta? Que odores identifica?

Depois, solte a imaginação e mude tudo o que quiser, garantindo que esse seja um lugar confortável para você.

Dicas para um ponto de encontro acolhedor:

- Garanta que o espaço seja calmo e tranquilo.
- Escolha cores e texturas que considera relaxantes.
- Acrescente os seus toques pessoais, como as fotografias e os objetos que o deixam alegre.
- Se tiver aromas preferidos, espalhe-os pelo ar.

Interrompa um pouco a leitura e separe um momento para fazer algumas anotações. Procure incluir o máximo de detalhes possível para que seja mais fácil voltar para o mesmo lugar na próxima vez que fizer esse exercício.

Passo 2: Estabeleça limites e regras.

Regras do ponto de encontro:

- Regra 1: Você manda aqui, ninguém mais.
- Regra 2: As partes só podem entrar e sair com a sua permissão.
- Regra 3: As partes precisam tanto respeitar você como umas as outras.

Reserve um momento para anotar cada uma dessas regras na sua folha de papel, e inclua tudo o que achar que deve ser acrescentado.

Passo 3: Convide as suas partes.

Neste passo, você convidará as suas partes para o ponto de encontro. Abra a porta e, conforme elas forem chegando, apresente-se e procure conhecê-las. Será fácil identificar algumas partes, mas outras estarão mais escondidas. Esteja atento a como elas interagem com você, como se sente ao encontrá-las, o que dizem, como se organizam no espaço e quaisquer outros detalhes. Aqui não há certo nem errado. Apenas se permita estar aberto para conhecer todas as suas partes.

Separe alguns minutos para escrever suas impressões sobre cada momento.

Passo 4: Apresente-as.

Depois de conhecer a cada uma delas, apresente-as umas às outras. Você pode dar a cada uma delas o nome que achar melhor. Pode escolher alguns nomes com base na idade ou função, ou talvez as partes lhe digam como querem ser chamadas. Por exemplo, na transcrição registrada no início deste capítulo, você conheceu a parte extremamente jovem de Esme, que sentia dores na barriga e se escondia embaixo da mesa. Ela recebeu o nome Pequena Esme. Na Terapia dos Sistemas Familiares Internos, elas têm nomes prévios, como Protetoras, Bombeiras, Exiladas, Gerentes, Localizadoras e o *Self* Sábio. Jenny chamou duas das suas partes protetoras de Cuidadora e Força. Não há nomes certos ou errados. Escolha o que lhe parecer melhor.

Talvez você se surpreenda ao descobrir que algumas das suas partes têm consciência sobre a existência de outras. Esse é um passo muito importante para ajudar você e as partes a entenderem que elas não estão sozinhas. Isso as capacita a serem apresentadas, se conhecerem e confiarem umas nas outras.

Algumas partes estão muito abertas para essa troca, mas outras, não. Repito, não há um jeito certo de seguir este passo. Permita-se ser guiado pela intuição.

Passo 5: Aprenda sobre os comportamentos, os pensamentos e as sensações

Lembre-se de que cada uma das suas partes têm uma história de origem, que é a razão de elas existirem hoje. Uma por vez, pergunte a elas se querem contar o que estava acontecendo na sua vida quando foram criadas. Quantos anos elas têm? Como afetam a sua vida hoje? Quais são as inseguranças, os medos, as esperanças e os sonhos delas? Quais as necessidades não supridas?

Ao ouvir cada história, seja compassivo e compreensivo. Lembre-se de que todas estão se esforçando para proteger você.

Após conhecer suas partes, será mais fácil identificá-las quando aparecerem no dia a dia. Neste passo, dedique-se a aprender os comportamentos, os pensamentos, as sensações e os maneirismos de cada um. Por exemplo, sempre sei quando o *self* de 12 anos do meu marido aparece, porque ele é muito mais excêntrico e barulhento do que o *self* adulto dele, que é um diretor clínico bem mais calmo e focado.

Quais comportamentos são demonstrados pelas suas partes? O que elas pensam? O que seu corpo sente quando elas estão presentes?

Você pode pedir que lhe contem histórias e compartilhem memórias, e pode aprender bastante ao apenas observar o que elas revelam. Ao fazê-lo, haja com curiosidade e sem julgamentos. Permita-se vê-las como realmente são.

Passo 6: Identifique os objetivos e as estratégias.

Agora, tire um tempo para aprender sobre os objetivos delas. O que querem alcançar? O que estão fazendo para atingir os objetivos? As partes podem ser extremamente criativas para alcançar um objetivo, podendo provocar sensações físicas diferentes, gerar desejos e impulsos, mudar os padrões de pensamento e as vontades, ou outras coisas incríveis. Lembre-se de que as partes surgem como *estados* do ser, logo, podem envolver todas as células do seu corpo, da cabeça aos pés.

Ao ouvir os objetivos de cada parte, continue oferecendo apoio e as encorajando, mesmo que algumas das estratégias que elas usam sejam as mesmas que você enxerga como sintomas problemáticos dos quais quer se livrar.

Passo 7: Expresse seu respeito e sua gratidão.

Este é um passo muito importante. Ao dar às partes o benefício da dúvida, respeitando o fato de que elas fizeram o melhor que podiam com os recursos disponíveis, você perceberá como elas estiveram presentes para o proteger e se apegaram à dor e ao estresse para que você não precisasse fazê-lo. As suas partes são incríveis!

Agora, separe um tempo para honrá-las e agradecer por suas contribuições. Reconheça com sinceridade o que elas fizeram para ajudar você e como melhoraram a sua vida.

Passo 8: Registre a localização do túnel do tempo.

Às vezes, o trauma é armazenado em áreas atemporais do cérebro, o que significa que as suas partes podem ficar presas em uma espécie de túnel do tempo, sem perceber que os anos passaram. Como sair de casaco mesmo quando está sol.

Para redirecioná-las ao momento presente, use o registro de localização do túnel do tempo. Pergunte a elas em que ano acham que estamos, depois, compartilhe a data real e conte as atualizações da sua vida. Mostre a elas quão longe chegou e o quanto aprendeu.

Com essas perguntas, você as ajudará a entender que o tempo passou, não há mais perigo, e elas podem esquecer o passado.

Passo 9: Determine os recursos.

Para abandonar a função de lhe proteger, cada parte precisa ter certeza de que você cuidará dela, das outras partes e de si mesmo. Portanto, esse passo consiste em compartilhar com elas suas habilidades, seu conhecimento, apoio e amor. Seja generoso e sincero durante esse passo. Lembre-se de que assim como você precisa das suas partes, elas também precisam de você.

Ao compartilhar essas informações com as suas partes, acrescente-as ao seu Protocolo Antipânico.

Passo 10: Largue as mochilas.

Às vezes, o trauma parece uma mochila pesada que carregamos. Ele nos esmaga com os fardos do passado, nos faz reviver as estratégias de segurança continuamente e dificulta aproveitarmos a vida no presente. Neste passo, você irá perguntar para as suas partes se elas estão dispostas a largar os fardos e deixar que você os carregue para elas.

Algumas ficarão extasiadas com o convite para se livrar da mochila, mas outras tentarão negociar e só largarão para testar você. Outras, ainda, precisarão de mais tempo e apoio.

Informe-as que está ali para elas e que fará o possível para curá-las. Seja paciente e compreensivo. Lembre-se de que esse é um processo demorado.

Passo 11: Supra as necessidades que não foram supridas.

Às vezes, o trauma não é o que aconteceu conosco, mas o que *não* aconteceu. Pergunte às suas partes quais desejos não realizados você poderia realizar com segurança. O que elas precisam, anseiam e sonham? Diga a elas que você está aqui para ajudar a transformar seus sonhos em realidade. Seja criativo e engenhoso. Lembre-se de que tudo é possível.

Exemplo de sessão terapêutica: Jenny

— Ultimamente, até mesmo a menor das decisões exige tanto de mim que parece uma tarefa gigantesca. — Jenny e eu estávamos sentadas de frente uma para a outra, ela estava sem sapatos e segurava um travesseiro no colo. — Parte de mim quer colocar um terninho vermelho e desfilar na passarela da dopamina. Mas outra parte ainda mais forte quer se deitar no chão do *closet* e chorar; como isso não é uma opção, geralmente acabo vestindo as mesmas calças esportivas pretas, a mesma blusa cinza e o mesmo *blazer*.

— As suas partes parecem ter muitas opiniões diferentes no momento — comentei.

Ela concordou.

— É um caos. E me lembra da minha infância, quando eu vivia em meio a constante indecisão.

— Ok. Vamos ver o que as suas partes têm a dizer. Gostaria de começar por algum tópico específico? — perguntei.

— Podemos falar da minha insegurança. Talvez. Não sei — respondeu ela, rindo da própria piada.

Nós nos acomodamos, levando alguns minutos para ficarmos confortáveis e trazermos nossa atenção para o presente.

— OK, Jenny. Vamos para o seu ponto de encontro. Me avise quando chegar lá.

— Cheguei. Abri a porta para o jardim, a fogueira está acesa, as cadeiras têm almofadas, as luzes estão brilhando e as xícaras de chá já estão servidas.

— Ótimo. Lembre-se de que esse espaço é seu. Você comanda, e podemos parar quando quiser.

— Certo.

— OK, está pronta para chamar as suas partes?

— Sim — respondeu Jenny, com os olhos fechados. — Já chamei as minhas partes. Vejo as de 4, 10 e 13 anos. A Raiva também veio. Está em pé no canto. Ah, e a Cuidadora e a Força estão chegando.

— Tem alguma outra parte que você queira convidar? — questionei.

Jenny fez uma pausa e, então, respondeu:

— Tem, sim, mas ela está em pé lá fora.

— O que você quer fazer?

— Quero convidá-la para entrar, mas ela... está hesitando. Consigo sentir na garganta... como um aperto.

— Pergunte o que ela precisa para se sentir confortável para entrar — instruí.

— Ela precisa ter certeza de que não a castigarei.

— Diga a ela que este é um ambiente seguro, que você irá protegê-la e que você e as outras partes querem ouvir o que ela tem a dizer.

— Ela está mais confortável — afirmou Jenny. — Entrou, mas quer ficar perto da porta.

— Tudo bem. Fico feliz que ela tenha confiado em você o suficiente para entrar. Ela quer contar um pouco sobre o medo de ser punida?

— Minha mãe era uma grande fã de punições. Ela lia meus e-mails e minhas mensagens de texto. Dizia que eu era a melhor amiga dela, mas se eu dissesse ou escrevesse algo errado, ela ficava muito aborrecida. Se trancava no quarto e chorava muito alto, ou me culpava por deprimi-la.

— Como o seu eu mais novo reagia a tudo isso? — perguntei.

Então, a voz de Jenny mudou, parecia mais jovem:

— Eu tentava ficar quieta. Sempre achava que ia errar de novo e magoar a mamãe.

— Jenny adulta, o que você consegue perceber neste momento?

— Minha garganta está doendo muito. Sinto que estou entrando em pânico, meu coração está acelerado. Sinto que voltei a ser aquela garotinha. Não confio em mim mesma e, por isso, quero me esconder.

— Diga à pequena Jenny que ela é muito corajosa, que somos muito gratas por ela ter tentado proteger você e por ter compartilhado os sentimentos dela conosco — sugeri.

Jenny ficou em silêncio por um bom tempo enquanto repassava a mensagem para a sua versão criança.

— Pergunte se ela sabe que estamos em 2019 — pedi, pois foi o ano dessa sessão terapêutica.

Jenny fez uma pausa antes de falar:

— Ela… ela está surpresa.

— Diga que estamos em 2019 e que ela não precisa mais carregar esse fardo. Ela não é responsável pelos sentimentos da mãe. Explique que você cresceu, se fortaleceu e tem recursos que não tinha antes.

— Ela quer provas — retrucou.

— Mostre a ela. O que gostaria que ela visse? — incentivei.

Jenny pareceu insegura ao refletir, mas respondeu:

— Meu diploma. Meu apartamento. Meu trabalho, ajudando as pessoas. Minha melhor amiga. Você. Minha gata Sophie.

— E o que ela achou de tudo isso?

— Está impressionada. — Jenny sorriu.

— Lembre-se de que ela também tem todas as suas outras partes — disse eu.

— A Cuidadora e a de 4 anos querem abraçá-la.

— E como ela se sente em relação a isso?

— Parece gostar — afirmou ela, com a voz um pouco mais firme. — O abraço a ajudou a acreditar que não estou brava com ela.

— Que bom. É fundamental que ela saiba que é importante e amada.

— E que não precisa ser perfeita — acrescentou Jenny.

— Isso mesmo. — Fiz uma pausa. — Agora, vamos pedir a essa parte mais jovem para ela imaginar que carrega todas as preocupações e os estresses em uma mochila. Depois, pergunte se ela quer largar a mochila.

— Ela quer jogá-la na fogueira —respondeu Jenny, com rapidez. — Não quer mais carregá-la.

— Vamos jogar a mochila na fogueira, então — incentivei.

Jenny assentiu devagar e respirou profundamente.

— Nossa! — suspirou ela.

— O que houve?

— Minha garganta está totalmente normal.

— Que incrível saber disso. Parece que a Jenny mais jovem está se sentindo um pouco melhor?

— Sim, muito melhor. A ansiedade... sumiu.

— Ok, antes de terminarmos, pergunte a sua parte se precisa de mais alguma coisa.

— Ela só quer que eu saiba que gosta do terninho vermelho e que o acha lindo.

— Só para constar, eu concordo — comentei.

— Agora ela está no meu armário. — Jenny sorriu, radiante. — Ela disse que quer que eu o use amanhã.

Jenny e eu concluímos a sessão. Ela saiu com a tarefa de escrever no diário o que a sua parte havia compartilhado e de prestar atenção a quaisquer outras mensagens que as partes lhe enviassem durante a semana.

PRÓXIMOS PASSOS

Ao aprender a entender e a lidar com as nossas partes, começamos o processo de cura do pânico e passamos a ter uma vida mais pacífica e gratificante. Seus próximos passos devem ser voltados a se dedicar a esse mesmo exercício.

PARTS WORK – ML, NL

- A mente, o corpo e o sistema nervoso criam partes para se adaptarem automaticamente ao estresse e à adversidade.
- Todos somos compostos de inúmeras partes diferentes, cada uma com o próprio estado corporal e mental.
- As partes podem ficar presas em um túnel do tempo, onde continuam a reagir como se estivessem no passado.
- A *Parts Work* ajuda a recondicionar a mente, o corpo e o sistema nervoso, pois gera cura na mente e no corpo.

11

O PROTOCOLO ANTIPÂNICO

VOCÊ CONSEGUIU! APROFUNDOU-SE NOS PORMENORES, APRENDEU os detalhes científicos e fez os exercícios de autorreflexão. Chegou a hora de conectar tudo isso!

O Protocolo Antipânico servirá como um guia durante o processo de criação do seu protocolo holístico para o tratamento do trauma a partir dos resultados das suas autoavaliações ao longo deste livro. Ao colocá-lo em prática, monitore seu progresso e revise os *checklists* regularmente. Isso ajudará a identificar o que está ou não funcionando e a fazer os ajustes necessários. Imagine que seja como atravessar o país de carro. Na viagem, você vai se deparar com ruas sinuosas, desvios, subidas e descidas. Mas verificar o mapa com frequência vai ajudar você a completar a jornada com maestria.

Ao longo deste capítulo, você aprenderá soluções holísticas provenientes de uma grande variedade de tradições, como a medicina natural, a neurociência especializada no tratamento de trauma e a ayurveda. Falaremos sobre os obstáculos entre você e a cura da ansiedade e sobre os fundamentos de uma existência à prova de pânico, incluindo estilo de vida e hábitos saudáveis. Após estabelecermos isso, veremos os nove tipos de ansiedade e como o seu protocolo pode ficar o mais personalizado possível, contemplando a singularidade da sua experiência.

Você perceberá que os protocolos utilizam todo tipo de solução holística: nutrição, remédios naturais (incluindo os cogumelos), suplementos, psicobióticos, óleos essenciais, essências florais e muitas outras. Disponibilizei as receitas a seguir de cada protocolo, mas, ao fim deste capítulo, também incluí algumas informações adicionais sobre diferentes ervas e suplementos, caso você seja uma pessoa mais independente e queira aprender a criar o próprio protocolo.

A melhor parte disso tudo é que você pode personalizar como quiser. Então, divirta-se no processo! Vá fundo! E se prepare para ver resultados incríveis.

Passo 1: As barreiras para a minha cura

Independentemente do que você faça, se ainda não lidou com as barreiras para a sua cura, as soluções no máximo serão paliativas e temporárias. O objetivo deste livro não é trazer paliativos contra o pânico, mas soluções definitivas. Então, vamos entender como iniciar esse processo.

Comece retomando as informações do Capítulo 8, no qual abordamos os diferentes obstáculos para a cura. Em cada um dos espaços a seguir, escreva todas as possíveis barreiras que mais chamam sua atenção quando você pensa no que pode ser relevante para a sua cura.

Barreiras relacionadas ao meu estilo de vida e aos meus hábitos

___

___

___

Barreiras biológicas

___

___

___

Barreiras psicológicas

Barreiras sociais e ambientais

Barreiras espirituais

Quais passos você poderia dar para superar essas barreiras? É possível fazer alguma mudança? Algum exame a pedir, algum assunto no qual deseja se aprofundar? Escreva suas ideias no espaço a seguir:

Pontos de atenção

Analise sua lista e selecione os três obstáculos que mais se destacam. Anote-os no espaço a seguir:

Com base no Capítulo 8, as barreiras que você identificou sugerem a necessidade de algum exame? Se sim, escreva sobre isso no espaço indicado.

O exemplo de Esme

As barreiras biológicas eram uma possibilidade, porque os sintomas mudavam de acordo com o ciclo menstrual. Isso indica a existência de um componente hormonal. Para descobrir a raiz do problema, pedimos um exame de hormônios sexuais. Esme pesquisou as opções disponíveis e escolheu fazer o DUTCH.

Passo 2: Meus fundamentos

Assim como o solo saudável é essencial para a produção de frutos e legumes abundantes, os hábitos saudáveis fundamentam a cura da mente, do corpo e do espírito.

Ao longo deste livro, compartilhei dicas rápidas sobre dieta, estilo de vida e mudança de hábitos que ajudam a alcançar uma vida livre do pânico. Aqui estão:

A Dieta Antipânico

A melhor dieta para curar o cérebro e o corpo vai ser aquela rica em antioxidantes (que ajudam a eliminar radicais livres que causam danos teciduais), alimentos anti-inflamatórios, alimentos fermentados e fibras benéficos para a saúde intestinal e nutrientes que potencializam a saúde cerebral. Além disso, essa dieta deverá evitar as gorduras saturada e trans (hidrogenada) e os alimentos processados. Meus protocolos de referência são a dieta mediterrânea e o jejum intermitente.

ALIMENTOS PARA CURAR O CÉREBRO E CORPO:

- **Alimentos ricos em antioxidantes.** Frutas, legumes, grãos integrais, leguminosas, oleaginosas, sementes e temperos.
- **Alimentos anti-inflamatórios.** Hortaliças verdes folhosas, frutas vermelhas, peixes gordurosos, azeite e cúrcuma.
- **Alimentos benéficos para a saúde intestinal.** Alimentos fermentados, como iogurte, kimchi e chucrute, e aqueles ricos em fibras, como frutas, legumes e grão integrais.
- **Alimentos que potencializam a saúde cerebral.** Peixes gordurosos, hortaliças verdes folhosas, frutas vermelhas, oleaginosas e sementes.

Além de ter uma dieta rica em tais alimentos, também é importante evitar comidas, ingredientes, bebidas e conservantes que possam aumentar a ansiedade. Isso inclui:

- **Cafeína.** Encontrada em bebidas energéticas, café e alguns chás.
- **Açúcar.** Pode provocar picos glicêmicos, o que causa ansiedade.
- **Álcool.** No fígado, o álcool é transformado em uma substância chamada acetaldeído, uma neurotoxina que danifica o DNA e causa ansiedade e pânico.
- **Alimentos processados.** Geralmente têm alta concentração de açúcar, gorduras ruins e ingredientes artificiais, como os corantes: tudo isso contribui com a ansiedade.
- **Adoçantes artificiais.** Se uma embalagem diz “sem açúcar”, cheque a lista de ingredientes e verifique se há adição de adoçan-

tes artificiais. Essas substâncias sorrateiras causam ansiedade, inflamação e todo tipo de problemas.

Já falamos um pouco sobre a relação entre o pânico e a genética, algo que traz inúmeras consequências para a nutrição. Por exemplo, comer verduras folhosas costuma ser uma escolha segura; contudo, algumas mutações genéticas ou doenças podem exigir ajustes específicos. Apesar de este livro não tratar sobre esse tema, você pode aproveitar os excelentes recursos disponibilizados no Apêndice B.

Estilo de vida

Seu estilo de vida é caracterizado pelos padrões gerais que caracterizam a maneira como você vive: a rotina de trabalho, o lazer, as interações sociais e as escolhas nutricionais. Seus padrões promovem estresse ou calma?

Às vezes, não temos controle sobre todas as variáveis estressantes na vida, mas ainda é possível controlar algumas áreas.

OS FUNDAMENTOS DE UM ESTILO DE VIDA SAUDÁVEL

- **Praticar atividades físicas regularmente.** O exercício é uma ótima forma de reduzir o estresse e melhorar o sono e o humor. Tente fazer pelo menos trinta minutos de exercícios físicos de intensidade moderada na maior parte dos dias da semana.

- **Dormir o suficiente.** A maioria dos adultos precisa de sete a nove horas de sono por noite. Dormir o suficiente ajuda a regular o humor e diminuir a ansiedade.

- **Estabelecer limites saudáveis.** Por exemplo:

    - Estabeleça limites quanto ao seu tempo e à sua energia. Não tenha medo de dizer "não" a pedidos para os quais você não terá tempo ou que irão drenar sua energia.

- Aprenda a dizer "não" a relacionamentos tóxicos. Se alguém lhe deixa estressado, ansioso ou infeliz, faz sentido acabar com a relação ou colocar limites nela.
- Cuide de si mesmo primeiro. Procure dormir o suficiente, comer alimentos saudáveis e se exercitar regularmente. Quando você se cuida, consegue cuidar melhor dos outros.
- Seja assertivo. Aprenda a expressar as suas necessidades e os seus desejos de forma clara e direta.
- Evite a necessidade de agradar a todos. Não tente fazer todo mundo feliz o tempo todo. É uma tarefa impossível e só fará você se sentir pior.

- **Passar um tempo em contato com a natureza.** Já foi comprovado que estar na natureza reduz o estresse e melhora o humor. Separe um momento todos os dias para caminhar num parque, fazer trilhas, ou apenas se sentar no quintal e aproveitar o ar fresco e a luz do dia.
- **Se conectar com pessoas queridas.** O apoio social é importante para todos, especialmente para quem tem ansiedade. Passe um tempo com amigos e familiares que fazem você se sentir bem.

Hábitos

Os hábitos são as atividades, ações ou os comportamentos que fazemos repetidamente e se tornam parte essencial da rotina. Eles podem gerar pânico ou proteger você dele. Por exemplo, algumas pessoas têm o hábito de combater o estresse com nicotina; contudo, vários estudos revelam que essa substância tem o efeito contrário, ou seja, gera ansiedade. Em contrapartida, escovar os dentes todas as manhãs e noites é um hábito efetivamente benéfico para a saúde mental e emocional.

Há muitos hábitos que você pode começar a desenvolver para preparar o corpo, a mente e o sistema nervoso para se tornarem aptos a alternar entre um estado de estimulação adequado e o de relaxamento, como vimos no Capítulo 9.

Identifique três atividades *bottom-up* do Capítulo 9 que você se compromete a incluir no seu dia a dia e transformar em hábito. Anote-as no espaço a seguir:

____

____

____

Sei que mudar o estilo de vida é desafiador, mas é essencial para a saúde e o bem-estar. Estou aqui para lhe dar apoio ao longo de todo esse caminho.

Certo, agora que estabelecemos os fundamentos, vamos nos aprofundar nos detalhes.

Passo 3: Meu(s) tipo(s) de ansiedade

Para esse passo, volte ao questionário dos nove tipos de ansiedade, preenchido no Capítulo 3, e anote seus resultados na tabela a seguir:

OS RESULTADOS DOS QUESTIONÁRIOS DOS NOVE TIPOS DE ANSIEDADE

Tipo de ansiedade	Pontuação e subtipos
Torácica	Pontuação: ______/20
Nervosa	Pontuação: ______/20
Imunológica	Pontuação: ______/20
Entérica	Pontuação: ______/20

Mental	Pontuação: ______/20
Colérica	Pontuação: ______/20
Depressiva	Pontuação: ______/20
Endócrina	Pontuação: ______/20
Traumática	Pontuação: ______/20

Escreva os três tipos de ansiedade que tiveram as pontuações mais altas, começando com a ansiedade de maior pontuação ou mais incômoda:

____

____

____

Você acabou de identificar os seus três pontos de partida. Comece com o primeiro da lista e vá para a página do protocolo relativo a ele. Esse será o seu primeiro protocolo. E, considerando os fundamentos, acrescente ao seu estilo de vida os elementos desse protocolo que fazem sentido para você. Demora cerca de uma semana e meia para observar alterações nos sintomas. Às vezes, o protocolo com o qual começamos cria um efeito cascata e gera alívio em outras áreas. Ou pode acontecer de você sentir necessidade de continuar e acrescentar estratégias do protocolo seguinte.

Escreva o seu plano no Protocolo Antipânico, no Apêndice A. Lembre-se de incluir os seus objetivos em relação às barreiras para a cura, todos os exames que precisa pedir e as dicas referentes ao seu *dosha* encontradas na sessão sobre ayurveda.

Medicina ayurvédica

Os profissionais da ayurveda acreditam que cada pessoa nasce com uma combinação única dos cinco elementos: éter (espaço), ar, fogo, água e terra. A sua combinação individual é o seu *dosha*, que determina as suas constituições física e mental e as suas tendências naturais, além de lhe dar instruções sobre como restaurar a saúde e promover a remissão dos sintomas. Existem três *doshas*: *vata*, *pitta* e *kapha*.

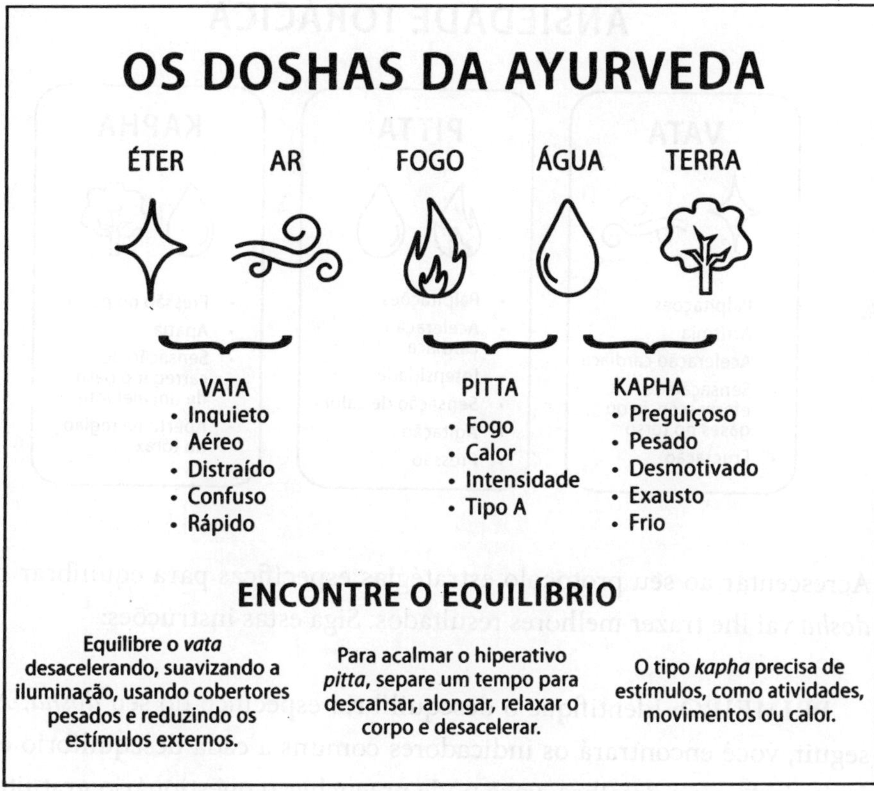

Portanto, digamos que você seja ansioso. Após uma investigação, descobrimos que grande parte da sua ansiedade está centralizada no seu peito: Ansiedade Torácica. A ayurveda nos leva um pouco mais longe e nos mostra como esse tipo de ansiedade se expressa de diferentes maneiras.

Como você pode ver, todos os *doshas* têm sintomas de ansiedade concentrados no peito, mas cada um é diferente. Um terapeuta ayurvédico trataria a ansiedade torácica *vata* diferente de como trataria a ansiedade torácica *pitta* ou *kapha*.

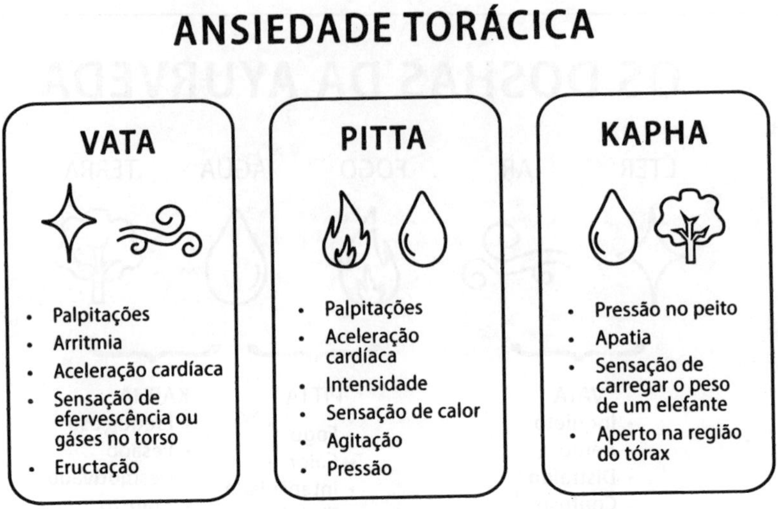
ANSIEDADE TORÁCICA
VATA
• Palpitações
• Arritmia
• Aceleração cardíaca
• Sensação de efervescência ou gáses no torso
• Eructação
PITTA
• Palpitações
• Aceleração cardíaca
• Intensidade
• Sensação de calor
• Agitação
• Pressão
KAPHA
• Pressão no peito
• Apatia
• Sensação de carregar o peso de um elefante
• Aperto na região do tórax

Acrescentar ao seu protocolo estratégias específicas para equilibrar o *dosha* vai lhe trazer melhores resultados. Siga estas instruções:

PRIMEIRO: Identifique o desequilíbrio específico do seu *dosha*. A seguir, você encontrará os indicadores comuns a cada desequilíbrio e, para ainda mais detalhes, você pode preencher o questionário gratuito que disponibilizei, em inglês, no meu site. Digite as palavras *dosha quiz* na barra de busca.

OS SINTOMAS DE DESEQUILÍBRIO

VATA	*PITTA*	*KAPHA*
Características: leve, seco, dinâmico, frio Sintomas: inconstante, distraído, irregular, inquieto, flutuante	Características: explosivo, quente, intenso Sintomas: tendência à vingança e à persistência, com muita inflamação	Características: pesado, suave, gelado Sintomas: letárgico, lento, cabisbaixo, depressivo, apático

DEPOIS: Inclua no seu Protocolo antipânico os alimentos, os hábitos e os temperos que equilibram o *dosha.* Veja alguns pontapés iniciais. Também disponibilizo inúmeros recursos gratuitos no meu *podcast, em* inglês, *Holistic Inner Balance*!

- **Equilíbrio *vata*.** Faça exercícios de regulação e ancoragem, como yoga, *qigong* ou treino de força. Caminhe ao ar livre, pisando descalço na grama. Coma alimentos quentes, cozidos e gordurosos, como a manteiga *ghee*, tubérculos cozidos e salmão. Use ervas como o gengibre e a centela (*Centella asiatica*).

- **Equilíbrio *pitta*.** Faça exercícios calmantes, como natação ou yin yoga. Pratique a quietude em meio à natureza. Coma alimentos refrescantes e nutritivos, como coentro, hortelã, pepinos e melões. Use ervas como a hortelã-pimenta, o coentro e o alcaçuz.

- **Equilíbrio *kapha*.** Faça exercícios vigorosos e esfoliação a seco diariamente. Saia e aproveite a natureza. Coma alimentos quentes, desidratados e azedos, como as folhas do dente-de-leão ou *chips* de couve assada. Use ervas como a cúrcuma, a canela e a pimenta-do-reino.

PROTOCOLOS

- Protocolo da Ansiedade Torácica
- Protocolo da Ansiedade Nervosa
- Protocolo de Desintoxicação Histamínica
- Protocolo da Ansiedade Entérica
- Protocolo da Cura Entérica
- Protocolo da Ansiedade Mental
- Protocolo da Ansiedade Colérica
- Protocolo da Ansiedade Depressiva
- Protocolo da Ansiedade Hormonal
- Protocolo da Ansiedade Traumática
- Protocolo de Desintoxicação Ambiental

Protocolo da Ansiedade Torácica

IDENTIFIQUE A RAIZ DO PROBLEMA. Releia as informações sobre a ansiedade torácica no Capítulo 4. No espaço a seguir, escreva sobre os conceitos com os quais se identifica e que merecem ser investigados mais a fundo. Leve em consideração as causas principais, os exames e as estratégias de atenção plena.

____

____

____

SUPLEMENTOS

- Taurina (1,5 g/dia). Reduz a pressão sanguínea e auxilia o coração que está sob estresse crônico.
- L-teanina (400 mg/dia). É excelente para regular as palpitações cardíacas causadas pela ansiedade.
- CoQ10 (100 mg toda manhã). Essa coenzima é ótima para a saúde cardíaca. Contém antioxidante e é estimulante.

RECEITAS NATURAIS. A seguir estão algumas opções. Escolha uma delas ou considere formular a sua! Para ideias de como fazer as próprias tinturas, veja a sessão sobre "Medicina Natural Para o Alivio do Pânico".

CALMANTES PARA A ANSIEDADE TORÁCICA DE CADA *DOSHA*

VATA	*PITTA*	*KAPHA*
40% de agripalma ou erva-mãe (*Leonurus cardiaca*), 30% de raiz de valeriana (*Valeriana officinalis*), 25% de erva-cidreira (*Melissa officinalis*), 5% de gengibre (*Zingiber officinale*)	40% de agripalma ou erva-mãe (*Leonurus cardiaca*), 30% de espinheiro-branco (*Crataegus monogyna*), 25% de erva-cidreira (*Melissa officinalis*), 5% de hortelã-pimenta (*Mentha × piperita*)	40% de agripalma ou erva-mãe (*Leonurus cardiaca*), 30% de espinheiro-branco (*Crataegus monogyna*), 25% de camomila (*Matricaria chamomilla*), 5% de canela (*Cinnamomum verum*)
Instruções: Misture de 1 a 3 doses generosas no chá e na água uma ou duas vezes por dia.	**Instruções:** Misture de 1 a 3 doses generosas no chá e na água uma ou duas vezes por dia.	**Instruções:** Misture de 1 a 3 doses generosas no chá e na água uma ou duas vezes por dia.

Protocolo da Ansiedade Nervosa

IDENTIFIQUE A RAIZ DO PROBLEMA. Releia as informações sobre a ansiedade nervosa no Capítulo 3. Para criar o seu protocolo, comece pelas noções básicas:

SUPLEMENTOS

- O scetil L-carnitina (1 g a 3 g pela manhã) melhora a apatia, a dormência e o formigamento nos nervos.
- O ácido alfa-lipoico (100 mg a 600 mg por dia) age nos açúcares, na dormência e no formigamento dos nervos.
- As vitaminas do complexo B são excelentes para os nervos. Para informações mais específicas, veja o Protocolo de Desintoxicação Histamínica e conheça mais detalhes e dosagens.

- **HÁBITOS RELAXANTES.** Volte ao Capítulo 9, no qual exploramos as técnicas de *bottom-up*, e lembre-se de tudo o que se comprometeu a fazer.
- **RECEITAS NATURAIS.** A seguir estão algumas ideias. Escolha uma delas ou considere formular a sua!

CALMANTES PARA A ANSIEDADE NERVOSA DE CADA *DOSHA*

VATA	*PITTA*	*KAPHA*
40% de papoula-da-califórnia (*Eschscholzia californica*), 30% de passiflora (*Passiflora incarnata*), 25% de raiz de valeriana (*Valeriana officinalis*), 5% de gengibre (*Zingiber officinale*)	40% de raiz de valeriana (*Valeriana officinalis*), 30% de passiflora (*Passiflora incarnata*), 25% de kava-kava (*Piper methysticum*), 5% de hortelã-pimenta (*Mentha × piperita*)	40% de açafrão (*Crocus sativus*), 30% de camomila (*Matricaria chamomilla*), 25% de cúrcuma (*Curcuma longa*) 5% de pimenta-caiena (*Capsicum annuum*)
Instruções: Misture de 1 a 3 doses generosas no chá e na água uma ou duas vezes por dia.	**Instruções:** Misture de 1 a 3 doses generosas no chá e na água uma ou duas vezes por dia.	**Instruções:** Misture de 1 a 3 doses generosas no chá e na água uma ou duas vezes por dia.

CONCENTRE-SE NOS NEUROTRANSMISSORES

DICAS PARA NEUROTRANSMISSORES ESPECÍFICOS. Se depois de cerca de duas semanas colocando o Protocolo da Ansiedade Nervosa em prática você ainda precisar de maiores auxílios, considere incorporar as estratégias para neurotransmissores específicos.

Para saber por onde começar, veja os *checklists* do Capítulo 6. No espaço a seguir, considerando os níveis altos e baixos, anote os neurotransmissores nos quais você marcou mais de duas caixas.

____

____

____

Como você já sabe, os *checklists* não têm valor diagnóstico, mas são um pontapé inicial. Se for do seu interesse, os exames laboratoriais ajudarão você a obter mais informações.

Em seguida, avalie a lista que você montou e circule os três neurotransmissores mais importantes. Podem ser os com as maiores pontuações, os que causam os piores sintomas, ou os que já têm respaldo dos exames laboratoriais.

Depois, identifique-os na tabela a seguir. Selecione os suplementos, as ervas e os medicamentos com os quais quer começar e adicione-os ao seu Protocolo Antipânico no Apêndice A.

SOLUÇÕES PARA OS NEUROTRANSMISSORES

Neurotransmissor	Exames e soluções
Serotonina	**Marcador:** 5-HIAA, quinurenina, ácido quinolínico **Exame:** Exame de ácidos orgânicos **EM CASO DE DÉFICIT SEROTONINÉRGICO: (APENAS SE VOCÊ NÃO ESTIVER TOMANDO ISRSs)** **Escolha uma das três opções:** 5-hidroxitriptofano (100-200 mg pela manhã): melhora a letargia, a depressão e a ansiedade. L-triptofano (500-2000 mg antes de dormir): melhora a ansiedade e a agitação. Tintura de erva-de-são-joão (*Hypericum perforatum*) (3 jatos generosos de manhã e de noite), se preferir as opções naturais. **Acrescente também:** Um multivitamínico com B6 (P5P), vitamina D, B3 (niacinamida), magnésio e B1 (tiamina). **EM CASO DE EXCESSO SEROTONINÉRGICO: É COMPLICADO REDUZIR NÍVEIS ALTOS DE SEROTONINA. SE FOR O SEU CASO, FALE COM SEU MÉDICO.**

Dopamina	**Marcador:** ácido homovanílico (HVA), Dopac **Exame:** exame de ácidos orgânicos **PARA O DÉFICIT DOPAMINÉRGICO, LEVE EM CONSIDERAÇÃO PRODUTOS QUE CONTENHAM A SEGUINTE COMBINAÇÃO:** L-tirosina (250-500 mg antes de dormir) DL-fenilalanina (250-1000 mg antes de dormir) **Acrescente também:** Alimentos que contenham tirosina: carnes, peixes, laticínios, sementes de abóbora. Cogumelo juba-de-leão (1-2 g pela manhã). Multivitamínico com vitaminas C e B6, cobre, zinco e, se necessário, ferro. **EM CASO DE EXCESSO DOPAMINÉRGICO:** Tintura: bacopa (*Bacopa monnieri*) (3 jatos generosos de manhã e de noite). Probiótico com *Lactobacillus plantarum*.
Adrenalina	**Marcador:** VMA **Exame:** DUTCH **Marcador:** níveis de catecolamina e metanefrina **Exame:** Exame de sangue **EM CASO DE DÉFICIT DE ADRENALINA:** Tintura: 40% de ashwagandha (*Withania somnifera*), 30% de shatavari (*Asparagus racemosus*) e 30% de alcaçuz (*Glycyrrhiza glabra*). Tome 3 jatos generosos pela manhã e antes de dormir para aumentar a adrenalina. **EM CASO DE EXCESSO DE ADRENALINA:** Tintura: kava-kava (três jatos generosos no suco ou na água) para reduzir os picos de adrenalina da ansiedade. L-teanina (200-800 mg) para os picos de adrenalina da ansiedade. Taurina (1,5 g) para ansiedade intensa.

<table>
<tr><td>GABA</td><td>Marcador: ácido gama-hidroxibutírico (GHB) e semialdeído succínico (SSA)
Exame: Exames de neurotransmissores

EM CASO DE DÉFICIT GABAÉRGICO, COMECE COM:
Happy Sleepy Powder (de acordo com as instruções do site drnicolecain.com)

SE NECESSÁRIO, ACRESCENTE OS ITENS A SEGUIR DE ACORDO COM A ORDEM EM QUE ESTÃO LISTADOS:
B6 (P5P) (50-200 mg por dia) para auxiliar a produção de GABA.
Tintura: 40% de valeriana, 30% de passiflora, 25% de lúpulo e 5% de alecrim para diminuir o GABA. Tome 3 jatos generosos para aliviar a ansiedade.
Coma alimentos fermentados, como o iogurte.
Blend psicobiótico: combinação de Lactobacillus brevis, Lactococcus lactis e Bifidobacterium dentium.</td></tr>
<tr><td>Glutamato</td><td>Exame: Não existem exames muito úteis para identificar os níveis de glutamato.

EM CASO DE EXCESSO DE GLUTAMATO:
L-teanina (200-800 mg)
Magnésio (L-treonato ou glicinato) (400 mg)
Ácido alfa-lipoico (400-600 mg pela manhã)
Inalar lavanda bloqueia os receptores de glutamato.</td></tr>
<tr><td>Histamina</td><td>Marcador: N-metil-histamina
Exame: Exame de urina de 24 horas
Marcador: Histamina no sangue total
Exame: Hemograma
Solução: Protocolo de Desintoxicação histamínica</td></tr>
</table>

TRATANDO OS SINTOMAS. Se você não se identifica com os conjuntos de sintomas ligados a neurotransmissores específicos e prefere concentrar-se em um sintoma por vez, talvez se beneficie dos protocolos a seguir, os quais já usei e funcionam. Contudo, lembre-se que você poderá obter melhores resultados se personalizar o protocolo de acordo com as necessidades do seu corpo.

- **ENXAQUECAS.** Magnésio L-treonato (400-1000 mg), mais um composto natural com *Petasites* e *Matricaria*. Siga as instruções na embalagem.
- ***ZAPS* CEREBRAIS.** Óleo de peixe com pelo menos 1000 mg de ácido eicosapentaenoico e 1000 mg de ácido docosaexaenoico, mais vitaminas do complexo B com ácido fólico, hidroxocobalamina e tiamina.
- **TENSÃO MUSCULAR.** Compostos naturais contendo partes iguais de verbena (*Verbena officinalis*), lúpulo (*Humulus lupulus*), valeriana (*Valeriana officinalis*), solidéu-da-virgínia (*Scutellaria lateriflora*), passiflora. Tomar três jatos generosos a cada 4-6 horas.
- **HIPERSENSIBILIDADE.** Misture ¼ de colher de chá de noz-moscada no leite (da sua preferência) quente e beba antes de dormir. Também escolha um remédio homeopático de acordo com o que mais se encaixa nos seus sintomas:
    - Fósforo 30C. Para pessoas sensíveis a barulho, luz e odor que costumam ter o desejo de tomar água gelada e precisam de companhia quando não estão bem.
    - Nux Vomica 30C. Para pessoas sensíveis a barulho, luz e odor que são friorentas, irascíveis, perfeccionistas e preferem ficar sozinhas quando não estão bem.
    - Belladonna 30C. Para pessoas extremamente sensíveis a barulho, luz, odor e movimento que sentem dores latejantes e preferem ficar sozinhas no escuro quando não estão bem.

- **DOR ARDENTE DURANTE OS EPISÓDIOS DE PÂNICO.** *Blend* de essências florais calmantes (veja a receita mais adiante) (cinco gotas por dia, com doses extras se necessário).

- **DOR, DORMÊNCIA E/OU FORMIGAMENTO NOS NERVOS.** Considere um composto de L-carnitina, ácido alfa-lipoico e vitaminas do complexo B,

Protocolo de Desintoxicação Histamínica

A seguir, apresentamos algumas instruções gerais uma dieta baixa em histamina. Os alimentos e suplementos específicos que você precisará ingerir ou evitar vão variar de acordo com as suas circunstâncias pessoais. Talvez você também queira adequar cada passo de acordo com os seus sintomas.

PASSO 1: Identifique as possíveis fontes de histamina. Para lhe ajudar nesse processo, seguem algumas comidas e bebidas com alta concentração de histamina:

- Queijo curado
- Alimentos fermentados (como iogurte, chucrute e kimchi)
- Frutas secas
- Abacate
- Espinafre
- Tomate
- Frutas cítricas
- Bebidas alcoólicas

- Carnes defumadas ou processadas
- Peixes e mariscos

Para uma lista mais completa de alimentos que aumentam a histamina e devem ser evitados, vá ao meu site (drnicolecain.com) e digite a palavra *histamine* na barra de busca.

PASSO 2: Remova todas essas comidas e bebidas da sua dieta por um mês. Isso vai ajudar você a reduzir a quantidade de histamina no corpo.

PASSO 3: Estimule a desintoxicação histamínica por meio da metilação seguindo a ordem desta lista:

Vitamina B1 (Tiamina)

- Comece com uma dose de teste de 50-100 mg por dia durante uma semana.
- Se bem tolerada, aumente para uma dose de 500-1000 mg por dia durante um mês.
- Por fim, reduza para uma dose de manutenção de 100-300 mg por dia.

Vitamina B12

- Comece com uma dose de teste de 200-500 mcg por dia durante uma semana.
- Se bem tolerada, aumente para uma dose de 1-5 mg por dia durante um mês.
- Por fim, reduza para 400 mcg–5 g por dia.
- Experimente primeiro na forma da metilcobalamina, mas, caso se sinta ansioso ou agitado ao utilizá-la, pode mudar para a hidroxocobalamina.

Vitamina B9

- Comece com uma dose de teste de 200-500 mcg por dia durante uma semana.
- Se bem tolerada, aumente para uma dose de 1-5 mg por dia durante um mês.
- Por fim, reduza para uma dose de manutenção de 400 mcg–5 g por dia.
- Experimente primeiro o metilfolato, mas, caso se sinta ansioso ou agitado ao utilizá-lo, pode mudar para o ácido folínico.

Vitamina B6 (use a forma P5P)

- Comece com uma dose de teste de 10-50 mg por dia durante uma semana.
- Se bem tolerada, aumente para uma dose de 70-300 mg por dia durante um mês.
- Por fim, reduza para uma dose de manutenção de 15-50 mg por dia.

Vitamina C

- Comece com uma dose de teste de 500-1000 mg por dia durante uma semana.
- Se bem tolerada, aumente para uma dose de 1000 mg duas vezes ao dia durante um mês.
- Por fim, reduza para uma dose de manutenção de 500 mg por dia.

Magnésio

- Comece com uma dose de teste de 400 mg por dia durante uma semana.

- Se bem tolerada, aumente para uma dose de 800 mg duas vezes ao dia durante um mês.
- Por fim, reduza para uma dose de manutenção de 400 mg por dia.

PASSO 4: Em seguida, acrescente minerais essenciais. Gosto de utilizá-los no formato líquido, pois controlamos as gotas, e é fácil misturá-las na água.

PASSO 5: Estimule a desintoxicação histamínica por meio da acetilação.

- Coma muitos alimentos ricos em D-glucarato de cálcio e que melhoram a saúde hepática ao mesmo tempo que reduzem a histamina: couve-de-bruxelas, repolho roxo e verde, couve-flor, couve, couve-manteiga, *pak choi*, brócolis, rúcula, maçã e broto de feijão.

PASSO 6: Estimule a desintoxicação histamínica suplementando a diamina oxidase (DAO).

- A diamina oxidase (DAO) é a principal enzima responsável por quebrar as moléculas de histamina no intestino. Se os níveis de DAO estiverem baixos, ou se ela não funcionar adequadamente, a histamina pode se acumular no corpo. Meu jeito preferido de aumentar os níveis de DAO é tomá-la como suplemento juntamente com as refeições.

BÔNUS: CHÁS DE ERVAS PARA A REDUÇÃO HISTAMÍNICA

- Camomila (*Matricaria chamomilla*). Além de muito eficaz na redução da ansiedade, suas flores fazem os mastócitos liberarem menos histamina. Uma xícara de chá de camomila à noite é uma forma deliciosa de reduzir alergias e acalmar os ânimos de uma só tacada.

• Açafrão-da-índia (curcumina). Essa deliciosa especiaria tem inúmeros benefícios para a saúde. Ela bloqueia a liberação de histamina pelos mastócitos, combate alergias e é um antioxidante poderoso. Melhora o humor e é "tridóshica" na medicina ayurvédica, ou seja, ela equilibra todos os *doshas*.

• Urtiga (*Urtiga dioica*). Você pode consumir essa delícia na forma de salada (preparada adequadamente!), chá ou tintura. A urtiga é colocada em várias fórmulas anti-histamínicas por reduzir a liberação histamínica dos mastócitos e conter muito cálcio, magnésio, ferro e vitaminas A e C.

Protocolo da Ansiedade Entérica

IDENTIFIQUE A RAIZ DO PROBLEMA. Volte ao Capítulo 5, que é inteiramente voltado ao eixo intestino-cérebro e à ansiedade entérica. A seguir, escreva os conceitos com os quais se identifica e que merecem ser investigados mais a fundo. Leve em consideração as causas principais, os exames e as estratégias de atenção plena.

____

____

____

SUPLEMENTOS

• **NÁUSEA.** Esta é a minha receita preferida para combater a náusea: 35% de erva-cidreira (*Melissa officinalis*), 20% de framboesa (*Rubus ideas*), 25% de lavanda (*Lavandula officinalis*), 5% de gengibre (*Zingiber officinale*) e 5% de hortelã-pimenta (*Mentha × piperita*). Misture de 1 a 3 jatos generosos no chá de camomila ou de funcho para acalmar e reduzir a ansiedade e a náusea.

- **AZIA.** Alcaçuz desglicirrizado (DGL) mastigável

Tome de 50-100 mg até três vezes por dia.

- **DIARREIA.** A levedura probiótica *Saccharomyces boulardii* (250 mg por dia), mais pó de fibra solúvel (6-8 g por dia).
- **CONSTIPAÇÃO.** Aumente a ingestão de vitamina C e magnésio até as fezes amolecerem.
- **GASES E INCHAÇO.** Tintura composta de 50% de raiz de genciana (*Gentiana lutea*), mais 50% de solidéu-da-virgínia (*Scutellaria lateriflora*). Misture 5 gotas na água morna com limão antes das refeições; ou vinagre de maçã, 20-30 gotas (uma dose generosa) em uma quantidade pequena de água antes das refeições.

RECEITAS NATURAIS

Você se lembra da "*Checklist* autoavaliativo: Subtipos da ansiedade entérica" no Capítulo 5? É aqui que a informação passada lá será útil. Escolha umas das tinturas elencadas a seguir de acordo com o seu subtipo (ou, claro, crie uma!). Por exemplo, se for do subtipo *Vata*, escolha o calmante respectivo. Isso lhe ajudará a identificar as ervas que funcionarão melhor para você.

CALMANTES PARA A ANSIEDADE ENTÉRICA DE CADA *DOSHA*

VATA	*PITTA*	*KAPHA*
40% de erva-cidreira (*Melissa officinalis*), 30% de solidéu-da-virgínia (*Scutellaria lateriflora*), 25% de semente de funcho (*Foeniculum vulgare*), 5% de gengibre (*Zingiber officinale*)	40% de solidéu-da-virgínia (*Scutellaria lateriflora*), 30% de raiz de genciana (*Gentiana lutea*), 25% de solidéu-da-virgínia (*Scutellaria lateriflora*), 5% de hortelã-pimenta (*Mentha × piperita*)	40% de camomila (*Matricaria chamomilla*), 30% de semente de funcho (*Foeniculum vulgare*) 25% de feno-grego (*Trigonella foenumgraecum*), 5% gengibre (*Zingiber officinale*)
Instruções: Misture de 1 a 3 doses generosas no chá ou na água uma ou duas vezes por dia.	**Instruções:** Misture 1 dose generosa no chá ou na água de duas a três vezes por dia.	**Instruções:** Misture 1 dose generosa no chá ou na água de duas a três vezes por dia.

Protocolo da Cura Entérica

PELA MANHÃ

- **O DESPERTAR PARA A CURA ENTÉRICA.** Em cerca de 250 ml de água morna, misture: uma colher de vinagre de maçã, uma dose generosa de tintura de gengibre e limão a gosto. Tome antes de cada refeição, idealmente três vezes por dia.

ANTES DAS REFEIÇÕES

- ***BLEND* DE ENZIMAS PARA A REGULAÇÃO.** Faça uma tintura com 50% de solidéu-da-virgínia (*Scutellaria lateriflora*) e 50% de raiz de genciana (*Gentiana lutea*). Tome 5-20 gotas com um pouco de chá ou água antes de cada refeição para reeducar e melhorar sua digestão.

À NOITE

- ***BLEND* NUTRITIVO PARA O INTESTINO.** Em cerca de 250 ml de água morna, misture: 2500 mg de pó de olmo (*Ulmus rubra*), 1000 mg de raiz de cúrcuma (*Curcuma longa*) e 1 g de raiz de alteia (*Althaea officinalis*).

- **PROBIÓTICO.** Para melhores resultados, tome o probiótico próximo ao horário de dormir com um pequeno lanche, como o iogurte, por exemplo. É possível encontrar e pedir os meus probióticos preferidos atualizados no meu site.

- **FIBRA.** Considere tomar uma combinação de fibras solúveis e insolúveis. As primeiras vão ajudar você a desacelerar a digestão, a promover a proliferação de bactérias benéficas e a reduzir o risco de constipação, doença cardíaca e diabetes tipo 2. Já as segundas ajudarão a manter a saúde do sistema digestivo, a prevenir a constipação e a diminuir o risco de câncer de intestino. A aveia é uma boa fonte de ambas as fibras e de beta-glucanas, um tipo de fibra solúvel que comprovadamente tem muitos benefícios para a saúde, entre eles a redução do colesterol e do nível glicêmico.

COMA MENOS:

CONSERVANTES ALIMENTARES E INGREDIENTES NOCIVOS

- **CONSERVANTES.** Hidroxianisol butilado (BHA), hidroxitolueno butilado (BHT), benzoatos (como o benzoato de sódio), sulfitos, carragenanos, nitritos de sódio e nitratos.

- **ESPESSANTES.** As gomas guar e xantana.

- **EXTRATO DE LEVEDURA.** Leveduras autolisadas e hidrolisadas.

• **FLAVORIZANTES.** O glutamato monossódico (MSG), os salicilatos e todos os flavorizantes *artificiais*.

• **CORANTES ARTIFICIAIS.** Azul brilhante (42090/E133) e azul indigotina (73015/E132), verde sólido (42053/N/C), amarelo tartrazina (1910/E102), amarelo crepúsculo (15985/E110) e vermelho eritrozina (4543/E127).

• **GORDURAS TRANS.** Gorduras parcialmente e totalmente hidrogenadas.

• **XAROPE DE MILHO RICO EM FRUTOSE.** Também evite as outras facetas possíveis: xaropes de milho, de glucose, de glucose-frutose, de tapioca, de dália, e de isoglucose, frutose e frutose cristalina.

• **ADOÇANTES ARTIFICIAIS.** O rótulo de "sem açúcar" geralmente indica que a comida contém algum açúcar artificial, como o aspartame, a sucralose, o acessulfame de potássio, o advantame, o neotame ou a sacarina.

ALIMENTOS INFLAMATÓRIOS

• **DEFUMADOS.** Prontos ou preparados em uma defumadora caseira.

• **ULTRAPROCESSADOS.** Geralmente embalados ou alterados para aumentar o prazo de validade.

• **CARNE VERMELHA.** De bovinos, suínos e caprinos.

• **FRITURAS.** Os óleos das frituras se transformam em gorduras trans e aumentam a formação do ácido graxo ômega-6, que é inflamatório.

• **DOCES.** Bolos, biscoitos e doces industrializados.

• **LANCHES PRONTOS.** Geralmente ricos em gorduras, açúcares e conservantes nocivos.

- **GRÃOS REFINADOS.** O arroz branco e o pão branco perdem os nutrientes durante o processo industrial de produção.
- **CARNES PROCESSADAS.** O bacon, o presunto e a salsicha costumam ser ricos em nitratos e nitritos.
- **ÁCIDOS GRAXOS ÔMEGA-6.** São encontrados em alguns óleos vegetais, como os de milho e soja.

ALERGIAS ALIMENTARES OBSERVADAS

Para se avaliar alergias, testar a retirada e a reintrodução de alimentos pode ser consideravelmente mais preciso do que fazer o exame de sangue. A melhor forma de saber se você é alérgico a um alimento é aderir ao processo de retirada e de reintrodução. Exclua alguns grupos alimentares específicos por várias semanas, depois acrescente-os de volta aos poucos e observe a resposta corporal.

Por exemplo, digamos que você excluiu os laticínios, o trigo e os ovos. Com o tempo, os seus sintomas melhoraram. Talvez esteja com menos névoa mental, tenha melhorado a qualidade do sono e sinta menos gases e inchaço.

Escolha uma categoria alimentar para reintroduzir primeiro. Se perceber a rápida intensificação dos sintomas, retire esse grupo novamente e continue a sua investigação com outro item.

Protocolo da Ansiedade Mental

IDENTIFIQUE A RAIZ DO PROBLEMA. Volte ao conteúdo sobre ansiedade mental no Capítulo 3. A seguir, escreva os conceitos com os quais se identifica e que merecem ser investigados mais a fundo. Leve em consideração as causas principais, os exames e as estratégias de atenção plena.

OS SUPLEMENTOS E AS TINTURAS PARA TRATAR A ANSIEDADE MENTAL

Aqui estão algumas ideias de suplementos e tinturas que considero úteis para os diferentes tipos de ansiedade mental.

TIPO DE ANSIEDADE MENTAL	SUPLEMENTOS E TINTURAS
O leiloeiro	**SUPLEMENTOS:** A L-teanina (200-400 mg até três vezes por dia) acalma os pensamentos acelerados. A essência de flor branca de castanheiro esvazia a mente, acalma os pensamentos e auxilia o sono. Coloque 5 gotas embaixo da língua várias vezes ao dia. **RECEITA DE TINTURA:** 40% de papoula-da-califórnia (*Eschscholzia californica*) 30% de kava-kava (*Piper methysticum*) 20% de lúpulo (*Humulus lupulus*) 10% de lavanda (*Lavandula officinalis*) **COMO TOMAR:** Esprema a planta no chá ou na água entre uma e três vezes e beba uma ou duas vezes por dia.

<table>
<tr><td>O ruminador</td><td>SUPLEMENTOS:
O magnésio L-treonato (400 mg por dia) acalma os pensamentos obsessivos.
A essência de flor vermelha de castanheiro ajuda a desapegar das preocupações e se concentrar no que é possível controlar. Coloque 5 gotas embaixo da língua várias vezes ao dia.
RECEITA DE TINTURA:
40% de cardo-mariano (Silybum marianum)
30% de centela (Centella asiatica)
20% de kava-kava (Piper methysticum)
10% de alcaçuz (Glycyrrhiza glabra)
COMO TOMAR:
Esprema a planta no chá ou na água entre uma e três vezes e beba uma ou duas vezes por dia.</td></tr>
<tr><td>O disco arranhado</td><td>SUPLEMENTOS:
Os ácidos graxos ômega-3 (500 EPA/500 DHA) ajudam a reduzir os pensamentos obsessivos.
A essência floral de maçã silvestre diminui o apego aos pensamentos repetitivos e às preocupações. Coloque 5 gotas embaixo da língua várias vezes ao dia.
RECEITA DE TINTURA:
40% de ashwagandha (Withania somnifera)
30% de passiflora (Passiflora incarnata)
20% de valeriana (Valeriana officinalis)
10% de cúrcuma (Curcuma longa)
COMO TOMAR:
Esprema a planta no chá ou na água entre uma e três vezes e beba uma ou duas vezes por dia.</td></tr>
</table>

O nevoeiro	**SUPLEMENTOS:** Acetil L-carnitina (1-3 g pela manhã). A essência floral de clematite auxilia no ancoragem, tirando você da dissociação e trazendo para o presente. Coloque 5 gotas embaixo da língua várias vezes ao dia. **RECEITA DE TINTURA:** 40% de kava-kava (*Piper methysticum*) 30% de ginkgo (*Ginkgo biloba*) 20% de bacopa (*Bacopa monnieri*) 10% de alecrim (*Salvia rosmarinus*) **COMO TOMAR:** Esprema a planta no chá ou na água entre uma e três vezes e beba uma ou duas vezes por dia.

Protocolo da Ansiedade Colérica

IDENTIFIQUE A RAIZ DO PROBLEMA. Volte ao conteúdo sobre a ansiedade colérica, no Capítulo 3, e às informações sobre *Parts Work*, no Capítulo 10. Muitas vezes quando estamos irritados e frustrados, uma parte de nós está expressando uma necessidade não suprida. A seguir, escreva os conceitos com os quais mais se identifica e deseja investigar mais a fundo e os pensamentos, sentimentos e crenças que vierem à mente. Escreva sobre as causas principais, os exames e as estratégias de atenção plena pelos quais se interessa.

____

____

____

ESTRATÉGIAS PARA ACALMAR OS ÂNIMOS

- A ansiedade colérica geralmente é consequência do excesso de *pitta*, portanto, verifique as estratégias para lidar com isso adiante neste capítulo.

- Faça compressas frias no pescoço, no rosto e no peito por trinta segundos, com intervalos de trinta segundos. Repita quantas vezes achar necessário.

- Use objetos antiestresse. Diferentes objetos têm diferentes benefícios. Experimente e descubra o que funciona melhor para você.

- Crie uma *playlist* de acordo com o seu gosto para auxiliar na regulação do seu sistema nervoso. Veja o meu Spotify, é só buscar pelo meu nome. Lá, você encontrará algumas das minhas *playlists* para acalmar a ansiedade, incluindo faixas de ondas *alpha* e ruído rosa.

BLEND DE ESSÊNCIAS FLORAIS PARA ACALMAR OS ÂNIMOS

- Azevinho: Encoraja a generosidade de espírito e o amor pelos outros.

- Maçã silvestre: Reduz a sobrecarga e a obsessão dos pensamentos e das preocupações.

- Nogueira: Melhora o foco, reduz a distração, auxilia com a sensação de atordoamento.

- Beijo-turco: Ajuda a diminuir o ritmo e a ser paciente.

- Olmo: Fortalece, energiza e melhora o humor para conseguirmos perseverar.

Misture partes iguais desses cinco ingredientes. Tome cinco gotas pelo menos uma vez por dia, com doses extras se necessário.

BLEND CALMANTE PARA ANSIEDADE COLÉRICA *PITTA*

40% de verbena (*Verbena officinalis*)
30% de kava-kava (*Piper methysticum*)
25% passiflora (*Passiflora incarnata*)
5% hortelã-pimenta (*Mentha × piperita*)
Mistures 1-3 jatos generosos no chá ou na água uma ou duas vezes por dia.

Protocolo da Ansiedade Depressiva

IDENTIFIQUE A RAIZ DO PROBLEMA. Releia as informações sobre ansiedade depressiva no Capítulo 3. Às vezes, quando estamos muito sobrecarregados, ficamos deprimidos e sem esperança.

Abaixo, escreva os conceitos com os quais se identificou ao trabalhar a sua história no Capítulo 1. Procure incluir notas sobre as causas principais, os exames e as estratégias de atenção plena que chamaram a sua atenção enquanto lia os outros capítulos deste livro.

____

____

____

ESTRATÉGIAS PARA MELHORAR O HUMOR

- **ÓLEOS ESSENCIAIS.** Diversos óleos essenciais são estudados por sua eficácia na redução dos sintomas de depressão e de ansiedade.
  - Os meus preferidos são: rosa, lavanda (*Lavandula officinalis*), tangerina, laranja e limão.
  - Escolha um óleo essencial e o misture com uma pequena quantidade de óleo de girassol ou de açafrão, se

você for do tipo *kapha*; misture com óleo de gergelim ou amêndoa, se você for do tipo *vata*; e com óleo de coco, se for do tipo *pitta*.

- Aplique a mistura nos pulsos (que fazem parte do meridiano cardíaco na medicina tradicional chinesa), nas têmporas ou embaixo dos dedões do pé.

- **MÚSICA.** Pesquisas recentes da Public Library of Science sobre musicoterapia indicam que ouvir música pode nos tirar do estado depressivo e acalmar a ansiedade. Além de estimular o nervo vago (induzindo o relaxamento) e a liberação de dopamina (gerando sentimentos de felicidade). Do *folk* à música clássica, barroca e às batidas naurais, crie a sua *playlist* e curta! De acordo com os estudos, o pior tipo de música para a ansiedade e o humor é o *heavy metal*. Portanto, espere um pouco para ouvir esse estilo se estiver se sentindo particularmente estressado e deprimido.

***BLEND* DE ESSÊNCIAS FLORAIS PARA ELEVAR O HUMOR.** Misture cinco gotas de cada essência abaixo em um composto com 50% de água e 50% do álcool retificado da sua preferência:

- Estrela-de-belém: ajuda a lidar com notícias ruins, decepções e mágoas.

- Olmo: para a exaustão e a sobrecarga da vida. Dá força e melhora o humor.

- Castanha-doce: ajuda com o desespero e a desesperança; dá resistência e força.

- Salgueiro: ajuda a se superar, a ser orientado pelos objetivos e a se sentir otimista.

- Mostarda: afasta o sentimento de tristeza. É uma ótima essência para afastar a melancolia, porque traz alegria e felicidade.

Tome cinco gotas pelo menos uma vez por dia, com doses extras quando necessário.

BLEND DO BOM HUMOR PARA CADA *DOSHA*

VATA	*PITTA*	*KAPHA*
40% de shavatari (*Asparagus racemosus*) 30% de açafrão (*Crocus sativus*) 25% de aveia (*Avena sativa*) 5% de canela (*Cinnamomum verum*)	40% de erva-cidreira (*Melissa officinalis*) 30% de espinheiro (*Crataegus*) 25% de rodiola (*Rhodiola rosea*) 5% de lavanda (*Lavandula officinalis*)	40% de erva-de-são-joão (*Hypericum perforatum*) 30% de ashwagandha (*Withania somnifera*) 25% de pétalas de rosas (*Rosa spp.*) 5% de gengibre (*Zingiber officinale*)
Instruções: Misture de 1 a 3 doses generosas no chá ou na água uma ou duas vezes por dia.	**Instruções:** Misture de 1 a 3 doses generosas no chá ou na água uma ou duas vezes por dia.	**Instruções:** Misture de 1 a 3 doses generosas no chá ou na água uma ou duas vezes por dia.

Protocolo da Ansiedade Traumática

Os resultados no tratamento da ansiedade traumática serão melhores quando o protocolo focar o trauma ao mesmo tempo em que auxilia o corpo, a mente e o sistema nervoso a se curarem de seus efeitos. Por exemplo, se os seus sintomas incluem pensamentos acelerados, durante o tratamento, utilize o protocolo para a Ansiedade Mental.

Protocolo da Ansiedade Hormonal

Uma vez identificado que seu sistema endócrino faz parte do seu histórico de pânico e ansiedade, você pode criar um protocolo que não só fomente a calma e o autocontrole, mas que também restaure o equilíbrio hormonal. A seguir estão alguns dos meus protocolos preferidos para os desequilíbrios hormonais que causam ansiedade que mais observo em meus clientes.

SOLUÇÕES PARA A ANSIEDADE HORMONAL

Tipo de Ansiedade Hormonal	Soluções
Tireoide	**Exames**: Se a tireoide estiver desregulada, considere fazer as seguintes investigações: • Painel da tireoide, incluindo os anticorpos da tireoide. • Sensibilidade alimentar, principalmente ao trigo. • Deficiência de vitamina D e ferro • Deficiência de iodo (com o teste amido-iodo ou o iodo sérico). • Exame de fezes, para avaliar disbiose. • Toxinas ambientais, incluindo a testagem de metais e não metais. **Acalmando uma tireoide hiperativa**: Meu blend preferido tem 50% de erva-cidreira (*Melissa officinalis*) e 50% de agripalma ou erva-mãe (*Leonurus cardiaca*). Coloque 3 jatos generosos no chá ou na água pela manhã e à noite. **Estimulando uma tireoide hipoativa**: Tome um multivitamínico contendo zinco, selênio e iodo. Considere um *blend* estimulante com partes iguais de alcaçuz (*Glycyrrhiza glabra*), baga de magnólia (*Schisandra chinensis*), aveia (*Avena sativa*) e ashwagandha (*Withania somnifera*). Tome 3 jatos generosos com chá ou água pela manhã e à noite. **Reduzindo os níveis de T3 reverso**: Tome a coenzima Q10 (100 mg por dia) e um multivitamínico contendo iodo, selênio, zinco e vitamina B12.

Adrenal	**Exames**: Se você desconfia de que está com o cortisol ou outro hormônio adrenal desregulado, sugiro os seguintes exames: • Cortisol. O ideal é coletar várias amostras (urina/sangue/saliva) para testar os níveis de cortisol ao longo do dia: pela manhã, logo após despertar, depois ao meio-dia, às três da tarde e antes de dormir — e de novo se acordar no meio da noite. É mais provável que os planos de saúde cubram o exame de sangue. • Hormônios sexuais séricos. Estradiol, progesterona, testosterona livre e total, DHT, SHBG, DHEA-S, FSH e LH geralmente são cobertos pelos planos de saúde. • Integrados. Inclua exame de fezes e de toxinas ambientais se possível. **Reduzindo o cortisol**: • Cápsula de Fosfatidilserina (100 mg) e tintura de ashwagandha (*Withania somnifera*) na dosagem de 3 jatos generosos no chá ou na água antes de dormir. • Consuma refeições ricas em proteínas e *low-carb*. • Evite a cafeína e outros estimulantes. **Estimulando o cortisol**: Todas as ervas na categoria dos *adaptógenos* na seção "Medicina Natural Para o Alivio do Pânico", ajudam no equilíbrio da saúde adrenal e do cortisol. Por exemplo, para a fadiga e o alto nível de estresse, você pode fazer uma mistura contendo partes iguais de ginseng-siberiano (*Eleuthrococcus senticosus*), cogumelo Cordyceps (*Cordyceps sinensis*), shatavari (*Asparagus racemosus*) e alcaçuz (*Glycyrrhiza glabra*). Tome 3 jatos generosos pela manhã e no almoço. (Não tome a tintura à tarde e à noite, pois pode ser estimulante.)

<table>
<tr>
<td>Estrogênio</td>
<td>
Exames: Se está suspeitando de desequilíbrios no estrogênio, aqui estão algumas sugestões:
• Exame de sangue: estradiol, progesterona, testosterona livre e total, DHT, SHBG, DHEA-S, FSH e LH são geralmente cobertos pelos planos de saúde.
• Considere avaliar os níveis de cortisol também.
• Exames integrados. Inclua exame de fezes e de toxinas ambientais se possível.

Reduzindo o estrogênio: Comece com sementes de linhaça (duas colheres de sopa por dia). Se perceber que a necessidade ainda não foi suprida (considerando os exames e os sintomas posteriores), acrescente um suplemento que contenha:
• D-glucarato de cálcio (1-5 g por dia), encontrado em laranjas, maçãs etc.
• Indol-3-carbinol (I3C) (200-600 mg por dia), encontrado nas crucíferas.
• Diindolilmetano (DIM) (50-100 mg por dia), encontrado no brócolis e na couve-de-bruxelas.

Considere também:
• A saúde do fígado. Tenha uma dieta composta por alimentos integrais que inclua 3-4 porções de crucíferas por dia.
• Coma alimentos ricos em fibras. As frutas, as verduras, os grãos integrais e as leguminosas conseguem recolher o excesso de estrogênio do intestino e removê-lo do corpo.

Otimizando os metabólitos de estrogênio: Acrescente sementes de linhaça (duas colheres de sopa de farinha de linhaça dourada) e maca (duas colheres de chá) aos seus smoothies.
</td>
</tr>
</table>

Progesterona	**Exames**: Os mesmos sugeridos para o estrogênio. **Reduzindo a progesterona**: • Exercite-se. A atividade física aumenta o metabolismo, o que aumenta a testosterona, que, por sua vez, combate o excesso de progesterona. • Evite o álcool e o tabaco. Essas substâncias atrapalham o equilíbrio hormonal e contribuem com os altos níveis de progesterona. • Estimule os níveis de estrogênio. Geralmente, quando o estrogênio aumenta, a progesterona diminui. **Aumentando a progesterona**: • Suplemente com magnésio, zinco e vitamina B6. • Mantenha uma dieta saudável, rica em fibras, verduras, grãos integrais e frutas coloridas. • Considere uma tintura orgânica, como: 30% Vitex agnus-castus, 20% de cimicífuga racemosa (Actaea racemosa), 20% de ginseng feminino (Angelica sinensis), 20% de inhame-selvagem (Dioscorea villosa) e 10% de alcaçuz (Glycyrrhiza glabra). Coloque 3 jatos generosos no chá ou na água de 12 em 12 horas.

	Exames: Os mesmos sugeridos para o estrogênio. Além disso, considere testar o glúten: • Painel celíaco. • Exame de sensibilidade alimentar ao glúten e ao trigo. • Considere tomar uma tintura para reduzir a testosterona, como 30% de *Vitex agnus-castus*, 30% de chá verde, 30% de alcaçuz (*Glycyrrhiza glabra*) e 10% de hortelã-pimenta (*Mentha × piperita*). Tome 3 jatos generosos pela manhã e durante o almoço.
Testosterona	**Aumentando a testosterona**: • Faça muito exercício físico, incluindo a combinação dos treinos aeróbico e de resistência. • Considere uma tintura orgânica, como 30% de ashwagandha (*Withania somnifera*), 30% de feno-grego (*Trigonella foenum-graecum*), 30% de maca (*Lepidium meyenii*) e 10% de alecrim (*Salvia rosmarinus*). Tome 3 jatos generosos pela manhã e durante o almoço. • Suplemente com ácido D-aspártico (2000-3000 mg) pela manhã.

Protocolo de Desintoxicação Ambiental

É importante sempre fazer exames para garantir que o seu corpo consegue dar conta de um detox, principalmente quanto ao fígado e aos rins. O protocolo irá variar de acordo com o tipo de toxicidade a ser removida.

Passo 1: Fortaleça o corpo

O primeiro passo para desintoxicar é fortalecer os órgãos que fazem parte desse processo — como o fígado, o intestino e os rins — com uma variedade de suplementos e ervas e uma dieta saudável. Aqui estão algumas sugestões:

- **Suplementos:** Probióticos, pectina de maçã e carvão ativado.

- **Herbáceas:** Leite, semente de dente-de-leão, raiz de de bardana, gengibre e cúrcuma.

- **Comida:** Frutas vermelhas orgânicas coloridas, vegetais folhosos e grãos integrais.

Passo 2: Abra os seus emunctórios

O segundo passo é abrir diariamente os seus emunctórios, que os são canais por meio dos quais o corpo elimina as toxinas. São eles: a pele, o intestino, os rins, os pulmões e o sistema linfático.

Você pode abrir os emunctórios por meio do suor, da evacuação, do choro, da urina e da respiração profunda. O suor é uma ótima forma de eliminar as toxinas através da pele; a evacuação, por meio das fezes. Ingerir líquidos ajuda a remover as toxinas pela bexiga; e a respiração profunda retira as toxinas dos pulmões e do sistema linfático.

ROTINA DE DETOX DIÁRIO

- **Bebida detox.** Misture uma colher de chá de cúrcuma em pó, uma de raiz de dente-de-leão em pó e outra de cardo-mariano orgânico em pó em cerca de 250 ml de água morna ou suco. Se você tende ao lado mais quente, acrescente limão e hortelã-pimenta a gosto. Se tende ao lado mais frio, acrescente limão e gengibre a gosto.

- **Suplementos detox.** Tome os suplementos adequados para as suas necessidades individuais. Algumas boas opções são metais quelatados, clorela, coentro e spirulina.

- **Dieta detox.** Adote uma dieta anti-inflamatória rica em frutas, vegetais e grãos integrais. Evite alimentos processados, bebidas açucaradas e álcool.

- **Hidratação.** Beba bastante água ao longo do dia. Pelo menos 1,5 litro diariamente. Você pode acrescentar minerais à água para fortalecer as vias de desintoxicação.

- **Hábitos detox.** Escolha uma opção por dia todos os dias.

    - Esfoliação linfática. Faça durante o banho para auxiliar no transporte dos fluidos linfáticos pelo corpo. Comece a escovação pelos pés e suba até a altura do coração, com movimentos amplos. Procure escovar todos os gânglios linfáticos principais.

    - Compressa com óleo de rícino. Aplique-a na barriga ou na altura do fígado para ajudar a desintoxicar os órgãos dessa região. Umedeça um tecido de flanela ou lã com óleo de rícino, torça-o, tirando o excesso, e coloque-o na área desejada. Cubra o pano com uma almofada térmica e relaxe por 30-60 minutos.

    - Compressa quente. Aplique-a a uma parte do corpo que esteja dolorida ou inflamada. Umedeça uma toalha de rosto na água quente, torça-a e coloque-a na região desejada. Cubra-a com uma toalha e relaxe por 20-30 minutos.

    - Banho de sal de Epsom. Ajuda a desintoxicar o corpo e a relaxar os músculos. Acrescente duas xícaras de sal de Epsom à banheira com água quente e relaxe ali por 20-30 minutos.

AGENDA DIÁRIA

Siga esta rotina pelas primeiras três semanas:

- Manhã: Tome a bebida detox antes de comer ou beber qualquer outro alimento. Depois, evacue, faça xixi e tome banho. Faça a esfoliação linfática durante o banho.
- Meio-dia: Almoce (esta será sua principal refeição do dia).
- Tarde: Tome a bebida detox e se movimente, como fazer alongamentos ou sair para uma caminhada.
- Jantar: Faça uma refeição leve e balanceada, com proteína magra, gordura e grãos integrais.
- Noite: Tome a bebida detox e relaxe em uma sauna, ou use uma compressa quente, ou aplique uma compressa de óleo de rícino ou tome um banho com sal de Epsom.

REMÉDIOS NATURAIS

Amo usar medicamentos naturais para o tratamento do pânico e da ansiedade porque são eficazes, seguros e geralmente bem tolerados pelo organismo. Algumas ervas têm ação rápida, como a kava-kava (*Piper methysticum*), já outras funcionam melhor após o uso prolongado, como a aveia (*Avena sativa*). A melhor parte da medicina natural é poder personalizar os remédios e as dosagens para que correspondam com suas demandas individuais.

Neste capítulo, você conhecerá algumas das minhas ervas preferidas para a ansiedade e o pânico. Veremos algumas das formas pelas quais elas funcionam, e lhe ajudarei a identificar para quais tipos de ansiedade são mais indicadas.

PRINCIPAIS CATEGORIAS DE ERVAS

- **Adaptógenas.** São ervas que ajudam na adaptação ao estresse. Algumas são melhores para as glândulas adrenais, enquanto outras são mais eficazes para auxiliar a tireoide, o cérebro e outros sistemas do corpo humano.

- **Anti-inflamatórias.** As plantas têm uma ação anti-inflamatória poderosa. Por exemplo, a cúrcuma (*Curcuma longa*) reduz a histamina. No geral, a desinflamação vai ser sua arma mais poderosa durante o processo de cura da mente e do corpo.

- **Carminativas.** São ervas que auxiliam a digestão e dissipam os gases e o inchaço. Sempre incluo uma erva dessa categoria para diminuir a ansiedade entérica e promover a cura intestinal.

- **Nootrópicas.** Auxiliam a memória, o foco, a concentração, o raciocínio, a criatividade e o aprendizado. Use-as quando quiser melhorar a função cognitiva ou quando se apresentarem sintomas de Ansiedade Mental.

- **Calmantes nervinos.** São calmantes naturais que, em doses maiores, também têm efeitos muito sedativos. Use-os se estiver em busca de formas naturais para acalmar a mente e o corpo.

- **Estimulantes nervinos.** Geralmente, mantenho distância dos estimulantes nervinos para o tratamento da ansiedade e do pânico. Contudo, se você tem Ansiedade Mental do subtipo nevoeiro, considere incluir um pouco desses estimulantes na sua rotina.

- **Tônicos nervinos.** Também chamados fortificantes ou troforestorativos, eles nutrem e restauram a saúde do cérebro e do sistema nervoso. Use-os se estiver sob muito estresse, se tiver um histórico de toxicidade ambiental ou inflamação ou se perceber perda de função ou de vitalidade.

Como fazer uma tintura

As tinturas orgânicas são extratos líquidos concentrados feitos a partir de plantas que podem ser terapêuticos. É possível produzir uma tintura do zero — plantando, cultivando, nutrindo e colhendo as próprias ervas e transformando os ativos delas em chás, tinturas ou outras misturas. Ou comprar tinturas pré-prontas ou chás e misturá-los como achar melhor.

Pessoalmente, amo usar tinturas porque geralmente têm uma vida útil maior do que os chás e as infusões. Todas as misturas que você aprenderá a seguir começam com uma tintura base.

MINHA ESTRUTURA BASE PARA TINTURAS

- **Comece com a planta principal.** Normalmente, a planta principal compõe 40% da mistura. Escolha uma erva com os efeitos desejados, como as nootrópicas ou as nervinas. Ela deve corresponder ao seu tipo de ansiedade e às questões que você identificou como sendo a raiz do problema. Por exemplo, se você tem ansiedade depressiva devido ao estresse crônico, uma boa opção é a erva-de-são-joão (*Hypericum perforatum*), que ajuda a melhorar o humor, a acalmar a ansiedade e é um tônico nervino. Outra opção é a erva-cidreira (*Melissa officinalis*), que é nootrópica e combate a depressão, a ansiedade e o estresse.

- **Acrescente a segunda.** Constituindo cerca de 30% do *blend*, essa erva complementa a planta principal e fornece suporte. Por exemplo, se você também tem Ansiedade entérica, opte pela camomila (*Matricaria chamomilla*) ou pelo solidéu-da-virgínia (*Scutellaria lateriflora*).

- **Acrescente a terceira.** Compondo 25% do *blend*, ela aperfeiçoará a fórmula e fornecerá ainda mais suporte. Por exemplo, a lavanda (*Lavandula officinalis*) é boa para melhorar o humor e acalmar o intestino, além de normalmente ser refrescante.

- **Finalize com a planta condutora.** Complete o *blend* com 5% de uma quarta erva, que será a condutora, potencializando a mistura e ajudando-a a ser mais eficaz. Por exemplo, se você geralmente é muito calorento, adicione uma condutora refrescante como a hortelã-pimenta (*Mentha × piperita*).

Vejamos dois exemplos de tintura de ervas:

Exemplo 1: Tintura para Ansiedade Depressiva associada à Ansiedade entérica, para pessoas que tendem ao lado quente. Preparada com ervas que reduzem a ansiedade, melhoram o humor, acalmam o intestino e são refrescantes:

- Planta principal (40%): erva-de-são-joão (*Hypericum perforatum*)
- Planta secundária (30%): erva-cidreira (*Melissa officinalis*)
- Planta terciária (25%): kava-kava (*Piper methysticum*)
- Planta condutora (5%): lavanda (*Lavandula officinalis*)

Exemplo 2: Digamos que a sua ansiedade torne difícil pegar no sono, e o estresse lhe cause calafrios e névoa mental. Você deseja acalmar o sistema nervoso e ao mesmo tempo fortalecer o pensamento claro e afiado e ficar aquecido.

- Planta principal (40%): camomila (*Matricaria chamomilla*)
- Planta secundária (30%): ginkgo (*Ginkgo biloba*)
- Planta terciária (25%): passiflora (*Passiflora incarnata*)
- Planta condutora (5%): alecrim (*Salvia rosmarinus*)

Dosagem

Comece com uma dose pequena da tintura e aumente gradualmente de acordo com a necessidade. Geralmente, uso ervas que podem ser dosadas em 1-4 ml (1 ml é um jato generoso ou o volume de um conta-gotas, que contém 2-30 gotas) de uma a três vezes ao dia. Mas sugiro que você consulte a monografia de cada espécie para saber sobre dosagens específicas. Veja o Apêndice B para acessar minhas fontes preferidas de monografia.

MEDICINA NATURAL PARA O ALÍVIO DO PÂNICO

Nesta tabela estão registradas algumas das minhas ervas e plantas preferidas para auxiliar nos sintomas de pânico e ansiedade. Organizei-as em categorias, mas você é livre para pesquisar mais sobre elas. Misture-as e combine-as como achar melhor.

Adaptógenas	Para a névoa mental	Para a tensão muscular	Para a ansiedade estomacal	Para a ansiedade entérica	Para a ansiedade colérica
Ginseng-siberiano (*Eleutherococcus senticosus*)	Kava-kava (*Piper methysticum*)	Solidéu-da-virgínia (*Scutellaria lateriflora*)	Camomila (*Matricaria recutita*)	Camomila (*Matricaria recutita*)	Verbena (*Verbena officinalis*)
Cogumelo Cordyceps (*Cordyceps sinensis*)	Ginkgo (*Gingko biloba*)	Lúpulo (*Humulus lupulus*)	Erva-cidreira (*Melissa officinalis*)	Solidéu-da-virgínia (*Scutellaria lateriflora*)	Passiflora (*Passiflora incarnata*)
Ashwagandha (*Withania somnifera*)	Alecrim (*Salvia Rosemarinus*)	Valeriana (*Valeriana officinalis*)	Hortelã-pimenta (*Mentha × piperita*)	Gengibre (*Zingiber officinale*)	Camomila (*Matricaria recutita*)

Shatavari (*Asparagus racemosus*)	Rodíola (*Rhodiola rosea*)	Erva-cidreira (*Melissa officinalis*)	Valeriana (*Valeriana officinalis*)	Hortelã-verde (*Mentha spicata*)	Kava-kava (*Piper methysticum*)
Alcaçuz (*Glycyrrhiza glabra*)	Bacopa (*Bacopa monnieri*)	Hortelã-pimenta (*Mentha × piperita*)	Kava-kava (*Piper methysticum*)	Hortelã-pimenta (*Mentha × piperita*)	Hortelã-pimenta (*Mentha × piperita*)
Para o tipo leiloeiro	**Para o tipo ruminador**	**Para o tipo disco arranhado**	**Para Ansiedade Torácica**	**Anti-inflamatórias**	**De ação rápida**
Papoula-da-califórnia (*Eschscholzia californica*)	Kava-kava (*Piper methysticum*)	Passiflora (*Passiflora incarnata*)	Espinheiro (*Crataegus*)	Cúrcuma (Curcumin)	Kava-kava (*Piper methysticum*)
Adaptógenas	**Para a névoa mental**	**Para a tensão muscular**	**Para a Ansiedade Estomacal**	**Para a Ansiedade Entérica**	**Para a Ansiedade Colérica**
Kava-kava (*Piper methysticum*)	Erva-de-são-joão (*Hypericum perforatum*)	Groselha-indiana (*Phyllanthus emblica*)	Erva-mãe ou agripalma (*Leonurus cardiaca*)	Gengibre (*Zingiber officinale*)	Lavanda (*Lavandula officinalis*)
Lúpulo (*Humulus lupulus*)	Centela (*Centella asiatica*)	Açafrão (*Curcuma longa*)	Tília (*Tilia europea*)	Alcaçuz (*Glycyrrhiza glabra*)	Valeriana (*Valeriana officinalis*)
Valeriana (*Valeriana officinalis*)	Cardo-mariano (*Silybum marianum*)	Ashwagandha (*Withania somnifera*)	Erva-cidreira (*Melissa officinalis*)	Solidéu-da-virgínia (*Scutellaria lateriflora*)	Camomila (*Matricaria recutita*)

Para curar o cérebro (nootrópicas)	Sedativos naturais (nervinos)	Tônicos naturais (troforrestorativos)	Para Ansiedade Depressiva	Plantas condutoras que refrescam	Plantas condutoras que aquecem
Ginkgo (*Ginkgo biloba*)	Passiflora (*Passiflora incarnata*)	Aveia (*Avena sativa*)	Erva-cidreira (*Melissa officinalis*)	Lavanda (*Lavandula officinalis*)	Gengibre (*Zingiber officinale*)
Ginseng-siberiano (*Eleutherococcus senticosus*)	Lavanda (*Lavandula officinalis*)	Centela (*Centella asiatica*)	Espinheiro (*Crataegus*)	Hortelã-pimenta (*Mentha × piperita*)	Pimenta-caiena (*Capsicum annuum*)
Ashwagandha (*Withania somnifera*)	Camomila (*Matricaria recutita*)	Erva-de-são-joão (*Hypericum perforatum*)	Erva-de-são-joão (*Hypericum perforatum*)	Bacopa (*Bacopa monnieri*)	Canela (*Cinnamomum*)
Baga de magnólia (*Schisandra chinensis*)	Lúpulo (*Humulus lupulus*)	Cogumelo juba-de-leão (*Hericium perforatum*)	Açafrão (*Crocus sativus*)	Alcaçuz (*Glycyrrhiza glabra*)	Pimenta-do-reino (*Piper nigrum*)

SUPLEMENTOS

Em todos os protocolos deste capítulo, você encontra tipos diferentes de suplemento. Contudo, antes de irmos direto para a parte do "Só me diz o que tomar para me livrar do pânico", precisamos definir o que os suplementos são e quando devem ser usados. Quero abordar duas questões.

- **A QUALIDADE IMPORTA.** No Capítulo 5, falamos sobre a importância dos detalhes na hora de escolher as cepas e as marcas de psicobióticos. O mesmo vale para os suplementos, pois, se você vai gastar dinheiro, merece saber o que está comprando. Eles devem ter um padrão de qualidade, fornecer dosagens realmente terapêuticas e não conter ingredientes nocivos, como o dióxido de titânio e os corantes artificiais.
- **OS SUPLEMENTOS NÃO SÃO REGULAMENTADOS PELA FDA.** Isso quer dizer que a FDA [Administração Federal de Alimentos e Medicamentos, em tradução livre] não avaliou se o *conteúdo* do produto é equivalente à informação presente no rótulo. Mais de 25% dos suplementos vendidos nos principais sites são falsificados, o que indica a possibilidade de eles conterem ingredientes não descritos no rótulo, aditivos tóxicos e impurezas que nos adoecem, como mofo e bactérias. Por isso é importante pesquisar antes de tomar quaisquer suplementos. Uma ótima fonte para aprender mais sobre ingredientes e aditivos é o Environmental Working Group, cujo website é EWG.org.*

Na dúvida, dê preferência às marcas recomendadas por médicos respeitados e que tenham passado por testes de qualidade reconhecidos. Considerando que as marcas e os produtos mudam constantemente, há informações atualizadas sobre os meus suplementos preferidos no meu site.

MICRODOSAGEM DE PSICODÉLICOS

Certo, vamos falar sobre os psicodélicos. Seriam eles a próxima tendência no campo da saúde mental? Uma das perguntas que mais me fazem

* No Brasil, o equivalente a FDA seria a Agência Nacional de Vigilância Sanitária. A lista de suplementos alimentares autorizados no país está disponível na sessão do Portal do Governo Federal (gov.br) dedicada à Anvisa. [*N. do R.T.*]

ultimamente é: "Os cogumelos mágicos ajudarão na minha ansiedade?" Para responder, precisamos conversar um pouco sobre o que essas substâncias são e como achamos que funcionam.

Os psicodélicos, também conhecidas como alucinógenos, são uma classe de compostos capazes de desencadear estados de consciência atípicos. São classificados em três classes de substâncias químicas: as triptaminas (como a psilocibina e o DMT), as feniletilaminas (MDMA e mescalina) e as lisergamidas (LSD e derivados).

As culturas indígenas usam psicodélicos com propósitos espirituais e medicinais há séculos. Nesse contexto, o uso dessas substâncias é voltado para a busca pessoal de uma maior consciência de si e do seu papel no universo, onde tudo está interligado. Após décadas sendo classificados pelo governo dos EUA como drogas de Classe I e estigmatizados devido à guerra contra os narcóticos, atualmente os psicodélicos estão passando por uma fase de estímulo às pesquisas quanto aos seus possíveis benefícios terapêuticos quando há resistência ao tratamento farmacológico de condições de saúde como ansiedade, depressão, dependência química e trauma.

O que é psilocibina?

A psilocibina, que recebeu o apelido de "cogumelo mágico", é um composto psicodélico natural encontrado em mais de duzentas espécies de fungos do cogumelo do gênero *Psilocybe.** No corpo humano, o fígado e a flora intestinal a convertem para sua forma ativa: a psilocina.

Os seres humanos vêm usando a psilocibina por milhares de anos. Um dos registros mais antigos desse uso foi encontrado em uma pintura de 10.000 a.C. no norte da Austrália, que retrata pessoas em transe sob a influência dos "cogumelos mágicos".

Recentemente, esses cogumelos ocuparam o centro das atenções, pois milhares de indivíduos os têm utilizado em microdoses anualmente.

* O uso de psilocibina não é autorizada no Brasil. [*N. do R.T.*]

O National Institutes of Health, do governo norte-americano, investiu cerca de 4 milhões de dólares em pesquisas realizadas pela Universidade Johns Hopkins sobre a eficácia do uso dos psicodélicos em contextos psiquiátricos.

As empresas farmacêuticas privadas mais progressistas investiram milhões de dólares para desenvolver moléculas de psilocibina voltadas para o uso psiquiátrico. Além disso, entidades públicas e privadas estão trabalhando para legitimar o uso terapêutico de psicodélicos como a psilocibina por meio da regulamentação pela FDA e da ação legislativa local.

Como a psilocibina funciona?

Acredita-se que essa substância atue na ínsula, a parte do cérebro envolvida na nossa noção de eu ou do ego. Também age no córtex pré-frontal e no hipocampo, que estão envolvidos na tomada de decisões, na memória e no aprendizado. Seus efeitos podem alterar o cérebro, aumentando a sua neuroplasticidade e a sua habilidade de mudar e se adaptar. A ampliação da neuroplasticidade gera a liberação de padrões de pensamento antigos e resistentes e a formação de conexões novas e mais úteis.

Um dos mecanismos de ação primários da psilocibina é afetar a serotonina, um neurotransmissor que influencia o humor, a percepção e a cognição (veja o Capítulo 6). Isso talvez explique alguns dos seus benefícios terapêuticos, como o potencial para tratar a depressão, a ansiedade e o vício.

Microdosagem

Quando tomado em quantidades significativas (geralmente um grama ou mais), a psilocibina pode alterar a consciência e a percepção, produzindo alucinações visuais e auditivas, mudanças de consciência e conexão espiritual, experiências místicas e religiosas, além da expansão da mente ou da dissolução do ego.

Eckhart Tolle descreve o ego como uma cápsula protetora que nos isola dos outros e cria um senso de separação do nosso verdadeiro eu e do mundo ao nosso redor. À medida que o ego diminui ou dissolve, conseguimos estar mais presentes e nos sentir mais conectados à realidade à nossa volta. Isso propicia uma percepção mais ampla e uma interpretação mais holística e *bottom-up* da realidade.

Uma estratégia de microdosagem usa quantidades mínimas (menos de 0,5 grama) que são tomadas em um cronograma cíclico. Acredita-se que funcione por abrir as portas da percepção e alterar os padrões de pensamento disfuncionais crônicos sem quaisquer efeitos alucinógenos.

Os benefícios em potencial da microdosagem de psilocibina

Os efeitos benéficos da microdosagem da psilocibina estão sob investigação ativa devido aos resultados promissores das pesquisas iniciais. Algumas descobertas preliminares sugerem que a substância pode ser útil no tratamento de diversos transtornos e doenças que envolvem a saúde mental. Estes são alguns dos efeitos benéficos da microdosagem:

- Melhora a conexão cerebral ao estabelecer novos padrões neuronais e permitir a dissolução dos antigos e problemáticos.

- Melhora o fator neurotrófico derivado do cérebro, que influencia o aprendizado, a memória e o desenvolvimento dos neurônios.

- Equilibra as áreas cerebrais associadas à rede de modo-padrão, o que reduz pensamentos cíclicos e autocentrados.

- Melhora o bem-estar mental, incluindo a possível cura da ansiedade crônica, da depressão, do transtorno obsessivo-compulsivo (TOC), do vício e da resposta traumática.

- Melhora a memória e a cognição, que pode levar ao aumento da confiança e da eficiência na realização de tarefas diárias.

- Auxilia na cura da dependência química.

- Reduz as dores crônicas causadas por ferimentos ou doenças inflamatórias.

- Combate as doenças neurodegenerativas, como o Alzheimer, pois melhora a atividade neuronal e diminui a aterosclerose.

Os riscos do uso da psilocibina

Os efeitos variam de acordo com inúmeros fatores individuais, como a quantidade tomada, o seu estado mental, o lugar onde você está ao tomar e determinadas condições de saúde.

A maior parte das experiências adversas se mostraram passageiras e foram associadas à macrodosagem ou à alta dosagem no uso recreativo da psilocibina, ou seja, em um contexto sem acompanhamento médico. Essas experiências podem acarretar ansiedade extrema, paranoia e até manifestações psicóticas. Os episódios geralmente são resolvidos à medida que a psilocibina é completamente processada pelo corpo (pode levar de seis a oito horas).

Apesar de ser consideravelmente incomum, algumas pessoas podem sofrer alterações persistentes e inquietantes na forma como enxergam a si mesmas ou o mundo. Os médicos se referem a essa ocorrência como transtorno de percepção alucinógena persistente. Ela pode ser amplamente evitada se a pessoa tomar a medicação de acordo com a orientação de um profissional capacitado, no estado emocional e no lugar adequados. Na verdade, os pesquisadores da *Harvard Health* afirmam que o uso da psilocibina é geralmente considerado seguro em doses baixas.

O veredicto: a microdosagem é o tratamento certo para você?

No fim das contas, a decisão de experimentar essa alternativa é sua. O uso saudável da psilocibina deve incluir: saber a fonte e a qualidade da substância; um cronograma de microdosagem devidamente elaborado; manter-se consciente quanto a práticas benéficas (dieta saudável, exercício físico, luz solar, sono reparador) e maléficas (dieta ruim, álcool em excesso, relacionamentos tóxicos, hidratação insuficiente); e um contexto integrado, incluindo um ambiente saudável, relacionamentos sólidos e uma rede de apoio.

Se você quer saber mais sobre a microdosagem de psilocibina, procure informações vindas da Multidisciplinary Association for Psychedelic Studies (MAPS). Essa é a melhor fonte para assuntos relativos à pesquisa e ao desenvolvimento de medicamentos psicodélicos, incluindo ensaios clínicos, novidades e recursos educativos. A *Psychedelic Alpha* é outra boa fonte de informações atualizadas sobre as leis referentes à posse e ao uso de psilocibina.

CONCLUSÃO

Imagine uma casa que já passou por muitas estações. Ela já testemunhou as noites mais sombrias e as manhãs mais fascinantes. Se as paredes falassem, contariam a história da sua vida.

Essa casa está com você desde o início. Ela o acolheu em meio a tudo que já aconteceu. Independentemente do que vier, ela sempre estará lá para você.

Neste livro, você aprendeu sobre as mãos que construíram a sua casa, as bases onde foi estruturada, as marcas deixadas pelos outros e como elas o impactaram, além das inúmeras formas que ela usa para se comunicar. Aprendeu a reconhecer as necessidades dela e as muitas maneiras de saná-las.

Você aprendeu sobre anatomia, fisiologia, bioquímica e neuropsicologia. E se informou sobre uma variedade de assuntos: terapia especializada em trauma, ciência das ervas e dos cogumelos, medicina e desintoxicação ambiental, dieta, estilo de vida, psicobióticos, suplementos e medicamentos.

Encarou corajosamente as nuances da teoria e da prática ayurvédica, a arte e a ciência de como o eixo intestino-cérebro conecta o cérebro, os hormônios e os complexos sistemas dos órgãos.

Conheceu algumas das pessoas mais incríveis com as quais tive o prazer de trabalhar e caminhei lado a lado ao longo de jornadas extremamente particulares rumo a uma vida livre do pânico.

Da última vez que vi Aria, tive a dádiva de relembrar o motivo pelo qual faço esse trabalho. Era um dia ensolarado em Phoenix, e ela estava sentada no sofá à minha frente, assim como fizera na nossa primeira consulta.

No colo dela, havia um envelope de papel pardo.

— Acho que não preciso mais das nossas sessões — declarou.

Por mais que o objetivo seja o paciente receber alta do tratamento, senti uma pontada de tristeza.

— Você se lembra de quando nos conhecemos? — perguntou ela. — Você me disse que meu cérebro tinha "um potencial de cura incrível".

— Lembro, sim — respondi.

Na época, Aria ficara no mínimo cética, mas continuou indo às consultas e se tratando.

— Quando cheguei em casa naquela noite, lembro de me sentir aterrorizada e hesitante na mesma medida. Realmente não acreditava que melhoraria, mas pela primeira vez em muito tempo tive uma fagulha de esperança.

Aria voltou a atenção para o envelope.

— Tenho feito anotações todos os dias desde que começamos. Você perceberá que o início tem muitos palavrões — afirmou ela, sorrindo. — Mas ao continuar a leitura, verá que minha opinião sobre os meus sintomas e sobre esse processo mudou.

Ela desenrolou a cordinha que mantinha o envelope fechado, tirou um maço de papel e começou a ler a primeira página em voz alta:

— Dia 6 de julho de 2016. Tive minha primeira consulta com a Dra. Cain hoje. Ela disse que *o episódio* foi uma tentativa do meu corpo se comunicar comigo. Ela mandou que eu anotasse tudo o que sinto sempre que fico estressada. Acho que não existe papel suficiente no mundo para isso. Mas lá vai. — Aria pausou a leitura e levantou os papéis na altura dos olhos. — É que digitei usando uma fonte minúscula.

— Sei bem como é — falei, rindo com ela.

Aria continuou a leitura:

— Dia 6 de julho de 2017. Ontem à noite fiz o melhor sexo da minha vida. Sem medo, estresse ou fugas para o banheiro do hotel. Me senti totalmente confiante, linda e poderosa. Nos últimos 365 dias, passei a amar o meu corpo. Aprendi que as minhas emoções são válidas e que as sentir não é um sinal de fraqueza, mas de força. Descobri que sou merecedora de sentir prazer e que tenho o poder de escolher o que quero ou não fazer, de estar com quem eu quiser, e que todas as respostas que preciso estão dentro de mim.

"Há exatamente um ano, eu só desejava não ter mais ataques de pânico, mas ganhei muito mais do que isso. Eu resgatei a mim mesma. Por completo."

Ela parou a leitura, recolocou os papéis no envelope e o entregou para mim.

— Caso você decida escrever um livro um dia — disse ela.

E foi o que fiz.

Vou escrever isto uma última vez: a mente e o corpo têm um potencial de cura incrível. Ao ouvir a sabedoria que sua mente e seu corpo têm a oferecer, a cura realmente se torna possível. Você merece mais do que apenas sobreviver. Merece prosperar, ser forte, extraordinário e livre para viver como a alma magnífica e iluminada que é.

Você merece ser à prova de pânico.

AGRADECIMENTOS

Este livro existe porque muitas pessoas compartilharam comigo suas histórias, sua sabedoria e suas vulnerabilidades e acreditaram no meu trabalho.

A todos os clientes que permitiram que eu fizesse parte da sua vida: foi uma honra apoiar vocês e participar dessa transformação.

À comunidade do Holistic Wellness Collective: obrigada por se unirem à missão de espalhar a esperança das práticas terapêuticas holísticas e especializadas em trauma. Vocês me inspiram todos os dias.

À minha equipe de terapeutas: obrigada pela ajuda ao longo da minha jornada de cura, principalmente nos momentos mais sombrios e assustadores: Lisa Rathbun, Henry Schulte, MD, e Ana Gomez.

Aos meus queridos mentores: obrigada pelo cuidado incondicional, por serem os melhores líderes de torcida e por me lembrarem da minha maior verdade: Rafe Adams, Pam Conboy, George Poszywack, James Sensenig, ND, e Randy Webb.

Aos meus leitores *beta*, que leram as incontáveis páginas dos rascunhos deste livro: vocês me deram um *feedback* honesto e me incentivaram a ser uma professora melhor (em ordem alfabética de sobrenomes), obrigada: Paul Anderson, ND, Megan Chance, Michele Figuereo, Ashley Khaja, Camille Martin, Richelle Mickle, Kristyn Stankiewicz e Christina Wyman, ph.D.

A Hadlee Garrison: obrigada por sua sabedoria sobretudo no que tange a ayuverda. A Haylee Masteller: você ouviu minhas ideias e transformou-as nas belas imagens espalhadas ao longo deste livro. Obrigada.

A Susan Shapiro cujas aulas online pavimentaram meu caminho até o mundo da escrita.

Aos meus agentes Wendy Sherman e Laura Mazer: obrigada pelo apoio inabalável tanto para eu escrever o meu primeiro livro quanto para possibilitar que ele fosse publicado.

À minha editora incrível, Donna Loffredo (e ao melhor amigo peludo dela, Ozzy): obrigada por me orientar neste processo de extrair décadas de informação do meu cérebro e transformá-las neste livro absolutamente maravilhoso que você está lendo.

A Craig Adams, cujos olhos atentos para os detalhes transformaram meus parágrafos mais incoerentes em obras de arte gramaticais.

Ao restante da excelente equipe da Rodale: obrigada por trazerem este livro à existência. Sou muito grata pelo trabalho duro e pela dedicação de vocês. Tenho muito orgulho de ser publicada pela Rodale: Diana Baroni, Gail Gonzales, Marnie Cochran, Christina Foxley e Katherine Leak.

E a Paul, meu melhor amigo, companheiro e inspiração: obrigada por estar ao meu lado durante todo esse percurso. Não teria conseguido sem você.

E à minha cavapoo, Sheva: seus carinhos são como mágica para a alma.

APÊNDICE A:
Meu protocolo antipânico

A estratégia do semáforo: ____________________________

Hábitos que me mantêm no sinal verde:

Sinais de transição para o sinal amarelo:

Sinais de que estou no sinal amarelo:

Hábitos, suplementos e remédios que me levam de volta ao sinal verde:

____

____

____

Sinais de transição para o estágio de sinal vermelho:

Sinais de que estou no sinal vermelho:

Meus recursos para enfrentar as crises:

____

____

O meu* dosha*: ____________________________

Sinais e sintomas que indicam o desalinhamento do meu *dosha*:

____

____

Alimentos que alinham o meu *dosha*:
Temperos que alinham o meu *dosha*:
Hábitos que alinham o meu *dosha*:

Formatação Antipânico:

PASSO 1: Hábitos que acalmam o sistema nervoso:

____

____

____

PASSO 2: Hábitos de uma mente sã:

____

____

____

PASSO 3: Hábitos reintegrativos:

____

____

____

PASSO 4: Hábitos restaurativos:

____

____

____

NUTRIÇÃO. Alimentos antipânico nos quais estou focando:

____

____

____

META DE EXERCÍCIOS FÍSICOS:
Escolha três exercícios e comprometa-se a praticá-los.

Atividade 1: Eu vou (defina um exercício) __________pela duração de __________ toda (defina os dias da semana) __________.
Atividade 2: Eu vou (defina um exercício) __________ pela duração de __________ toda (defina os dias da semana) __________.
Atividade 3: Eu vou (defina um exercício) __________ pela duração de __________ toda (defina os dias da semana)__________.

Minha receita fitoterápica antipânico:

____

Meus suplementos antipânico:

____
____
____

APÊNDICE B:

Mais recursos e sugestões de leitura

Recursos de crise

- Prevenção de suicídio CVV: Apoio emocional pelo telefone 188, chat ou e-mail.
- Violência LGBTQIAfóbica: Linha Direta de Vilência de Direitos Humanos, disque 100.
- Alguns coletivos negros: Escuta Preta, Tarja Preta, Núcleo Ayé e Coletivo Negro.
- Violência doméstica e familiar contra a mulher: Disque 180.
- Para encontrar um centro de tratamento em sua área: www.gov.br

Terapia do trauma:

- Para saber mais sobre o modelo de sistemas familiares internos: *Não há partes ruins,* de Richard Schwartz
- Para saber mais sobre a terapia EMDR: *Every Memory Deserves Respect: EMDR, the Proven Trauma Therapy with the Power to Heal,* de Deborah Korn e Michael Baldwin.

Livro sobre Herbalismo:

- Rosemary Gladstar: *Ervas medicinais: um guia para iniciantes*

Testes genéticos:

- Dr. Ben Lynch, www.seekinghealth.com (site em inglês)

Toxinas ambientais:

- Instituto Brasileiro de Proteção Ambiental: http://www.proam.org.br/instituto.asp

Mofo:

- Dra. Jill Crista: *Break The Mold*, https://drcrista.com/break-the-mold/
- Cartilha de Vigilância Sanitária: chrome-extension://efaidnbmnnnibpcajpcglclefindmkaj/https://bvsms.saude.gov.br/bvs/publicacoes/cartilha_vigilancia.pdf

Serviço comunitários de saúde mental

- Rede de Atenção Psicossocial (RAPS), que inclui os CAPS – Centros de atenção psicossocial. www.gov.br

Pesquisa sobre psicodélicos:

- Iniciativa privada: https://www.associacaopsicodelica.org/

- Pesquisas sobre psicodélicos: Johns Hopkins – www.hopkinsmedicine.org/psychiatry/research/psychedelics-research
- Stanford Psychedelic Science Group: https://med.stanford.edu/spsg.html

Bibliografia

Akarsu, K., A. Koç e N. Ertuğ. "The Effect of Nature Sounds and Earplugs on Anxiety in Patients Following Percutaneous Coronary Intervention: A Randomized Controlled Trial." *European Journal of Cardiovascular Nursing 18(8).* 23 junho 2019. https://doi.org/10.1177/1474515119858826

Akdis, C. A., MD e K. Blaser, PhD. "Histamine in the Immune Regulation of Allergic Inflammation." *Journal of Allergy and Clinical Immunology 112(1).* Julho 2003. https://doi.org/10.1067/mai.2003.1585

Akpinar, Ş. e M. G. Karadağ, "Is Vitamin D Important in Anxiety or Depression? What Is the Truth?" Current Nutrition Reports 11. 13 setembro 2022. https://doi.org/10.1007/s13668-022-00441-0

Albarran, A. "How Gluten Induced Malnutrition Affects Testosterone Levels." Gluten Free Society. 9 Abril 2013. https://www.glutenfreesociety.org/how-gluten-induced-malnutrition-effects-testosterone-levels/

Alok, S., S. K. Jain, A. Verma, et al. "Plant Profile, Phytochemistry and Pharmacology of Asparagus racemosus (Shatavari): A Review." *Asian Pacific Journal of Tropical Disease 3(3).* 2013. https://doi.org/10.1016%2FS2222-1808(13)60049-3

"Alpha-Lipoic Acid." Mount Sinai. Acesso em 29 janeiro 2024. https://www.mountsinai.org/health-library/supplement/alpha-lipoic-acid.

"Amino Acids Support Guide." Genova Diagnostics. 2020. https://www.gdx.net/core/support-guides/Amino-Acids-Support-Guide.pdf

Anderson, F. G. "'Who's Taking What?' Connecting Neuroscience, Psychopharmacology and Internal Family Systems for Trauma." Em *Internal*

Family Systems Therapy: New Dimensions, eds. M. Sweezy e E. L. Ziskind. 1ª ed. Nova York: Routledge, 2013.

Anderson, S. C., J. F. Cryan, PhD e T. G. Dinan, MD, PhD. "The Psychobiotic Revolution: Mood, Food and the New Science of the Gut-Brain Connection". Washington, D.C.: National Geographic, 2017.

Anderson, T., R. Petranker, A. Christopher, et al. "Psychedelic Microdosing Benefits and Challenges: An Empirical Codebook." *Harm Reduction Journal 16.* 10 julho 2019. https://doi.org/10.1186/s12954-019-0308-4

Andrews, A. M. "Celebrating Serotonin." *ACS Chemical Neuroscience 3(9).* 19 setembro 2012. https://www.ncbi.nlm.nih.gov/pmc/articles/PMC3447390/

Appel, K., T. Rose, B. Fiebich, et al. "Modulation of the γ-Aminobutyric Acid (GABA) System by *Passiflora incarnata* L." *Phytotherapy Research 25(6).* Junho 2011. https://doi.org/10.1002/ptr.3352

Armanini, D., G. Bonanni, M. J. Mattarello, et al. "Licorice Consumption and Serum Testosterone in Healthy Man." *Experimental and Clinical Endocrinology & Diabetes 111(6).* Setembro 2003. https://doi.org/10.1055/s-2003-42724.

Ashok, T., N. Patni, M. Fatima, et al. "Celiac Disease and Autoimmune Thyroid Disease: The Two Peas in a Pod." *Cureus 14(6).* 23 junho 2022. https://doi.org/10.7759%2Fcureus.26243

Bagga, D., J. L. Reichert, K. Koschutnig, et al. "Probiotics Drive Gut Microbiome Triggering Emotional Brain Signatures." *Gut Microbes 9(6).* 14 junho 2018. https://www.ncbi.nlm.nih.gov/pmc/articles/PMC6287679/

Balali-Mood, M., K. Naseri, Z. Tahergorabi, et al. "Toxic Mechanisms of Five Heavy Metals: Mercury, Lead, Chromium, Cadmium and Arsenic." *Frontiers in Pharmacology 12.* 13 abril 2021. https://doi.org/10.3389%2Ffphar.2021.643972

Balogh, K. "Endocrinologists' Take on the Accuracy of the At-Home Iodine Test." Healthnews. 17 janeiro 2024. https://healthnews.com/longevity/biohacking/endocrinologists-take-on-the-accuracy-of-the-at-home-iodine-test/

Barati, F., A. Nasiri, N. Akbari e G. Sharifzadeh. "The Effect of Aromatherapy on Anxiety in Patients." *Nephro-Urology Monthly 8(5).* 31 julho 2016. https://doi.org/10.5812%2Fnumonthly.38347

Barone, M., S. Tanzi, K. Lofano, et al. “Dietary-Induced Erβ Upregulation Counteracts Intestinal Neoplasia Development in Intact Male ApcMin/+ Mice.” *Carcinogenesis 31(2)*. 27 novembro 2009. https://doi.org/10.1093/carcin/bgp275

Barrett, F. S., M. K. Doss, N. D. Sepeda, et al. “Emotions and Brain Function Are Altered up to One Month After a Single High Dose of Psilocybin.” *Scientific Reports*. 10 fevereiro 2020. https://doi.org/10.1038%2Fs-41598-020-59282-y

Bathla, M., M. Singh e P. Relan. “Prevalence of Anxiety and Depressive Symptoms Among Patients with Hypothyroidism.” *Indian Journal of Endocrinology and Metabolism 20(4)*. Julho-agosto 2016. https://doi.org/10.4103%2F2230-8210.183476

Batman, D. C. “Hippocrates: ‘Walking Is Man’s Best Medicine!’” *Occupational Medicine 62(5)*. Julho 2012. https://doi.org/10.1093/occmed/kqs084

“Be Your Own Best Advocate: How to Stand Up for Yourself, Find a Therapist.” *Psychology Today*. Acesso em janeiro 25, 2024. https://www.psychologytoday.com/us/blog/fulfillment-at-any-age/202401/how-to--become-your-own-bestadvocate

Bektas, A., H. Erdal, M. Ulusoy, et al. “Does Serotonin in the Intestines Make You Happy?” *Turkish Journal of Gastroenterology 31(10)*. 1 outubro 2020. https://doi.org/10.5152%2Ftjg.2020.19554

Bengston Nash, S. M., M. Schlabach e P. D. Nichols. “A Nutritional-Toxicological Assessment of Antarctic Krill Oil Versus Fish Oil Dietary Supplements.” *Nutrients 6(9)*. 28 agosto 2014. https://doi.org/10.3390%-2Fnu6093382

“Benzodiazepines: More Quotations.” Benzo.org.uk. Acesso em 14 janeiro 2024. https://www.benzo.org.uk/kwotez.htm

Bernal, J. “Deiodinase: Deiodinases (Dio) Are Selenocysteine-Containing Enzymes Capable of Removing Iodide from Iodothyronines (Bianco, Salvatore, Gereben, Berry & Larsen, 2002). *ScienceDirect: Encyclopedia of Hormones/Vitamins and Hormones*, 2018. https://www.sciencedirect.com/topics/biochemistry-genetics-and-molecular-biology/deiodinase

Bertoni, A.P.S., I. S. Brum, A. C. Hillebrand, et al. “Progesterone Upregulates Gene Expression in Normal Human Thyroid Follicular Cells.” *International Journal of Endocrinology 2015*. 21 maio 2015. https://doi.org/10.1155%2F2015%2F864852

Bikle, D. D. "The Free Hormone Hypothesis: When, Why and How to Measure the Free Hormone Levels to Assess Vitamin D, Thyroid, Sex Hormone and Cortisol Status." *JBMR Plus 5(1)*. 1 outubro 2020. https://doi.org/10.1002/jbm4.10418

"The Biogenic Amines." In *Neuroscience*, eds. D. Purves, G. J. agostoine, D. Fitzpatrick, et al. 2ª ed. Sunderland, Mass.: Sinauer Associates. 2001.

Blankespoor, J. "Introduction to Immune Stimulants, Immunomodulators and Antimicrobials." Chestnut School of Herbal Medicine. 25 setembro 2023. https://chestnutherbs.com/blog-herbs-for-the-immune-system/

Bly, R. *Iron John: A Book About Men*. Boston: Da Capo Press, 2015. https://catalog.cadl.org/Record/.b21715464

Bocchio, M., S. B. McHugh, D. M. Bannerman, et al. "Serotonin, Amygdala and Fear: Assembling the Puzzle." *Frontiers in Neural Circuits 10*. 5 abril 2016. https://doi.org/10.3389/fncir.2016.00024

Bogadi, M. e S. Kaštelan. "A Potential Effect of Psilocybin on Anxiety in Neurotic Personality Structures in Adolescents." *Croation Medical Journal 62(5)*. Outubro 2021. https://doi.org/10.3325%2Fcmj.2021.62.528

Bonaz, B., T. Bazin e S. Pellissier. "The Vagus Nerve at the Interface of the Microbiota-Gut-Brain Axis." *Frontiers in Neuroscience 12*. 7 fevereiro 2018. https://www.ncbi.nlm.nih.gov/pmc/articles/PMC5808284/

Bonds, R. S. e T. Midoro-Horiuti. "Estrogen Effects in Allergy and Asthma." *Current Opinion in Allergy and Clinical Immunology 13(1)*. 1 fevereiro 2013. https://doi.org/10.1097%2FACI.0b013e32835a6dd6

Bravo, J. A., P. Forsythe, M. V. Chew, et al. "Ingestion of Lactobacillus Strain Regulates Emotional Behavior and Central GABA Receptor Expression in a Mouse Via the Vagus Nerve." *Proceedings of the National Academy of Sciences 108(38)*. 20 setembro 2011. https://doi.org/10.1073/pnas.1102999108

Breit, S., A. Kupferberg, G. Rogler e G. Hasler. "Vagus Nerve as Modulator of the Brain-Gut Axis in Psychiatric and Inflammatory Disorders." *Frontiers in Psychiatry 9*. 13 março 2018. https://www.frontiersin.org/articles/10.3389/fpsyt.2018.00044/full

Bren, G. A. "Environmental Exposures and Autoimmune Thyroid Disease." *Thyroid 20(7)*. Julho 2010. https://doi.org/10.1089%2Fthy.2010.1636

Brosnan, M. E. e J. T. Brosnan. "Histidine Metabolism and Function." *Journal of Nutrition 150(Suppl 1).* 1 outubro 2020. https://doi.org/10.1093/jn/nxaa079

Bruni, O., L. Ferini-Strambi, E. Giacomoni, et al. "Herbal Remedies and Their Possible Effect on the GABAergic System and Sleep." *Nutrients 13(2).* 6 fevereiro 2021. https://doi.org/10.3390%2Fnu13020530

Bruta, K., Vanshika, K. Bhasin, et al. "The Role of Serotonin and Diet in the Prevalence of Irritable Bowel Syndrome: A Systematic Review." *Translational Medicine Communications 6(1).* 5 janeiro 2021. https://transmedcomms.biomedcentral.com/articles/10.1186/s41231-020-00081-y

Buczynski, R., PhD e B. van der Kolk, MD. "A QuickStart Guide: How to Work with the Traumatized Brain." National Institute for the Clinical Application of Behavioral Medicine (NICABM). Acesso em 5 janeiro 2024. https://www.ncbi.nlm.nih.gov/pmc/articles/PMC7176178/

Buha, A., V. Matovic, B. Antonijevic, et al. "Overview of Cadmium Thyroid Disrupting Effects and Mechanisms." *International Journal of Molecular Sciences 19(5).* 17 maio 2018. https://doi.org/10.3390%2Fijms19051501

Burgess, L. "What Is Hallucinogen-Persisting Perception Disorder?" MedicalNewsToday. 14 abril 2023. https://www.medicalnewstoday.com/articles/320181#what-is-hppd

Burns, D., N. Shin, R. Jalluri, et al. "H4 Receptor Antagonists and Their Potential Therapeutic Applications." Em *Annual Reports in Medicinal Chemistry,* ed. M. C. Desai. Vol. 49. Cambridge, Mass.: Academic Press, 2014.

Cadegiani, F. A. e C. E. Kater. "Adrenal Fatigue Does Not Exist: A Systematic Review." *BMC Endocrine Disorders 16(1).* 24 agosto 2016. https://doi.org/10.1186/s12902-016-0128-4

Cain, N., ND, MA. "Dare To: Trauma Informed Holistic Medicine." Dr. Nicole Cain. Acesso em 13 janeiro 2024. www.drnicolecain.com

_________. "Dr. Nicole Cain's Specialty Test Ordering Platform." Dr. Nicole Cain. Acesso em 11 janeiro 2024. https://labs.rupahealth.com/store/storefront_J64eW7r?fbclid=IwAR0Z-QtbQJrNfVpmOds5xy2WrxythPOxyZLStfwJpZ8F69htKedpOBmDTTM

_________. "Happy Healthy with Hadlee." Dr. Nicole Cain. Acesso em 29 janeiro 2024. https://drnicolecain.com/welcome-Dosha-quiz/

________. "Histamine 101: Histamine Intolerance and Mental Health (What You Need to Know)." Dr. Nicole Cain. Acesso em 29 janeiro 2024. https://drnicolecain.com/histamine-intolerance-and-mental-health/

________. "The One About Poop—Constipation Cures & Gut Anxiety." Dr. Nicole Cain. 6 dezembro 2022. https://drnicolecain.podbean.com/e/the-one-aboutpoop/

________. "Radical Acknowledgement Guided Meditation." Insight Timer. Acesso em 5 janeiro 2024. https://insighttimer.com/drnicolecain/guided-meditations/radical-acknowledgement-guided-meditation/

________. "Spotify/4 Public Playlists." Dr. Nicole Cain. Acesso em 25 janeiro 2024. https://open.spotify.com/user/nicole.a.cain

________. "Which of the 8 Types of Anxiety Do You Experience?" Dr. Nicole Cain. Acesso em 5 janeiro 2024. https://drnicolecain.com/anxiety-quiz/

Campbell, J. *The Hero's Journey: Joseph Campbell on His Life & Work*. Novato, Calif.: New World Library, 2014.

Carpenter, S., PhD. "That Gut Feeling." *Monitor on Psychology 43(8)*. Setembro 2012. https://www.apa.org/monitor/2012/09/gut-feeling

Carthy, E. e T. Ellender. "Histamine, Neuroinflammation and Neurodevelopment: A Review." *Frontiers in Neuroscience 15*. 14 julho 2021. https://doi.org/10.3389%2Ffnins.2021.680214

Cavanna, F., S. Muller, L. A. de la Fuente, et al. "Microdosing with Psilocybin Mushrooms: A Double-Blind Placebo-Controlled Study." *Translational Psychiatry 12*. 2 agosto 2022. https://doi.org/10.1038%2Fs41398-022-02039-0

Chandrashekhar, V. M., K. S. Halagali, R. B. Nidavani, et al. "Anti-allergic Activity of German Chamomile (*Matricaria recutita* L.) in Mast Cell Mediated Allergy Model." *Journal of Ethnopharmacology 137(1)*. 1 setembro 2011. https://doi.org/10.1016/j.jep.2011.05.029

"Chaste Tree Berry (Vitex agnus castus 2)." Association for the Advancement of Restorative Medicine (AARMD). Acesso em 22 janeiro 2024. https://restorativemedicine.org/library/monographs/chaste-tree-berry-vitex-agnus-castus-2/

Chen, D., T. Aihara, C.-M. Zhao, et al. "Differentiation of the Gastric Mucosa I. Role of Histamine in Control of Function and Integrity of Oxyntic Mucosa: Understanding Gastric Physiology Through

Disruption of Targeted Genes." *American Journal of Physiology: Gastrointestinal and Liver Physiology.* 1 outubro 2006. https://doi.org/10.1152/ajpgi.00178.2006

Cherry, K., MSEd. "10 Cool Optical Illusions and How They Work." Verywell Mind. 3 março 2023. https://www.verywellmind.com/cool-optical--illusions-2795841

Childre, L. "Introducing Inner BalanceD Coherence Plus." HeartMath. Acesso em 26 janeiro 2024. https://www.heartmath.com/

Chimakurthy, J., MPharm e T.E.G.K. Murthy, PhD. "Effect of Curcumin on Quinpirole Induced Compulsive Checking: An Approach to Determine the Predictive and Construct Validity of the Model." *North American Journal of Medical Sciences 2(2).* 2010. https://www.ncbi.nlm.nih.gov/pmc/articles/PMC3354439/

Chinta, S. J. e J. K. Anderson. "Dopaminergic Neurons." *International Journal of Biochemical Cellular Biology 37(5).* Maio 2005. https://doi.org/10.1016/j.biocel.2004.09.009

Choi, J. Y., D.-A. Huh e K. W. Moon. "Association Between Blood Lead Levels and Metabolic Syndrome Considering the Effect of the Thyroid-Stimulating Hormone Based on the 2013 Korea National Health and Nutrition Examination Survey." *PloS One.* 31 dezembro 2020. https://doi.org/10.1371/journal.pone.0244821

Cohen, S. "If You Want to Boost Immunity, Look to the Gut." UCLA Health. 19 março 2021. https://www.uclahealth.org/news/want-to-boost-immunity-look-to-the-gut

Comas-Basté, O., S. Sánchez-Pérez, M. T. Veciana-Nogués, et al. "Histamine Intolerance: The Current State of the Art." *Biomolecules 10(8).* 10 agosto 2020. https://doi.org/10.3390%2Fbiom10081181

"Concerned About Contaminants in Your Tap Water?" Environmental Working Group (EWG). Acesso em 29 janeiro 2024. https://www.ewg.org/

"Conquer Your Fear of Flying." Phoenix Sky Harbor International Airport. Acesso em 5 janeiro 2024. https://www.skyharbor.com/at-the-airport/services/fear-of-flying-classes/

Cooper, G. M. "The Cell: A Molecular Approach." 2ª ed. Sunderland, Mass.: Sinauer Associates, 2000. https://www.ncbi.nlm.nih.gov/books/NBK9907/

"Cordyceps (Cordyceps militaris)." Association for the Advancement of Restorative Medicine (AARMD). Acesso em 25 janeiro 2024. https://restorativemedicine.org/library/monographs/cordyceps/#sd

Costas-Ferreira, C., R. Durán e L.R.F. Faro. "Toxic Effects of Glyphosate on the Nervous System: A Systematic Review." *International Journal of Molecular Sciences 23(9).* 21 abril 2022. https://doi.org/10.3390%2Fijms23094605

Cronkleton, E. e O. Walters. "What Are the Benefits and Risks of Alternate Nostril Breathing?" Healthline. 24 maio 2023. https://www.healthline.com/health/ alternate-nostril-breathing#takeaway

Davis, K., FNP. "Psilocybin (Magic Mushrooms): What It Is, Effects and Risks." MedicalNewsToday. 31 outubro 2023. https://www.medicalnewstoday.com/articles/308850

Daws, R. E., C. Timmermann, B. Giribaldi, et al. "Increased Global Integration in the Brain After Psilocybin Therapy for Depression." *Nature Medicine 28.* 11 abril 2022. https://doi.org/10.1038/s41591-022-01744-z

Deen, M., H. D. Hansen, A. Hougaard, et al. "High Brain Serotonin Levels in Migraine Between Attacks: A 5-HT4 Receptor Binding PET Study." *NeuroImage: Clinical 18.* 28 janeiro 2018. https://doi.org/10.1016%2Fj.nicl.2018.01.016

Del Rio, J. P., M. I. Alliende, N. Molina, et al. "Steroid Hormones and Their Action in Women's Brains: The Importance of Hormonal Balance." *Frontiers in Public Health* 6. 23 maio 2018. https://doi.org/10.3389/fpubh.2018.00141

De Vos, C.M.H., N. L. Mason e K.P.C. Kuypers. "Psychedelics and Neuroplasticity: A Systematic Review Unraveling the Biological Underpinnings of Psychedelics." *Frontiers in Psychiatry 12.* 10 setembro 2021. https://doi.org/10.3389/fpsyt.2021.724606

Dhaliwal, S., MD e D. Dugdale, MD. "Adrenal Glands." MedlinePlus. Abril 29, 2022. https://medlineplus.gov/ency/article/002219.htm#:~:text=Each%20adrenal%20gland%20is%20about,gland%20is%20called%20the%20medulla

________. "Hyperthyroidism (Overactive Thyroid)." Penn Medicine. 12 agosto 2022. https://www.pennmedicine.org/for-patients-and-visitors/patient-information/conditions-treated-a-to-z/hyperthyroidism-overactivethyroid#:~:text=Graves%20disease%20(most%20common%20cause,gland%20or%20pituitary%20gland%20(rare)

Dhaliwal, S. e A. P. Kalogeropoulos. "Markers of Iron Metabolism and Outcomes in Patients with Heart Failure: A Systematic Review." *International Journal of Molecular Sciences 24(6).* Março 2023. https://doi.org/10.3390/ijms24065645

Di Stefano, G., A. Di Lionardo, E. Galosi, et al. "Acetyl-L-Carnitine in Painful Peripheral Neuropathy: A Systematic Review." *Journal of Pain Research 12.* 26 abril 2019. https://doi.org/10.2147%2FJPR.S190231

Doss, M. K., M. Považan, M. D. Rosenberg, et al. "Psilocybin Therapy Increases Cognitive and Neural Flexibility in Patients with Major Depressive Disorder." *Translational Psychiatry 11.* 8 novembro 2021. https://doi.org/10.1038/s41398021-01706-y

"Drug Fact Sheet: Ketamine." Department of Justice, Drug Enforcement Administration. Abril 2020. https://www.dea.gov/sites/default/files/2020-06/Ketamine-2020.pdf.

Duek, O., Y. Li, B. Kelmendi, et al. "Modulating Amygdala Activation to Traumatic Memories with a Single Ketamine Infusion." medRxiv. Acesso em 16 janeiro 2024. https://doi.org/10.1101/2021.07.07.21260166

Duranti, S., L. Ruiz, G. A. Lugli, et al. "*Bifidobacterium adolescentis* as a Key Member of the Human Gut Microbiota in the Production of GABA." *Scientific Reports 10.* 24 agosto 2020. https://doi.org/10.1038/s41598-020-70986-z

Durrani, D., R. Idrees, H. Idrees e A. Ellahi. "Vitamin B6: A New Approach to Lowering Anxiety and Depression?" *Annals of Medicine & Surgery.* 15 setembro 2022. https://doi.org/10.1016%2Fj.amsu.2022.104663

Eijsbouts, C., T. Zheng, N. A. Kennedy, et al. "Genome-Wide Analysis of 53,400 People with Irritable Bowel Syndrome Highlights Shared Genetic Pathways with Mood and Anxiety Disorders." *Nature Genetics* 53. 5 novembro 2021. https://doi.org/10.1038/s41588-021-00950-8

Emmerson, G., PhD e P. Federn. "What Is Ego State Therapy?" e "Where Does Ego State Therapy Come From?" Ego State Therapy International (ESTI). Acesso em 26 janeiro 2024. https://www.egostateinternational.com/ego-state-therapy.php

English, A., E. McKibben, D. Sivaramakrishnan, et al. "A Rapid Review Exploring the Role of Yoga in Healing Psychological Trauma." *International Journal of Environmental Research and Public Health 19(23).* 3 dezembro 2022. https://doi.org/10.3390%2Fijerph192316180

"Epinephrine (Adrenaline)." Cleveland Clinic. 27 março 2022. https://my.clevelandclinic.org/health/articles/22611-epinephrine-adrenaline

Ergang, P., K. Vagnerová, P. Hermanová, et al. "The Gut Microbiota Affects Corticosterone Production in the Murine Small Intestine." *International Journal of Molecular Sciences 22(8).* 19 abril 2021. https://www.ncbi.nlm.nih.gov/pmc/articles/PMC8073041/

Erol, N., A. T. Karaagac e N. G. Kounis. "Dangerous Triplet: Polycystic Ovary Syndrome, Oral Contraceptives and Kounis Syndrome." *World Journal of Cardiology 6(12).* 26 dezembro 2014. https://doi.org/10.4330%2Fwjc.v6.i12.1285

"Facts About Dietary Supplements." U.S. Food and Drug Administration (FDA). 16 maio 2023. https://www.fda.gov/news-events/rumor-control/facts-about-dietary-supplements

Fedurco, M., J. Gregorová, K. Šebrlová, et al. "Modulatory Effects of *Eschscholzia californica* Alkaloids on Recombinant GABAA Receptors." *Biochemistry Research International 2015.* 5 outubro 2015. https://doi.org/10.1155/2015/617620

Fei, C., MD. "Iron Deficiency Anemia: A Guide to Oral Iron Supplements." *Clinical Correlations.* 26 março 2015. https://www.clinicalcorrelations.org/2015/03/26/iron-deficiency-anemia-a-guide-to-oral-iron-supplements/

Felmingham, K. L., J. M. Caruana, L. N. Miller, et al. "Lower Estradiol Predicts Increased Reinstatement of Fear in Women." *Behavior Research and Therapy 142.* Julho 2021. https://doi.org/10.1016/j.brat.2021.103875

Feyzollahi, Z., H. M. Kouchesfehani, H. Jalali, et al. "Effect of *Vitex agnus-castus* Ethanolic Extract on Hypothalamic *KISS-1* Gene Expression in a Rat Model of Polycystic Ovary Syndrome." *Avicenna Journal of Phytomedicine 11(3).* Maio-junho 2021. https://www.ncbi.nlm.nih.gov/pmc/articles/PMC8140208/

Field, D. "Vitamin B6 May Reduce Anxiety Symptoms, Study Shows." MedicalNewsToday. 20 julho 2022. https://www.medicalnewstoday.com/articles/vitamin-b6-may-reduce-anxiety-symptoms-study-shows

Fierascu, R. C., I. Fierascu, A. Ortan, et al. "*Leonurus cardiaca* L. as a Source of Bioactive Compounds: An Update of the European Medicines Agency Assessment Report (2010)." *BioMed Research International.* 17 abril 2019. https://doi.org/10.1155%2F2019%2F4303215

"Find Drugs & Conditions." Drugs.com. Acesso em 25 janeiro 2024. https://www.drugs.com/

Finlayson, A.J.R., J. Macoubrie, C. Huff, et al. "Experiences with Benzodiazepine Use, Tapering and Discontinuation: An Internet Survey." *Therapeutic Advances in Psychopharmacology 12.* 25 abril 2022. https://doi.org/10.1177%2F20451253221082386

Fulghum B. D. "Normal Testosterone and Estrogen Levels in Women." WebMD. 4 maio 2022. https://www.webmd.com/women/normal-testosterone-and-estrogen-levels-in-women

"Functional Neurologic Disorder/Conversion Disorder." Mayo Clinic. 11 janeiro 2022. https://www.mayoclinic.org/diseases-conditions/conversion-disorder/symptoms-causes/syc-20355197

Ganesan, K., C. Anastasopoulou e K. Wadud. "Euthyroid Sick Syndrome." StatPearls—NCBI Bookshelf. 8 dezembro 2023. https://www.ncbi.nlm.nih.gov/books/NBK482219/

"Gamma-Aminobutyric Acid (GABA)." Cleveland Clinic. 25 abril 2022. https://my.clevelandclinic.org/health/articles/22857-gamma-aminobutyric-acid-gaba

Gao, J. "Correlation Between Anxiety-Depression Status and Cytokines in DiarrheaPredominant Irritable Bowel Syndrome." *Experimental and Therapeutic Medicine.* 8 maio 2013. https://doi.org/10.3892/etm.2013.1101

Gautam, S., A. Jain, M. Gautam, et al. "Clinical Practice Guidelines for the Management of Depression." *Indian Journal of Psychiatry 59(Suppl 1).* Janeiro 2017. https://www.ncbi.nlm.nih.gov/pmc/articles/PMC5310101/

"Generalized Anxiety Disorder." Mayo Clinic. 13 outubro 2017. https://www.mayoclinic.org/diseases-conditions/generalized-anxiety-disorder/symptomscauses/syc-20360803

Gepp, K., PsyD e Z. Villines. "What to Know About Anxiety and Numbness." MedicalNewsToday. 4 setembro 2023. https://www.medicalnewstoday.com/articles/can-anxiety-cause-numbness

Gilfarb, R. A. e B. Leuner. "GABA System Modifications During Periods of Hormonal Flux Across the Female Lifespan." *Frontiers in Beha-*

vioral Neuroscience 16. 16 junho 2022. https://doi.org/10.3389%2Ffnbeh.2022.802530

Glover, E. M., PhD, T. Jovanovic, PhD e S. D. Norrholm, PhD. "Estrogen and Extinction of Fear Memories: Implications for Posttraumatic Stress Disorder Treatment." *Biological Psychiatry 78(3)*. 1 agosto 2015. https://doi.org/10.1016%2Fj.biopsych.2015.02.007

Glover, E. M., PhD, K. B. Mercer, MPH, S. D. Norrholm, PhD, et al. "Inhibition of Fear Is Differentially Associated with Cycling Estrogen Levels in Women." *Journal of Psychiatry & Neuroscience 38(5)*. Setembro 2013. https://doi.org/10.1503%2Fjpn.120129

Gocki, J. e Z. Bartuzi. "Role of Immunoglobulin G Antibodies in Diagnosis of Food Allergy." *Advances in Dermatology and Allergology 33(4)*. 16 agosto 2016. https://doi.org/10.5114%2Fada.2016.61600

Godek, D. e A. M. Freeman. "Physiology, Diving Reflex." StatPearls—NCBI Bookshelf. 26 setembro 2022. https://www.ncbi.nlm.nih.gov/books/NBK538245/

Goldman, B. "Sense of Self: The Brain Structure That Holds Key to 'I.'" *Neuroscience News*. 22 junho 2023. https://neurosciencenews.com/self-awarenessbrain-23515/

Golthe, N. P., I. Khan, J. Hayes, et al. "Yoga Effects on Brain Health: A Systematic Review of the Current Literature." *Brain Plasticity 5(1)*. 26 dezembro 2019. https://doi.org/10.3233%2FBPL-190084.

Goodman, Ken, LCSW. "How to Calm an Anxious Stomach: The Brain-Gut Connection." Anxiety & Depression Association of America (ADAA). 19 setembro 2018. https://adaa.org/learn-from-us/from-the-experts/blog-posts/consumer/how-calm-anxious-stomach-brain-gut-connection

"GPL-TOX Profile: Assess Environmental Toxic Burden." Mosaic Diagnostics. Acesso em 25 janeiro 2024. https://mosaicdx.com/test/gpl-tox-profile/

Green, R. A., C. A. Marsden e E. J. Mylecharane. "The Serotonin Club: Coming of Age." *Trends in Pharmacological Sciences 29(9)*. Setembro 2008. https://www.cell.com/trends/pharmacological-sciences/fulltext/S0165-6147(08)00161-2

Grinspoon, P., MD. "The Popularity of Microdosing of Psychedelics: What Does the Science Say?" Harvard Health Publishing. 19 setembro 2022.

https://www.health.harvard.edu/blog/the-popularity-of-microdosing--of-psychedelics-what-does-the-science-say-202209192819

"The Gut-Brain Connection." Cleveland Clinic. 20 setembro 2023. https://my.clevelandclinic.org/health/body/the-gut-brain-connection

Halford, J. C., J. A. Harrold, E. J. Boyland, et al. "Serotonergic Drugs: Effects on Appetite Expression and Use for the Treatment of Obesity." *Drugs 67(1).* 2007. https://doi.org/10.2165/00003495-200767010-00004

Hamamah, S., A. Aghazarian, A. Nazaryan, et al. "Role of Microbiota-Gut--Brain Axis in Regulating Dopaminergic Signaling." *Biomedicines 10(2).* 13 fevereiro 2022. https://doi.org/10.3390%2Fbiomedicines10020436

Hass-Cohen, N. e R. Carr. *Art Therapy and Clinical Neuroscience.* Londres: Jessica Kingsley, 2008.

Healy, D. "Serotonin and Depression." *The BMJ 350* (apr21 7): h1771. 2015. https://doi.org/10.1136/bmj.h1771

Heisler, L. K., N. Pronchuk, K. Nonogaki, et al. "Serotonin Activates the Hypothalamic-Pituitary-Adrenal Axis via Serotonin 2C Receptor Stimulation." *Journal of Neuroscience 27(26).* 27 junho 2007. https://doi.org/10.1523/JNEUROSCI.2584-06.2007

Henz, D. e W. I. Schöllhorn. "EEG Brain Activity in Dynamic Health Qigong Training: Same Effects for Mental Practice and Physical Training?" *Frontiers in Psychology 8.* 7 fevereiro 2017. https://doi.org/10.3389%2Ffpsyg.2017.00154

"The Hidden Dangers in Your Dietary Supplements." American College of Healthcare Sciences. 2 dezembro 2016. https://achs.edu/blog/2016/12/02/dangeroussupplement-ingredients/

Hillhouse, T. M. e J. H. Porter. "A Brief History of the Development of Antidepressant Drugs: From Monoamines to Glutamate." *Experimental and Clinical Psychopharmacology 23(1).* Fevereiro 2015. https://www.ncbi.nlm.nih.gov/pmc/articles/PMC4428540/

Hodges, R. E. e D. M. Minich. "Modulation of Metabolic Detoxification Pathways Using Foods and Food-Derived Components: A Scientific Review with Clinical Application." *Journal of Nutrition and Metabolism 2015.* 16 junho 2015. https://doi.org/10.1155%2F2015%2F760689

Holick, M. F., PhD, MD. "Vitamin D Helps You Live Longer! World Vitamin D Day November 2." The Vitamin D Society. 25 outubro 2022. https://www.vitamindsociety.org/

Holick, M. F., PhD, MD, et al. “Evaluation, Treatment and Prevention of Vitamin D Deficiency: An Endocrine Society Clinical Practice Guideline.” *Journal of Clinical Endocrinology & Metabolism 96(7).* Julho 2011. https://pubmed.ncbi.nlm.nih.gov/21646368

Holman, E. A. e R. C. Silver. “Getting ‘Stuck’ in the Past: Temporal Orientation and Coping with Trauma.” *Journal of Personality and Social Psychology 74(5).* Maio 1998. https://doi.org/10.1037//0022-3514.74.5.1146

“Hormones and Endocrine System.” Johns Hopkins Medicine. Acesso em 11 janeiro 2024. https://www.hopkinsmedicine.org/health/conditions-and-diseases/hormones-and-the-endocrine-system

Hussain, T., G. Murtaza, D. H. Kalhoro, et al. “Relationship Between Gut Microbiota and Host-Metabolism: Emphasis on Hormones Related to Reproductive Function.” *Animal Nutrition 7(1).* 4 janeiro 2021. https://doi.org/10.1016%2Fj.aninu.2020.11.005

“Imagine a World Where There Are No Barriers to Black Healing.” Black Emotional and Mental Health Collective (BEAM). Acesso em 25 janeiro 2024. https://beam.community/

“Inflammation: A Unifying Theory of Disease?” Harvard Health Publishing, 29 março 2023. https://www.health.harvard.edu/staying-healthy/inflammation-a- unifying-theory-of-disease#:~:text=Chronic%20inflammation%20plays%20an%20important,cause%20of%20major%20degenerative%20diseases

Institute for Quality and Efficiency in Health Care (IQWiG). “Depression: How Effective Are Antidepressants?” InformedHealth.org—NCBI Bookshelf. 18 junho 2020. https://www.ncbi.nlm.nih.gov/books/NBK361016/

“Insulin Resistance.” Cleveland Clinic. dezembro 16, 2021. https://my.clevelandclinic.org/health/diseases/22206-insulin-resistance

“The Internal Family Systems Model Outline.” IFS Institute. Acesso em 26 janeiro 2024. https://ifs-institute.com/resources/articles/internal-family-systemsmodel-outline

“Iron.” The Nutrition Source. Março 2023. https://www.hsph.harvard.edu/nutritionsource/iron/

Ito, C. “The Role of Brain Histamine in Acute and Chronic Stresses.” *Biomedicine & Pharmacotherapy 54(5).* Junho 2000. https://doi.org/10.1016/S0753-3322(00)80069-4

Jahanbakhsh, S. P., A. A. Manteghi, S. A. Emami, et al. "Evaluation of the Efficacy of *Withania somnifera* (Ashwagandha) Root Extract in Patients with ObsessiveCompulsive Disorder: A Randomized Double-Blind Placebo-Controlled Trial." *Complementary Therapies in Medicine 27.* 9 abril 2016. https://doi.org/10.1016/j.ctim.2016.03.018

"Johns Hopkins Medicine Receives First Federal Grant for Psychedelic Treatment Research in 50 Years." Johns Hopkins Medicine. 18 outubro 2021. https://www.hopkinsmedicine.org/news/newsroom/news-releases/2021/10/johns-hopkins-medicine-receives-first-federal-grant-for--psychedelic-treatment-research-in-50-years

Johnson-Wimbley, T. D. "Diagnosis and Management of Iron Deficiency Anemia in the 21ª Century." *Therapeutic Advances in Gastroenterology 4(3).* Maio 2011. https://doi.org/10.1177%2F1756283X11398736

Jung, C. *C. G. Jung Letters, Volume 2: 1951–1961.* Bollingen Series, vol. 72. Princeton, N.J.: Princeton University Press, 1976.

__________. *Consciousness and the Unconscious: Lectures Delivered at ETH Zurich, Volume 2: 1934.* Philemon Foundation Series, vol. 23. Princeton, N.J.: Princeton University Press, 2022.

Kachanathu, S. J., S. K. Verma e G. L. Khanna. "Effect of Music Therapy on Heart Rate Variability: A Reliable Marker to Pre-competition Stress in Sports Performance." *Journal of Medical Sciences 13(6).* 2013. https://doi.org/10.3923/jms.2013.418.424

Kajimura, S., N. Masuda, J.K.L. Lau e K. Murayama. "Focused Attention Meditation Changes the Boundary and Configuration of Functional Networks in the Brain." *Scientific Reports 10.* 28 outubro 2020. https://doi.org/10.1038/s41598-020-75396-9

Kakuda, T. "Neuroprotective Effects of Theanine and Its Preventive Effects on Cognitive Dysfunction." *Pharmacological Research 64(2).* 6 abril 2011. https://doi.org/10.1016/j.phrs.2011.03.010

Kalra, B., S. Kalra e J. B. Sharma. "The Inositols and Polycystic Ovary Syndrome." *Indian Journal of Endocrinology and Metabolism 20(5).* setembro-outubro 2016. https://doi.org/10.4103%2F2230-8210.189231

Kaplan, D., MD e C. Dosiou, MD. "Two Cases of Graves' Hyperthyroidism Treated with Homeopathic Remedies Containing Herbal Extracts from *Lycopus spp.* and *Melissa officinalis.*" *Journal of the Endocrine Society 5(Suppl 1).* 3 maio 2021. https://doi.org/10.1210%2Fjendso%2Fbvab048.1984

Kapur, J. e S. Joshi. "Progesterone Modulates Neuronal Excitability Bidirectionally." *Neuroscience Letters 744.* 23 janeiro 2022. https://doi.org/10.1016%2Fj.neulet.2020.135619

Karci, C. K. e G. G. Celik. "Nutritional and Herbal Supplements in the Treatment of Obsessive-Compulsive Disorder." *General Psychiatry 33(2).* 11 março 2020. https://doi.org/10.1136%2Fgpsych-2019-100159

Kennedy, K. M. "Prescribing Benzodiazepines in General Practice." *British Journal of General Practice.* Março 2019. https://doi.org/10.3399%2Fbjgp19X701753

Kenny, J. B e B. Bordoni. "Neuroanatomy, Cranial Nerve 10 (Vagus Nerve)." StatPearls—NCBI Bookshelf. 7 novembro 2022. https://www.ncbi.nlm.nih.gov/books/NBK537171/

Kim, S., K. Jo, K.-B. Hong, et al. "GABA and L-Theanine Mixture Decreases Sleep Latency and Improves NREM Sleep." *Pharmaceutical Biology 57(1).* Dezembro 2019. https://doi.org/10.1080/13880209.2018.1557698

Kluziak, M. e D. Śmiałek. "Fiber Calculator." Omni Calculator. Acesso em 12 janeiro 2024. https://www.omnicalculator.com/health/fiber

Knezevic, J., C. Starchl, A. T. Berisha, et al. "Thyroid-Gut-Axis: How Does the Microbiota Influence Thyroid Function?" *Nutrients 12(6).* 12 junho 2020. https://doi.org/10.3390%2Fnu12061769

Knigge, U. e J. Warberg. "The Role of Histamine in the Neuroendocrine Regulation of Pituitary Hormone Secretion." *Acta Endocrinologica 124(6).* Junho 1991. https://doi.org/10.1530/acta.0.1240609

Kofler, L., H. Ulmer e H. Kofler. "Histamine 50-Skin-Prick Test: A Tool to Diagnose Histamine Intolerance." *International Scholarly Research Notices.* 22 fevereiro 2011. https://doi.org/10.5402%2F2011%2F353045

Komori, T. "The Relaxation Effect of Prolonged Expiratory Breathing." *Mental Illness 10(1).* 15 maio 2018. https://www.ncbi.nlm.nih.gov/pmc/articles/PMC6037091/

Kong, Z.-L., S. Sudirman, H.-J. Lin e W.-N. Chen. "In Vitro Anti-inflammatory Effects of Curcumin on Mast Cell–Mediated Allergic Responses via Inhibiting FcεRI Protein Expression and Protein Kinase C Delta Translocation." *Cytotechnology 72(1)*. 26 novembro 2019. https://doi.org/10.1007/s10616-019-00359-6

Koopman, N., D. Katsavelis, A. S. Ten Hove, et al. "The Multifaceted Role of Serotonin in Intestinal Homeostasis." *International Journal of Molecular Sciences 22(17)*. 22 setembro 2021. https://doi.org/10.3390%2Fijms22179487

Kozlowska, K., MBBS, FRANZCP, PhD, P. Walker, BSc Psych, Mpsychol, L. McLean, MBBS, FRANZCP, PhD e P. Carrive, PhD. "Fear and the Defense Cascade: Clinical Implications and Management." *Harvard Review of Psychiatry 23(4)*. Julho 8, 2015. https://doi.org/10.1097%2FHRP.0000000000000065

Kozlowska, U., C. Nichols, K. Wiatr e M. Figiel. "From Psychiatry to Neurology: Psychedelics as Prospective Therapeutics for Neurodegenerative Disorders." *Journal of Neurochemistry 162(1)*. 22 outubro 2021. https://doi.org/10.1111/jnc.15509

Kriegel, D. L., II, MD, FAAFP e A. Azrak, DO. "Benzodiazepines for Panic Disorder in Adults." *American Family Physician 101(7)*. 1 abril 2020. https://www.aafp.org/pubs/afp/issues/2020/0401/od1.html

Krupa, A. e I. Kowalska. "The Kynurenine Pathway—New Linkage Between Innate and Adaptive Immunity in Autoimmune Endocrinopathies." *International Journal of Molecular Sciences 22(18)*. 13 setembro 2021. https://doi.org/10.3390%2Fijms22189879

Kurdi, M. S., K. A. Theerth e R. S. Deva. "Ketamine: Current Applications in Anesthesia, Pain and Critical Care." *Anesthesia: Essays and Researches 8(3)*. Setembro-dezembro 2014. https://doi.org/10.4103%2F0259-1162.143110

Kutlikova, H. H., J. B. Durdiaková, B. Wagner, et al. "The Effects of Testosterone on the Physiological Response to Social and Somatic Stressors." *Psychoneuroendocrinology 117*. Julho 2020. https://doi.org/10.1016/j.psyneuen.2020.104693

Laskowski, E. R., MD. "What's a Normal Resting Heart Rate?" Mayo Clinic. 8 outubro 2022. https://www.mayoclinic.org/healthy-lifestyle/fitness/expert-answers/heart-rate/faq-20057979

"Lead in Cosmetics." U.S. Food and Drug Administration (FDA). 25 fevereiro 2022. https://www.fda.gov/cosmetics/potential-contaminants-cosmetics/lead-cosmetics

Lestari, M.P.L., D. Wanda e H. Hayati. "The Effectiveness of Distraction (Cartoon-Patterned Clothes and Bubble-Blowing) on Pain and Anxiety in Preschool Children During Venipuncture in the Emergency Department." *Comprehensive Child and Adolescent Nursing 40(Suppl 1)*. 2017. https://doi.org/10.1080/24694193.2017.1386967

Li, C., C. Xing, J. Zhang, et al. "Eight-Hour Time-Restricted Feeding Improves Endocrine and Metabolic Profiles in Women with Anovulatory Polycystic Ovary Syndrome." *Journal of Translational Medicine 19(1)*. 13 abril 2021. https://doi.org/10.1186/s12967-021-02817-2

Li, H.-B., Y. Jiang e F. Chen. "Separation Methods Used for *Scutellaria baicalensis* Active Components." *Journal of Chromatography B 812(1–2)*. 5 dezembro 2004. https://doi.org/10.1016%2Fj.jchromb.2004.06.045

Liang, S., X. Wu e F. Jin. "Gut-Brain Psychology: Rethinking Psychology from the Microbiota-Gut-Brain Axis." *Frontiers in Integrative Neuroscience 12*. 11 setembro 2018. https://www.frontiersin.org/articles/10.3389/fnint.2018.00033/full

Lim, T. K. "*Glycyrrhiza glabra*." *Edible Medicinal and Non-medicinal Plants*. 22 outubro 2015. https://doi.org/10.1007%2F978-94-017-7276-1_18

Lin, Y.-Y., J.-S. Chen, W.-B. Wu, et al. "Combined Effects of 17β-estradiol and Exercise Training on Cardiac Apoptosis in Ovariectomized Rats." *PLoS One 13(12)*. 20 dezembro 2018. https://doi.org/10.1371%2Fjournal.pone.0208633

Linehan, M. "Distress Tolerance: TIPP Skills; To Reduce Extreme Emotion Mind *Fast*. Change Your Body Chemistry." *DBT? Skills Training Handouts and Worksheets, Second Edition*. Guilford Publications. 2014. https://modlab.yale.edu/sites/default/files/files/TIPPSkills1.pdf

_________. "M8: Wise Mind." DBT: Dialectical Behavioral Therapy. Acesso em 26 janeiro 2024. https://dialecticalbehaviortherapy.com/mindfulness/wise-mind/

"The Link Between Dental Health and Mental Health: What You Need to Know." Cleveland Clinic. 26 maio 2022. https://health.clevelandclinic.org/linkbetween-dental-health-and-mental-health/

Liu, A., S. Menon, N. J. Colson, et al. "Analysis of the MTHFR C677T Variant with Migraine Phenotypes." *BMC Research Notes 3*. 28 julho 2010. https://doi.org/10.1186%2F1756-0500-3-213

Liu, P., Ú. C. McMenamin, B. T. Johnston, et al. "Use of Proton Pump Inhibitors and Histamine-2 Receptor Antagonists and Risk of Gastric Cancer in Two Population-Based Studies." *British Journal of Cancer*. 5 maio 2020. https://doi.org/10.1038/s41416-020-0860-4

López, V., B. Nielsen, M. Solas, et al. "Exploring Pharmacological Mechanisms of Lavender (*Lavandula angustifolia*) Essential Oil on Central Nervous System Targets." *Frontiers in Pharmacology 8*. 19 maio 2017. https://doi.org/10.3389%2Ffphar.2017.00280

Lopresti, A. L., P. D. Drummond e S. J. Smith. "A Randomized, Double--Blind, Placebo-Controlled, Crossover Study Examining the Hormonal and Vitality Effects of Ashwagandha (*Withania somnifera*) in Aging, Overweight Males." *American Journal of Men's Health 13(2)*. 10 março 2019. https://doi.org/10.1177%2F1557988319835985

Ma, X., Y.-J. Shin, H.-S. Park, et al. "*Lactobacillus casei* and Its Supplement Alleviate Stress-Induced Depression and Anxiety in Mice by the Regulation of BDNF Expression and NF-κB Activation." *Nutrients 15(11)*. 26 maio 2023. https://pubmed.ncbi.nlm.nih.gov/37299451/

Malcolm, B. J., PharmD, MPH e K. Tallian. "Essential Oil of Lavender in Anxiety Disorders: Ready for Prime Time?" *Mental Health Clinician 7(4)*. 26 março 2018. https://doi.org/10.9740%2Fmhc.2017.07.147

Mancini, A., C. Di Segni, S. Raimondo, et al. "Thyroid Hormones, Oxidative Stress and Inflammation." *Mediators of Inflammation 2016*. 8 março 2016. https://doi.org/10.1155%2F2016%2F6757154

Mansoori, A., S. Hosseini, M. Zilaee, et al. "Effect of Fenugreek Extract Supplement on Testosterone Levels in Male: A Meta-analysis of Clinical Trials." *Phytotherapy Research 34(7)*. 11 fevereiro 2020. https://doi.org/10.1002/ptr.6627

Marchand, W. R. "Neural Mechanisms of Mindfulness and Meditation: Evidence from Neuroimaging Studies." *World Journal of Radiology 6(7)*. 28 julho 2014. https://doi.org/10.4329%2Fwjr.v6.i7.471

Markowsky, G. "Information Theory: Physiology, Physics." Britannica. Acesso em 5 janeiro 2024. https://www.britannica.com/science/information-theory/Physiology

Marzbani, H., H. R. Marateb e M. Mansourian. "Neurofeedback: A Comprehensive Review on System Design, Methodology and Clinical Applications." *Basic and Clinical Neuroscience 7(2).* Abril 2016. https://doi.org/10.15412%2FJ.BCN.03070208

"Mast Cell Activation Syndrome (MCAS)." American Academy of Allergy, Asthma & Immunology (AAAAI). Acesso em 16 janeiro 2024. https://www.aaaai.org/conditions-treatments/related-conditions/mcas

McFarland, L. V., C. T. Evans e E.J.C. Goldstein. "Strain-Specificity and DiseaseSpecificity of Probiotic Efficacy: A Systematic Review and Meta-analysis." *Frontiers in Medicine 5.* 2018. https://doi.org/10.3389/fmed.2018.00124

McVean, A., BSc. "Rabbits Eat Their Own Poop." McGill University, Office for Science and Society. 31 março 2018. https://www.mcgill.ca/oss/article/did-you-know/rabbits-eat-their-own-poop

Mei, N., B. Lai, J. Liu, et al. "Speciation of Trace Mercury Impurities in Fish Oil Supplements." *Food Control 84.* Fevereiro 2018. https://doi.org/10.1016/j.foodcont.2017.08.001

Meikle, A. W. "The Interrelationships Between Thyroid Dysfunction and Hypogonadism in Men and Boys." *Thyroid: Review 14(Suppl 1).* 2014. https://doi.org/10.1089/105072504323024552

Mesa, N., PhD. "Eight Weeks of Meditation Doesn't Change the Brain, Study Finds." *The Scientist.* 20 maio 2022. https://www.the-scientist.com/news-opinion/eight-weeks-of-meditation-doesn-t-change-the--brain-study-finds-70042

Messaoudi, M., R. Lalonde, N. Violle, et al. "Assessment of Psychotropic-Like Properties of a Probiotic Formulation (*Lactobacillus helveticus* R0052 and *Bifidobacterium longum* R0175) in Rats and Human Subjects." *British Journal of Nutrition 105.* 2011. https://doi.org/10.1017/s0007114510004319

Messaoudi, M., N. Violle, J.-F. Bisson, et al. "Beneficial Psychological Effects of a Probiotic Formulation (*Lactobacillus helveticus* R0052 and *Bifidobacterium longum* R0175) in Healthy Human Volunteers." *Gut Microbes 2(4).* Julho-agosto 2011. https://pubmed.ncbi.nlm.nih.gov/21983070/

"MicrobiomixO Clinical Reference Guide." Genova Diagnostics. 2022. https://www.gdx.net/core/interpretive-guides/Microbiomix-Metabolites-Interp-Chart.pdf

"Millions of Americans Have Mental and Substance Use Disorders. Find Treatment Here." FindTreatment.gov. Acesso em 25 janeiro 2024. https://www.findtreatment.gov/

Mittal, R., L. H. Debs, A. P. Patel, et al. "Neurotransmitters: The Critical Modulators Regulating Gut-Brain Axis." *Journal of Cellular Physiology*. 10 abril 2017. https://www.ncbi.nlm.nih.gov/pmc/articles/PMC5772764/

Möller, H.-J., B. Bandelow, H.-P. Volz, et al. "The Relevance of 'Mixed Anxiety and Depression' as a Diagnostic Category in Clinical Practice." *European Archives of Psychiatry and Clinical Neuroscience*. 22 março 2016. https://www.ncbi.nlm.nih.gov/pmc/articles/PMC5097109/

Mombereau, C., K. Kaupmann, W. Froestl, et al. "Genetic and Pharmacological Evidence of a Role for GABAB Receptors in the Modulation of Anxietyand Antidepressant-Like Behavior." *Neuropsychopharmacology 29(6)*. Junho 2004. https://doi.org/10.1038/sj.npp.1300413

Moncrieff, J., R. E. Cooper, T. Stockman, et al. "The Serotonin Theory of Depression: A Systematic Umbrella Review of the Evidence." *Molecular Psychiatry 28*. 20 julho 2022. https://doi.org/10.1038/s41380-022-01661-0

Mor, F., M. A. Kilik, O. Ozmen, et al. "A Role for Testosterone in the Toxicity of Ochratoxin A in Male Rats." *Toxicology Letters 211*. Junho 2012. http://dx.doi.org/10.1016/j.toxlet.2012.03.438

Multidisciplinary Association for Psychedelic Studies (MAPS). Website. Acesso em 29 janeiro 2024. https://maps.org/

Murray, V. "Toxic Plants (Excluding Fungi)." 1996. Elsevier eBooks. https://doi.org/10.1016/b978-044481557-6/50033-2

Muscaritoli, M. "The Impact of Nutrients on Mental Health and Well-Being: Insights from the Literature." *Frontiers in Nutrition 8*. 8 março 2021. https://doi.org/10.3389/fnut.2021.656290

Musey, P. I., J. A. Lee, C. A. Hall, et al. "Anxiety About Anxiety: A Survey of Emergency Department Provider Beliefs and Practices Regarding Anxiety-Associated Low Risk Chest Pain." *BMC Emergency Medicine 18*. 14 março 2018. https://bmcemergmed.biomedcentral.com/articles/10.1186/s12873-018-0161-x

"Mushroom Laws by State." Wisevoter. Acesso em 29 janeiro 2024. https://wisevoter.com/state-rankings/mushroom-laws-by-state/

Naidoo, U., MD. "Gut Feelings: How Food Affects Your Mood." Harvard Health Publishing. 7 dezembro 2018. https://www.health.harvard.edu/blog/gut-feelings-how-food-affects-your-mood-2018120715548

Nasir, M., D. Trujillo, J. Levine, et al. "Glutamate Systems in DSM-5 Anxiety Disorders: Their Role and a Review of Glutamate and GABA Psychopharmacology." *Frontiers in Psychiatry.* 19 novembro 2020. https://doi.org/10.3389/fpsyt.2020.548505

Neal, A., B. A. Moffat, J. M. Stein, et al. "Glutamate Weighted Imaging Contrast in Gliomas with 7 Tesla Magnetic Resonance Imaging." *NeuroImage: Clinical.* 29 janeiro 2019. https://doi.org/10.1016%2Fj.nicl.2019.101694

"Glutamate Receptors." In *Neuroscience,* ed. D. Purves, G. J. Augustine, D. Fitzpatrick, et al. 2ª ed. Sunderland, Mass.: Sinaur Associates, 2001.

Niazi, I. K., M. S. Navid, J. Bartley, et al. "EEG Signatures Change During Unilateral Yogi Nasal Breathing." *Scientific Reports 12.* 11 janeiro 2022. https://doi.org/10.1038/s41598-021-04461-8

Nielsen, S. E., A. Y. Herrera, et al. "Hypothalamic-Pituitary-Gonadal Axis: Puberty Is Defined as the Short Period Between Childhood and Adulthood During Which Reproductive Competence Is Attained by the Awakened HypothalamicPituitary-Gonadal (HPG) Axis." *Peptides.* 2009. https://www.sciencedirect.com/topics/neuroscience/hypothalamic-pituitary-gonadal-axis

Nordio, M., P. Kumanov, A. Chiefari e G. Puliani. "D-Chiro-Inositol Improves Testosterone Levels in Older Hypogonadal Men with Low-Normal Testosterone: A Pilot Study." *Basic and Clinical Andrology 31.* 12 novembro 2021. https://doi.org/10.1186%2Fs12610-021-00146-4

Nuguru, S. P., S. Rachakonda, S. Sripathi, et al. "Hypothyroidism and Depression: A Narrative Review." *Cureus 14(8).* 20 agosto 2022. https://doi.org/10.7759%2Fcureus.28201

Obrenovich, E. M. "Leaky Gut, Leaky Brain?" *Microorganisms 6(4).* 18 outubro 2018. https://www.ncbi.nlm.nih.gov/pmc/articles/PMC6313445/

Ohta, Y., K. Yoshida, S. Kamiya, et al. "Feeding Hydroalcoholic Extract Powder of *Lepidium meyenii* (maca) Increases Serum Testosterone Concentration and Enhances Steroidogenic Ability of Leydig Cells in Male Rats." *Andrologia 48(3).* Abril 2016. https://doi.org/10.1111/and.12453

O'Mahony, S. M., G. Clarke, Y. E. Borre, et al. "Serotonin, Tryptophan Metabolism and the Brain-Gut-Microbiome Axis." *Behavioral Brain Research 277.* 15 janeiro 2015. https://doi.org/10.1016/j.bbr.2014.07.027

Opal, S. M. "A Brief History of Microbiology and Immunology." In *Vaccines: A Biography,* ed. A. Artenstein. Nova York: Springer, 2009. https://www.ncbi.nlm.nih.gov/pmc/articles/PMC7176178/

Ousdal, O. T., A. M. Milde, A. R. Craven, et al. "Prefrontal Glutamate Levels Predict Altered Amygdala-Prefrontal Connectivity in Traumatized Youths." *Psychological Medicine 49(11).* 18 setembro 2019. https://doi.org/10.1017%2FS0033291718002519

Pamphlett, R., P. A. Doble e D. P. Bishop. "Mercury in the Human Thyroid Gland: Potential Implications for Thyroid Cancer, Autoimmune Thyroiditis and Hypothyroidism." *PloS One 16(2).* 9 fevereiro 2021. https://doi.org/10.1371%2Fjournal.pone.0246748

"Panic Disorder." National Health Service (NHS). 22 agosto 2023. https://www.nhs.uk/mental-health/conditions/panic-disorder/

Parikh, N., H. Cruickshank e S. Waserman. "Epinephrine for Food-induced Anaphylaxis: Dose, Route and Timing of Administration." n.d. Elsevier eBooks. https://www.sciencedirect.com/topics/agricultural-and-biological-sciences/epinephrine

Pasteur, L. *The Physiological Theory of Fermentation and the Germ Theory and Its Application to Medicine and Surgery.* Whitefish, Mont.: Kessinger Publishing, 2010.

Pearson, K., PhD, RD. "Is Pink Himalayan Salt Better Than Regular Salt?" Healthline. 9 fevereiro 2023. https://www.healthline.com/nutrition/pink-himalayan-salt

Pennisi, E. "Meet the Psychobiome." *Science.* 7 maio 2020. https://www.science.org/content/article/meet-psychobiome-gut-bacteria-may-alter-how-you-think-feel-and-act

Perakis, C. R. "Soul Sickness: A Frequently Missed Diagnosis." *Journal of the American Osteopathic Association 110(6).* Junho 2010. https://pubmed.ncbi.nlm.nih.gov/20606242/

Pereira, J. C., Jr., M. Pradella-Hallinan e H. de Lins Pessoa. "Imbalance Between Thyroid Hormones and the Dopaminergic System Might Be Central to the Pathophysiology of Restless Legs Syndrome: A Hypothesis." *Clinics 65(5).* Maio 2010. https://doi.org/10.1590%2FS1807-59322010000500013

Perry, B. D., MD, PhD e O. Winfrey. *What Happened to You? Conversations on Trauma, Resilience and Healing.* Nova York: Flatiron Books, 2021.

Petra, A., MS, RD e R. Ajmera, MS, RD. "4 Potential Side Effects of Too Much Folic Acid." Healthline. 31 março 2023. https://www.healthline.com/nutrition/folic-acid-side-effects

Pettigrew, J. D. "Iconography in Bradshaw Rock Art: Breaking the Circularity." *Clinical and Experimental Optometry 94(5).* Setembro 2011. http://dx.doi.org/10.1111/j.1444-0938.2011.00648.x

Pinto-Sanchez, M. I., G. B. Hall, K. Ghajar, et al. "Probiotic *Bifidobacterium longum* NCC3001 Reduces Depression Scores and Alters Brain Activity: A Pilot Study in Patients with Irritable Bowel Syndrome." *Gastroenterology 153(2).* 5 maio 2017. https://doi.org/10.1053/j.gastro.2017.05.003

Pizer, A., RYT. "Sun Salutation Illustrated Step-by-Step Instructions." Verywell Fit. 13 julho 2022. https://www.verywellfit.com/illustrated-stepbystep-sun-salutation-3567187

"Post-acute Withdrawal Syndrome (PAWS): What is PAWS?" American Addiction Centers. 3 janeiro 2024. https://americanaddictioncenters.org/withdrawaltimelines-treatments/post-acute-withdrawal-syndrome

Poulia, N., F. Delis, C. Brakatselos, et al. "CBD Effects on Motor Profile and Neurobiological Indices Related to Glutamatergic Function Induced by Repeated Ketamine Pre-administration." *Frontiers in Pharmacology 12.* 27 outubro 2021. https://doi.org/10.3389/fphar.2021.746935

"Psilocybin." Department of Justice, Drug Enforcement Administration. Acesso em 29 janeiro 2024. https://www.dea.gov/sites/default/files/2020-06/Psilocybin-2020_0.pdf

"Psychedelic Legalization & Decriminalization Tracker." Psychedelic Alpha. 2024. https://psychedelicalpha.com/data/psychedelic-laws

"Psychedelics and Cognition: A New Look." Cognitive Neuroscience Society. 28 março 2023. https://www.cogneurosociety.org/psychedelics-and-cognition-a-new-look/

Radboud University. "New Vision on Amygdala After Study on Testosterone and Fear." Science*Daily.* 12 junho 2015. www.sciencedaily.com/releases/2015/06/150612143027.htm

Radwan, A., I. M. El-Sewify e H. M. El-Said Azzazy. "Monitoring of Cobalt and Cadmium in Daily Cosmetics Using Powder and Paper Optical Chemosensors." *ACSOmega7(18)*. 10 maio 2022. https://doi.org/10.1021%-2Facsomega.2c00730

Rahrig, H., D. R. Vago, M. A. Passarelli, et al. "Meta-analytic Evidence That Mindfulness Training Alters Resting State Default Mode Network Connectivity." *Scientific Reports*. 18 julho 2022. https://www.nature.com/articles/s41598-022-15195-6

Rehfeld, J. F. "Cholecystokinin and Panic Disorder: Reflections on the History and Some Unsolved Questions." *Molecules 18*. 26 setembro 2021. https://www.ncbi.nlm.nih.gov/pmc/articles/PMC8469898/

"Relaxation Techniques: Breath Control Helps Quell Errant Stress Response." Harvard Health Publishing. 6 julho 2020. https://www.health.harvard.edu/mind-and-mood/relaxation-techniques-breath-control--helps-quell-errant-stress-response.

"Reminiscing Can Help Boost Mental Performance." *Neuroscience News*. 23 outubro 2014. https://neurosciencenews.com/psychology-mental--taskreminiscing-1471/

"Researchers Identify Area of the Brain That Processes Empathy." Mount Sinai. 1 setembro 2012. https://www.mountsinai.org/about/newsroom/2012/researchers-identify-area-of-the-brain-that-processes-empathy

Ribeiro, M.K.A., T.R.M. Alcântara-Silva, J.C.M. Oliveira, et al. "Music Therapy Intervention in Cardiac Autonomic Modulation, Anxiety and Depression in Mothers of Preterms: Randomized Controlled Trial." *BMC Psychology 6(1)*. 13 dezembro 2018. https://doi.org/10.1186/s40359-018-0271-y

Riezzo, G., G. Chimienti, A. Orlando, et al. "Effects of Long-Term Administration of *Lactobacillus reuteri* DSM-17938 on Circulating Levels of 5-HT and BDNF in Adults with Functional Constipation." *Beneficial Microbes 10(2)*. 13 março 2019. https://pubmed.ncbi.nlm.nih.gov/30574801/

Rose-Francis, K., RDN, CDCES, LD e R. Ajmera, MS, RD. "The 7 Best Plant Sources of Omega-3 Fatty Acids." Healthline. 30 outubro 2023. https://www. healthline.com/nutrition/7-plant-sources-of-omega-3s#TOC_TITLE_ HDR_4

Roshanzamir, F., PhD e S. M. Safavi, MSc. "The Putative Effects of D-Aspartic Acid on Blood Testosterone Levels: A Systematic Review." *Inter-*

national Journal of Reproductive BioMedicine 15(1). Janeiro 2017. https://pubmed.ncbi.nlm.nih.gov/28280794/

Rotimi, O. A., C. D. Onuzulu, A. L. Dewald, et al. "Early Life Exposure to Aflatoxin B1 in Rats: Alterations in Lipids, Hormones and DNA Methylation Among the Offspring." *International Journal of Environmental Research and Public Health 18(2).* 12 janeiro 2021. https://doi.org/10.3390%2Fijerph18020589

Rousmans, S., O. Robin, A. Dittmar e E. Vernet-Maury. "Autonomic Nervous System Responses Associated with Primary Tastes." *Chemical Senses 25(6).* Dezembro 2000. https://doi.org/10.1093/chemse/25.6.709

Saccaro, L. F., Z. Schilliger, A. Dayer, et al. "Inflammation, Anxiety and Stress in Bipolar Disorder and Borderline Personality Disorder: A Narrative Review." *Neuroscience & Biobehavioral Reviews 127.* Agosto 2021. https://www.sciencedirect.com/science/article/pii/S014976342100172X

Santin, A. P. e T. W. Furlanetto. "Role of Estrogen in Thyroid Function and Growth Regulation." *Journal of Thyroid Research 2011.* 4 maio 2011. https://doi.org/10.4061%2F2011%2F875125

Santini, F., P. Vitti, G. Ceccarini, et al. "Lemon Balm (Melissa Officinalis 2)." Restorative Medicine. s/d https://restorativemedicine.org/library/monographs/lemon-balm-melissa-officinalis-2/

Sareddy, G. R. e R. K. Vadlamudi. "Cancer Therapy Using Ligands That Target Estrogen Receptor Beta." *Chinese Journal of Natural Medicines 13(11).* 1 novembro 2015. https://doi.org/10.1016%2FS1875-5364(15)30083-2

Sargis, R. M., MD, PhD. "An Overview of the Testes." HealthCentral. Janeiro 2015. https://www.healthcentral.com/mens-health/overview-testes

Sarris, J., E. LaPorte e I. Schweitzer. "Kava: A Comprehensive Review of Efficacy, Safety and Psychopharmacology." *Australian & New Zealand Journal of Psychiatry.* 15 novembro 2010. https://doi.org/10.3109/00048674.2010.522554

Sattar, Y., J. Wilson, A. M. Khan, et al. "A Review of the Mechanism of Antagonism of N-methyl-D-aspartate Receptor by Ketamine in Treatment-Resistant Depression. *Cureus 10(5).* 18 maio 2018. https://www.cureus.com/articles/12447-a-review-of-the-mechanism-of-antagonism-of-n-methyl-d-aspartate-receptorby-ketamine-in-treatment-resistant-depression#!/

Sawchuk, C., PhD, LP. "Depression (Major Depressive Disorder)." Mayo Clinic. 14 outubro 2022. https://www.mayoclinic.org/diseases-conditions/depression/symptoms-causes/syc-20356007

Scheer, R. e D. Moss. "Dirt Poor: Have Fruits and Vegetables Become Less Nutritious?" *Scientific American*. 27 abril 2011. https://www.scientificamerican.com/article/soil-depletion-and-nutrition-loss/

Shaffer, F. e J. P. Ginsberg. "An Overview of Heart Rate Variability Metrics and Norms." *Frontiers in Public Health 5*. 28 setembro 2017. https://doi.org/10.3389%2Ffpubh.2017.00258

Shahrajabian, M. H. "Powerful Stress Relieving Medicinal Plants for Anger, Anxiety, Depression and Stress During Global Pandemic." *Recent Patents on Biotechnology 16(4)*. 2022. https://doi.org/10.2174/187220831 6666220321102216

Sharma, A., P. K. Menon, R. Patnaik, et al. "Novel Treatment Strategies Using TiO2-Nanowired Delivery of Histaminergic Drugs and Antibodies to Tau with Cerebrolysin for Superior Neuroprotection in the Pathophysiology of Alzheimer's Disease." Em *International Review of Neurobiology*, eds. H. S. Sharma e A. Sharma. Vol. 137. Cambridge, Mass.: Academic Press, 2017.

Sharma, H., et al. "Histaminergic Receptors Modulate Spinal Cord Injury-Induced Neuronal Nitric Oxide Synthase Upregulation and Cord Pathology: New Roles of Nanowired Drug Delivery for Neuroprotection." *International Review of Neurobiology*. 2017. https://doi.org/10.1016/bs.irn.2017.09.001

Shaukat, A., MD, MPH, FACG, C. J. Kahi, MD, MSc, FACG, C. A. Burke, MD, FACG, et al. "ACG Clinical Guidelines: Colorectal Cancer Screening 2021." *American Journal of Gastroenterology 116(3)*. Março 2021. https://journals.lww.com/ajg/fulltext/2021/03000/acg_clinical_guidelines colorectal_cancer.14. aspx

Shenoy, A. R., T. Dehmel, M. Stettner, et al. "Citalopram Suppresses Thymocyte Cytokine Production." *Journal of Neuroimmunology 262(1–2)*. 15 setembro 2013. https://doi.org/10.1016/j.jneuroim.2013.06.006

Shepard, W. "Amazon.com: The Place Where American Dreams Are Stolen by Chinese Counterfeiters." Forbes Asia. setembro 27, 2017. https://www.forbes.com/sites/wadeshepard/2017/09/27/amazon-com-the-place-where-american-dreams-are-stolen-by-chinese-counterfeiters/?sh=-2e67fc8c4c72

Shoib, S., J. Ahmad, M. A. Wani, et al. "Depression and Anxiety Among Hyperthyroid Female Patients and Impact of Treatment." *Middle East Current Psychiatry 28*. 8 junho 2021. https://doi.org/10.1186/s43045-021-00107-7

Siddiqui, I. A., M. Asim, B. B. Hafeez, et al. "Green Tea Polyphenol EGCG Blunts Androgen Receptor Function in Prostate Cancer." *FASEB Journal 25(4)*. Abril 2011. https://doi.org/10.1096%2Ffj.10-167924

Smausz, R., J. Neill e J. Gigg. "Neural Mechanisms Underlying Psilocybin's Therapeutic Potential—The Need for Preclinical In Vivo Electrophysiology." *Journal of Psychopharmacology 36(7)*. 30 maio 2022. https://doi.org/10.1177%2F02698811221092508

Smeland, O. B., T. W. Meisingset, K. Borges e U. Sonnewald. "Chronic Acetyl-L-Carnitine Alters Brain Energy Metabolism and Increases Noradrenaline and Serotonin Content in Healthy Mice." *Neurochemistry International 61(1)*. 23 abril 2012. https://doi.org/10.1016/j.neuint.2012.04.008

Smiley, C. E., B. S. Pate, S. J. Bouknight, et al. "Estrogen Receptor Beta in the Central Amygdala Regulates the Deleterious Behavioral Neuronal Consequences of Repeated Social Stress in Female Rats." bioRxiv. 4 outubro 2022. https://doi.org/10.1101/2022.10.03.509933

Soares, C. N. e B. Zitek. "Reproductive Hormone Sensitivity and Risk for Depression Across the Female Life Cycle: A Continuum of Vulnerability?" *Journal of Psychiatry & Neuroscience 33(4)*. Julho 2008. https://www.ncbi.nlm.nih.gov/pmc/articles/PMC2440795/

Sochacka-Tatara, E., R. Majewska, F. P. Perera, et al. "Urinary Polycyclic Aromatic Hydrocarbon Metabolites Among 3-Year-Old Children from Krakow, Poland." *Environmental Research 164*. Julho 2018. https://doi.org/10.1016/j.envres.2018.02.032

Song, C., W.-H. Zhang, X.-H. Wang, et al. "Acute Stress Enhances the Glutamatergic Transmission onto Basoamygdala Neurons Embedded in Distinct Microcircuits." *Molecular Brain 3*. 9 janeiro 2017. https://doi.org/10.1186/s13041-016-0283-6

Song, N.-N., Y.-F. Jia, L. Zhang, et al. "Reducing Central Serotonin in Adulthood Promotes Hippocampal Neurogenesis." *Scientific Reports 6.* 3 fevereiro 2016. https://doi.org/10.1038/srep20338

Stein, M., PsyD. "Thoughts Are Just Thoughts: How to Stop Worshiping Your Anxious Mind." Anxiety & Depression Association of America (ADAA). 21 agosto 2019. https://adaa.org/learn-from-us/from-the-experts/blog-posts/consumer/thoughts-are-just-thoughts

Steinmaus, C. M., MD, MPH. "Perchlorate in Water Supplies: Sources, Exposures and Health Effects." *Current Environmental Health Reports 3(2).* Junho 2016. https://doi.org/10.1007%2Fs40572-016-0087-y

Stolk R. F., E. van der Pasch, F. Naumann, et al. "Norepinephrine Dysregulates the Immune Response and Compromises Host Defense During Sepsis." *American Journal of Respiratory and Critical Care Medicine 202(6).* 15 setembro 2020. https://pubmed.ncbi.nlm.nih.gov/32520577/

"Stress & Smoking." Smokefree.gov. Acesso em 26 janeiro 2024. https://smokefree.gov/challenges-when-quitting/stress/stress-smoking

Su, K.-P., P.-T. Tseng, P.-Y. Lin, et al. "Association of Use of Omega-3 Polyunsaturated Fatty Acids with Changes in Severity of Anxiety Symptoms: A Systematic Review and Meta-analysis." *JAMA Network Open 1(5).* 7 setembro 2018. https://doi.org/10.1001/jamanetworkopen.2018.2327

Tan, Y. Z., S. Ozdemir, A. Temiz e F. Celik. "The Effect of Relaxing Music on Heart Rate and Heart Rate Variability During ECG GATED-Myocardial Perfusion Scintigraphy." *Complementary Therapies in Clinical Practice 21(2).* 14 fevereiro 2015. https://doi.org/10.1016/j.ctcp.2014.12.003

Tang, Q., Z. Huang, H. Zhou e P. Ye. "Effects of Music Therapy on Depression: A Meta-analysis of Randomized Controlled Trials." *PloS One 15(11).* 18 novembro 2020. https://doi.org/10.1371%2Fjournal.pone.0240862

"Taurine—Uses, Side Effects and More." WebMD. Acesso em 29 janeiro 2024. https://www.webmd.com/vitamins/ai/ingredientmono-1024/taurine

Terry, N. e K. G. Margolis. "Serotonergic Mechanisms Regulating the GI Tract: Experimental Evidence and Therapeutic Relevance." In *Gastrointestinal Pharmacology,* edited by Beverley Greenwood-Van Meerveld. Handbook of Experimental Pharmacology, vol. 239. Cham, Suíça: primavera de 2017

Thakker, D., A. Raval, I. Patel e R. Walia. "N-Acetylcysteine for Polycystic Ovary Syndrome: A Systematic Review and Meta-analysis of Randomized Controlled Clinical Trials." *Obstetrics and Gynecology International 2015.* 8 janeiro 2015. https://doi.org/10.1155%2F2015%2F817849

Thangam, E. B., E. A. Jemima, H. Singh, et al. "The Role of Histamine and Histamine Receptors in Mast Cell–Mediated Allergy and Inflammation: The Hunt for New Therapeutic Targets." *Frontiers in Immunology 9.* 13 agosto 2018. https://doi.org/10.3389/fimmu.2018.01873

"Thyroid Testing Example Results." Testing.com. 11 novembro 2022. https://www.testing.com/thyroid-testing-example-results/

Tian, P., K. J. O'Riordan, Y.-K. Lee, et al. "Towards a Psychobiotic Therapy for Depression: *Bifidobacterium breve* CCFM1025 Reverses Chronic Stress–Induced Depressive Symptoms and Gut Microbial Abnormalities in Mice." *Neurobiology of Stress 12.* Maio 2020. https://www.sciencedirect.com/science/article/pii/S2352289520300060

Tinsley, G., PhD, CSCS,*D, CISSN. "Glutamine: Benefits, Uses and Side Effects." Healthline. 13 janeiro 2018. https://www.healthline.com/nutrition/glutamine

Torres-Altoro, M. I., B. N. Mathur, J. M. Drerup, et al. "Organophosphates Dysregulate Dopamine Signaling, Glutamatergic Neurotransmission and Induce Neuronal Injury Markers in Striatum." *Journal of Neurochemistry 119(2).* 20, setembro. https://doi.org/10.1111%2Fj.1471-4159.2011.07428.x

Tolle, E. "Dissolving the Ego." YouTube. Acesso em 29 janeiro 2024. https://www.youtube.com/watch?v=pEnjM1jC1Rw

"The Top 300 of 2021." ClinCalc.com. Acesso em 25 março 2024. https://clincalc.com/DrugStats/Top300Drugs.aspx

Totten, M. S., T. S. Davenport, L. F. Edwards e J. M. Howell. "Trace Minerals and Anxiety: A Review of Zinc, Copper, Iron and Selenium." *Dietetics 2(1).* 20 fevereiro 2023. https://doi.org/10.3390/dietetics2010008

Trauner, G., S. Khom, I. Baburin, et al. "Modulation of GABAA Receptors by Valerian Extracts Is Related to the Content of Valerenic Acid." *Planta Medica 74(1).* 19 dezembro 2008. https://doi.org/10.1055/s-2007-993761

Ueland, P. M., A. Ulvik, L. Rios-Avila, et al. "Direct and Functional Biomarkers of Vitamin B6 Status." *Annual Review of Nutrition 35.* 13 maio 2015. https://doi.org/10.1146%2Fannurev-nutr-071714-034330

Ulrich, K., C. Ngnoumen, A. Clausel, et al. "Effects of Three Genres of Focus Music on Heart Rate Variability and Sustained Attention." *Journal of Cognitive Enhancement 6*. 28 setembro 2021. https://doi.org/10.1007/s41465-021-00226-3

Vanderhout, S. M., M. R. Panah, B. Garcia-Bailo, et al. "Nutrition, Genetic Variation and Male Fertility." *Translational Andrology and Urology 10(3)*. Março 2021. https://doi.org/10.21037%2Ftau-20-592

Van der Kolk, B., MD. *The Body Keeps the Score: Brain, Mind and Body in the Healing of Trauma*. Nova York: Penguin Books, 2015.

_________. "How Drama and Theater Can Rewire Limiting Beliefs." National Institute for the Clinical Application of Behavioral Medicine (NICABM). Acesso em 26 janeiro 2024. https://www.nicabm.com/trauma-how-drama-and-theater-can-rewire-limiting-beliefs/

Van der Weiden, A., J. Benjamins, M. Gillebaart, et al. "How to Form Good Habits? A Longitudinal Field Study on the Role of Self-Control in Habit Formation." *Frontiers in Psychology 11*. 27 março 2020. https://doi.org/10.3389/fpsyg.2020.00560

Verma, K. C., Col. e A. S. Kushwaha, Lt. Col. "Demineralization of Drinking Water: Is It Prudent?" *Medical Journal Armed Forces India 70(4)*. 6 março 2014. https://doi.org/10.1016%2Fj.mjafi.2013.11.011

Vignes, M. e G. L. Collingridge. "The Synaptic Activation of Kainate Receptors." *Nature 388*. 10 julho 1997. https://doi.org/10.1038/40639

Villines, Z. "What to Know About Facial Numbness and Anxiety." MedicalNewsToday. 21 setembro 2023. https://www.medicalnewstoday.com/articles/facial-numbness-and-anxiety

Vingren, J. L., W. J. Kraemer, N. A. Ratamess, et al. "Testosterone Physiology in Resistance Exercise and Training: The Up-Stream Regulatory Elements." *Sports Medicine 40(12)*. Dezembro 2010. https://doi.org/10.2165/11536910-000000000-00000

Virit, O., S. Selek, M. Bulut, et al. "High Ceruloplasmin Levels Are Associated with Obsessive Compulsive Disorder: A Case Control Study." *Behavioral and Brain Functions 4*. 18 novembro 2008. https://doi.org/10.1186%2F1744-9081-4-52

Visconti A., C. Le Roy, F. Rosa, et al. "Interplay Between the Human Gut Microbiome and Host Metabolism." *Nature Communications 10(1)*. 3 outubro 2019. https://pubmed.ncbi.nlm.nih.gov/31582752/

Voss, R., MD e M. Zhou, MD. "Improvement in Neuropsychiatric Symptoms with the Addition of Nortriptyline in the Context of Mast Cell Activation Syndrome." *American Journal of Psychiatry: Residents' Journal*. 2 dezembro 2022. https://doi.org/10.1176/appi.ajp-rj.2022.180206

Waheed, N. *Salt*. CreateSpace. 2013. https://www.goodreads.com/quotes/7685383-and-i-said-to-my-body-softly-i-want-to

Walker, W. H., II, J. C. Walton, A. C. DeVries, et al. "Circadian Rhythm Disruption and Mental Health." *Translational Psychiatry*. 23 janeiro 2020. https://doi.org/10.1038/s41398-020-0694-0

Walter, K. N., E. J. Corwin, J. Ulbrecht, et al. "Elevated Thyroid Stimulating Hormone Is Associated with Elevated Cortisol in Healthy Young Men and Women." *Thyroid Research 5*. 30 outubro 2012. https://doi.org/10.1186%2F1756-6614-5-13

Wang, C., H. Liu, K. Li, et al. "Tactile Modulation of Memory and Anxiety Requires Dentate Granule Cells Along the Dorsoventral Axis." *Nature Communications 11(1)*. 27 novembro 2020. https://doi.org/10.1038/s41467-020-19874-8

Wang, H., PhD, C. Braun, PhD, E. F. Murphy, et al. "*Bifidobacterium longum* 17140 Strain Modulates Brain Activity of Healthy Volunteers During Social Stress." *American Journal of Gastroenterology 114(7)*. Julho 2019. https://www.ncbi.nlm.nih.gov/pmc/articles/PMC6615936/

Wang, Y. "Leaky Blood-Brain Barrier: A Double Whammy for the Brain." *Epilepsy Currents 20(3)*. 29 abril 2020. https://journals.sagepub.com/doi/10.1177/1535759720917920

Ware, M., RDN, LD. "What Are the Benefits of Cod Liver Oil?" MedicalNewsToday. 8 junho 2023. https://www.medicalnewstoday.com/articles/270071

Watson, S. "Dopamine: The Pathway to Pleasure." Harvard Health Publishing. 20 julho 2021. https://www.health.harvard.edu/mind-and-mood/dopamine-the-pathway-to-pleasure

Weinberg L. S. "Iron Deficiency's Unseen Impact on Mental Health." *Neuroscience News*. 30 maio 2023. https://neurosciencenews.com/iron-deficiency-mentalhealth-23368/#:~:text=Specifically%2C%20iron%20plays%20an%20important,schizophrenia%2C%20Levin%20and%20Gattari%20write

"Welcome to IEATA." International Expressive Arts Therapy Association (IEATA). Acesso em 26 janeiro 2024. https://www.ieata.org/

"What Is Benzodiazepine Protracted Withdrawal?" Benzodiazepine Information Coalition. Acesso em 14 janeiro 2024. https://www.benzoinfo.com/protracted-withdrawal-syndrome/

"What Is Dysbiosis?" WebMD. 6 dezembro 2022. https://www.webmd.com/digestive-disorders/what-is-dysbiosis

"What Is Ketamine?" Alcohol and Drug Foundation (ADF). 7 dezembro 2023. https://adf.org.au/drug-facts/ketamine/

"What to Know About Diamine Oxidase (DAO) for Histamine Intolerance." WebMD. 13 julho 2023. https://www.webmd.com/allergies/what-to-know-about-diamine-oxidase-histamine-intolerance.

Winstone, J. K., K. V. Pathak, W. Winslow, et al. "Glyphosate Infiltrates the Brain and Increases Pro-Inflammatory Cytokine TNFa: Implications for Neurodegenerative Disorders." *Journal of Neuroinflammation 19(193)*. 28 julho 2022. https://doi.org/10.1186/s12974-022-02544-5

Wong, K. H., MD, PhD. "Urticaria Medication." Medscape. 16 setembro 2020. https://emedicine.medscape.com/article/762917-medication?form=fpf

Wu, C.-H., Y.-H. Hsueh, J.-M. Kuo e S.-J. Liu. "Characterization of Probiotic *Lactobacillus brevis* RK03 and Efficient Production of γ-Aminobutyric Acid in Batch Fermentation." *International Journal of Molecular Sciences 19(1)*. 4 janeiro https://doi.org/10.3390%2Fijms19010143

Wu, M., H. Liu, J. Zhang, et al. "The Mechanism of *Leonuri Herba* in Improving Polycystic Ovary Syndrome Was Analyzed Based on Network Pharmacology and Molecular Docking." *Journal of Pharmacy & Pharmaceutical Sciences 26*. 15 fevereiro 2023. https://doi.org/10.3389%2Fjpps.2023.11234

Wu, S.-I., C.-C. Wu, P.-J. Tsai, et al. "Psychobiotic Supplementation of PS1280 Improves Stress, Anxiety and Insomnia in Highly Stressed Information Technology Specialists: A Pilot Study." *Frontiers in Nutrition 8*. 26 março 2021. https://www.frontiersin.org/articles/10.3389/fnut.2021.614105/full

Xiang, F., L. Lin, M. Hu e X. Qi. "Therapeutic Efficacy of a Polysaccharide Isolated from *Cordyceps sinensis* on Hypertensive Rats." *International Journal of Biological Macromolecules 82*. 30 setembro 2015. https://doi.org/10.1016/j.ijbiomac.2015.09.060

Yang, K., L. Zeng, T. Bao e J. Ge. "Effectiveness of Omega-3 Fatty Acid for Polycystic Ovary Syndrome: A Systematic Review and Meta-analysis." *Reproductive Biology and Endocrinology 16*. 27 março 2018. https://doi.org/10.1186%2Fs12958018-0346-x

Yong, S. J., T. Tong, J. Chew e W. L. Lim. "Antidepressive Mechanisms of Probiotics and Their Therapeutic Potential." *Frontiers in Neuroscience 13*. 14 janeiro 2020. https://www.ncbi.nlm.nih.gov/pmc/articles/PMC6971226/

Yoshii, T. "The Role of the Thalamus in Post-traumatic Stress Disorder." *International Journal of Molecular Sciences*. 9 fevereiro 2021. https://www.ncbi.nlm.nih.gov/pmc/articles/PMC7915053/

"Your Health and Hormones: Endocrine System." Endocrine Society. Acesso em 11 janeiro 2024. https://www.endocrine.org/patient-engagement

Zagorski, N. "Finding a Balance in the Chemical Imbalance Theory." *Psychiatric News*. 27 janeiro 2023. https://psychnews.psychiatryonine.org/doi/10.1176/appi.pn.2023.02.12.28

Zeidan, M. A., BA, S. A. Igoe, BA, C. Linnman, PhD, et al. "Estradiol Modulates Medial Prefrontal Cortex and Amygdala Activity During Fear Extinction in Women and Female Rats." *Biological Psychiatry 70(10)*. 15 novembro 2011. https://doi.org/10.1016%2Fj.biopsych.2011.05.016

Zhang, X., T. T. Ge, G. Yin, et al. "Stress-Induced Functional Alterations in Amygdala: Implications for Neuropsychiatric Diseases." *Frontiers in Neuroscience 12*. 29 maio 2018. https://doi.org/10.3389%2Ffnins.2018.00367

Zhang, Y.-X., L.-P. Yang, C. Gai, et al. "Association Between Variants of MTHFR Genes and Psychiatric Disorders: A Meta-analysis." *Frontiers in Psychiatry 13*. 18 agosto 2022. https://doi.org/10.3389%2Ffpsyt.2022.976428

Zhao, L., J. Zhang, L. Yang, et al. "Glyphosate Exposure Attenuates Testosterone Synthesis via NR1D1 Inhibition of StAR Expression in Mouse Leydig Cells." *Science of the Total Environment 785*. 1 setembro 2021. https://doi.org/10.1016/j.scitotenv.2021.147323

Zheng, K. H., A. Khan e E. D. Espiridion. "Phenibut Addiction in a Patient with Substance Use Disorder." *Cureus 11(7)*. 24 julho 2019. https://doi.org/10.7759%2Fcureus.5230.

Zouboulis, C. C. "The Skin as an Endocrine Organ." *Dermato-Endocrinology 1(5)*. Setembro-outubro 2009. https://doi.org/10.4161%2Fderm.1.5.9499

Este livro foi composto na tipografia Minion Pro,
em corpo 11,5/16, e impresso em papel off-white
no Sistema Cameron da Divisão Gráfica
da Distribuidora Record.